AF523921

Bartholomeus Maris | Frauenheilkunde und Geburtshilfe

Dr. med. Bartholomeus Maris

Frauenheilkunde und Geburtshilfe

Grundlagen und therapeutische Konzepte der Anthroposophischen Medizin

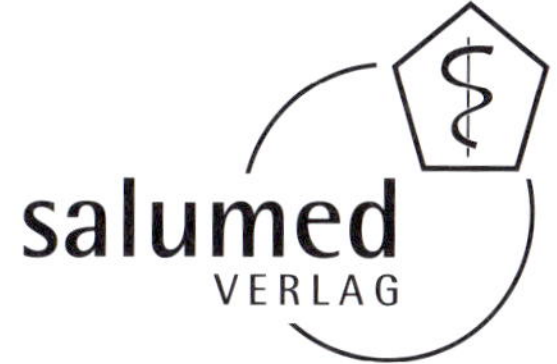

Bibliografische Information der Deutschen Nationalbibliothek

Die Deutsche Nationalbibliothek verzeichnet diese Publikation in der Deutschen Nationalbibliografie; detaillierte bibliografische Daten sind im Internet über http://dnb.d-nb.de abrufbar.

12161 Berlin, Rheinstraße 46
www.salumed-verlag.de
info@salumed-verlag.de

1. Auflage 2012
ISBN 978-3-928914-26-0

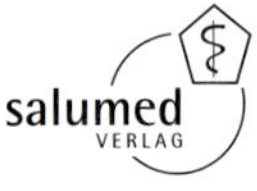

Autor: Dr. med. Bartholomeus Maris

Beitragende Autorin: Dr. med. Angela Kuck

Satz/Umbruch: Ulrich Bogun, Satz- & Verlagsservice

Grafiken: Anja Brunnert, www.mr-grafik.de

Umschlaggestaltung: Michael Reichmuth, Berlin

Bildnachweis: U1 oben: fotolia.com: Valua Vitaly
U1 unten links, S. 75 links, 181, 182:
Helixor Heilmittel GmbH, Rosenfeld
U1 unten Mitte, S. 81 links, 106:
WALA Heilmittel GmbH, Bad Boll
U1 unten rechts, S. 56, 75 rechts, 144, 145 links: R. Mandera
S. 28 unten: fotolia.com: corellio; S. 51: U. Lochstampfer
S. 64, 80 rechts, 145 rechts: Weleda AG, Schwäbisch Gmünd
S. 80 links: W. Arnold: S. 81 rechts: M. Gasperl

Wichtiger Hinweis

Die Medizin ist in ständiger Entwicklung begriffen. Forschung und klinische Erfahrung erweitern unsere Erkenntnisse hinsichtlich eines umfassenden Verständnisses des Menschen, seiner Erkrankungen und ihrer geeigneten Therapien. Die Angaben in diesem Buch wurden mit Sorgfalt und in Übereinstimmung mit dem gegenwärtigen Wissensstand des Autors und Verlags erarbeitet, sind allerdings Änderungen durch neue Erkenntnisse unterworfen. Insofern ist jeder Benutzer angehalten, eigenverantwortlich Diagnose, Therapieindikation und Arzneimittelwahl zu prüfen, da hierfür weder Autor noch Verlag die Gewähr übernehmen können. Für eine Rückmeldung etwaiger Ungenauigkeiten ist der Autor dankbar. Die Nennung von Handelsnamen oder Warenbezeichnungen geschieht im Rahmen der allgemeinen Pressefreiheit ohne Rücksicht auf Erzeugerinteressen.

Printed in Germany

VORWORT

Die Medizin befindet sich in einer Krise. Eingeengt zwischen wirtschaftlichem Druck, leitlinien- und statistikbasierten Therapien sowie naturwissenschaftlichem Denken über den Menschen, seine Krankheit und Heilung bietet sie weder für eine individuelle Arzt-Patienten-Begegnung Lebensraum noch für eine Heilkunst, die Körper, Seele und Geist des Menschen umfassen will. So ist die moderne Medizin zu einem Zerrbild ihrer selbst geworden. Natürlich verdienen ihre großen Errungenschaften Anerkennung, aber sie ist dadurch sehr einseitig geworden. Der Preis für diese Art der Medizin ist der Verlust des individuellen menschenorientierten Behandlungsansatzes.

Die Gynäkologie befindet sich erst recht in der Krise. Die enormen Fortschritte in der Fortpflanzungsmedizin und der pränatalen Diagnostik weisen uns erschreckend darauf hin, dass wir für solche Fähigkeiten noch gar nicht reif genug sind, solange wir keinen umfassenderen Zugang zu der Frage nach dem Wesen des Menschen, nach seinem Ursprung, seiner Herkunft und Zukunft haben. Die medizintechnischen Möglichkeiten bringen uns an ethisch-moralische Grenzen, die wir mit Pragmatismus und weltanschaulicher Toleranz zu überspringen versuchen.

Eine wachsende Kollegenzahl sucht nach Möglichkeiten, ihre ärztliche Lebensaufgabe trotzdem mit Herz und Freude ausüben zu können, und wendet sich komplementärmedizinischen oder alternativen Heilmethoden zu. Gleichzeitig fühlen viele Patienten sich mit ihrer Erkrankung und ihren Anliegen nicht als Mensch erkannt, sie wollen weder nach Schema noch für den Pharmaprofit behandelt werden, sondern suchen gute menschlich-medizinische Hilfe und Begleitung. Die Anthroposophische Medizin versteht sich nicht als alternative Methode anstelle der konventionellen Medizin, sondern erkennt deren naturwissenschaftliche Grundlagen an und ergänzt und erweitert diese mit geisteswissenschaftlichen Perspektiven und Methoden.

Vor knapp 100 Jahren hat Dr. Rudolf Steiner (1861–1925) gemeinsam mit der Frauenärztin Dr. Ita Wegman (1876–1943) die Grundlagen für die Anthroposophische Medizin gelegt. Ita Wegman gründete 1921 eine kleine Klinik in Arlesheim (CH), wo sie teils zusammen mit Rudolf Steiner viele Patienten behandelte. Auch schrieb Steiner zusammen mit ihr das Standardwerk zur Anthroposophischen Medizin: „Grundlegendes für eine Erweiterung der Heilkunst“ (Steiner, Wegman 2000).

Jetzt, am Anfang des 21. Jahrhunderts, ist die Anthroposophische Medizin ein wesentlicher Bestandteil von dem, was heute unter Komplementärer und Alternativer Medizin (KAM) verstanden wird. Sie ist in vielen Ländern vertreten, hat aber ihren Schwerpunkt in Mitteleuropa. In Deutschland gibt es fünf Kliniken für Anthroposophische Medizin, drei davon mit einer gynäkologischen Abteilung. Trotzdem ist die anthroposophisch-medizinische Bewegung verhältnismäßig klein (z.B. verglichen mit der Traditionellen Chinesischen Medizin oder der klassischen Homöopathie), was zum Teil daran liegt, dass die Anthroposophische Medizin aus dem Kulturimpuls der allgemeinen Anthroposophie hervorgegangen ist und nicht unabhängig davon als „alternative Heilmethode“ gelernt und angewandt werden kann. Ein Zugang zur anthroposophischen Menschenkunde und ihren Lebensinhalten ist auf Dauer ein fast selbstverständliches Bedürfnis für diejenigen, die sich beruflich ernsthaft mit der Anthroposophischen Medizin beschäftigen.

Zurzeit gibt es intensive Bemühungen, die Inhalte und therapeutischen Erfahrungen mit der Anthroposophischen Medizin sowohl in Ausbildungsangeboten als auch in

Schriftform (Girke 2010, Soldner, Stellmann 2011, Kienle, Kiene 2003, GAÄD 2010, Heusser 2011) so anzubieten, dass es den wissenschaftlichen, spirituellen und methodischen Ansprüchen der modernen Mediziner gerecht wird.

Im Bereich der Frauenheilkunde kam nach dem grundlegenden Impuls Ita Wegmans erst in den Sechzigerjahren des letzten Jahrhunderts eine neue, große Weiterentwicklung zustande. Durch die Arbeit in den anthroposophisch-gynäkologischen Abteilungen, zuerst im Gemeinschaftskrankenhaus in Herdecke unter der Leitung von Dr. Werner Hassauer, später auch in der Filderklinik bei Stuttgart unter der Leitung von Dr. Michael Lamerdin, wurde eine Facharztweiterbildung möglich, sodass die Zahl der anthroposophischen Frauenärzte im stationären wie im niedergelassenen Bereich deutlich anstieg. Seit nun schon ca. 30 Jahren werden in regelmäßigen internen Weiterbildungstagungen mit klinischen und niedergelassenen Kollegen viele neue, fachspezifische Erfahrungen ausgetauscht und Therapien entwickelt.

In der Mitte der Neunzigerjahre des letzten Jahrhunderts wurden erstmals strukturierte berufsbegleitende Ausbildungsseminare für die anthroposophische Frauenheilkunde angeboten. Aber was bis jetzt noch fehlte, ist die Schriftform, um die Grundlagen und die praktische Anwendung der anthroposophischen Frauenheilkunde nachlesen, studieren und reflektieren zu können. Nur so können einige der vielen Erfahrungen, Erkenntnisse und Überlegungen der vergangenen Jahrzehnte bewahrt und zugänglich gemacht werden.

In diesem Sinne soll das vorliegende Buch mit zentralen Elementen der anthroposophischen Menschenkunde vertraut machen, um einen umfassenderen Zugang zu wichtigen Krankheitsbildern des Fachs sowie therapeutischen Erfahrungen und Anregungen zu vermitteln. Es kann als Handbuch genutzt werden, zur Therapiefindung bei einzelnen Diagnosen oder auch um sich in das System der anthroposophischen Frauenheilkunde einzuarbeiten.

Dieses Buch ist zwar von mir niedergeschrieben worden, aber es ist im Wesentlichen als das Ergebnis einer langjährigen intensiven und fruchtbaren Zusammenarbeit mit mehreren Kollegen zu verstehen. Viele der Inhalte sind auf diese Weise in Fortbildungszusammenhängen gewachsen. Darüber hinaus haben einige der Kollegen das Manuskript gegengelesen, ergänzt, erweitert und dadurch beträchtlich verbessert. Dafür möchte ich mich ganz herzlich bedanken, insbesondere bei zwei erfahrenen anthroposophisch-gynäkologischen Kolleginnen: Angela Kuck (Richterswil, CH) und Gabriela Stammer (Wennigsen); bei einer jungen begeisterten Kollegin, die am Anfang ihrer gynäkologischen Weiterbildung steht: Miriam Bräuer (Heiden, CH); bei einer Allgemeinärztin und gleichzeitig engagierten Heileurythmistin: Sabine Sebastian (Pforzheim); bei zwei onkologisch sehr versierten Kollegen: Maurice Orange (Arlesheim, CH) sowie Dietrich Schlodder (Rosenfeld); und last but not least bei der feinsinnigsten Botanikerin, die ich kenne: Ruth Mandera (Neuwied). Bedanken möchte ich mich auch bei Mechthild Groh-Schulz, Hebamme und Heileurythmistin aus Filderstadt, für die Beratungen hinsichtlich der Heileurythmie in der Schwangerschaft, sowie bei Petra Blanke, geburtshilfliche Oberärztin aus Herdecke, für die Ergänzungen der Arzneimitteltherapie in der Geburtshilfe.

Am meisten verdanke ich den vielen Patientinnen, von denen ich so viel habe lernen dürfen. Darüber hinaus gilt mein herzlichster Dank meiner Frau und unseren Kindern, die mich intensiv unterstützt haben.

Ich wünsche mir, dass möglichst viele Frauen von den Anregungen dieses Buchs profitieren können und dass dies ihrer individuellen gesundheitlichen Entwicklung zugute kommen möge.

September 2011
Bart Maris

INHALTSVERZEICHNIS

KAPITEL V – Schwangerschaft 121

KAPITEL VI – Gynäkologische Onkologie 175

SCHWANGERSCHAFT UND GEBURT – WOHER KOMMT DER MENSCH?

1. Fortschritte in der Fortpflanzungsmedizin

Ein zentrales Thema in der Frauenheilkunde ist die Fortpflanzungsmedizin. In drei Bereichen berührt dieser Zweig der Medizin ethische Grenzen und fordert damit von uns eine Positionsbestimmung bezüglich der Frage, wann das Leben eines Menschen anfängt und woher er kommt.

Erstens denken wir an die vielen, teilweise erfolgreichen Angebote der Reproduktionsmedizin. Diese Art der Medizin hat Grenzen verschoben, Tabus gebrochen und das Schicksal der Fortpflanzung nicht mehr nur der Natur und der Intimität des Paares überlassen. Viele Menschen spüren aber auch, dass ein Innehalten und eine Besinnung über den Umgang mit diesen medizinisch-technischen Möglichkeiten und ihren Folgen angebracht ist. Ist das technisch Machbare menschlich vertretbar? Was wissen wir überhaupt über das Schicksal der Millionen Menschen, die auf diese Weise im Labor gezeugt wurden?

Ein zweiter Bereich der Fortpflanzungsmedizin ist die vorgeburtliche Diagnostik. Auch hier werden ethische Grenzen durchbrochen oder neu definiert. Wurde lange das ungeborene Kind mit einem gewissen Respekt betrachtet und war das Thema Abtreibung emotional aufgeladen, so ist seit den Achtziger- und Neunzigerjahren des letzten Jahrhunderts die selektierende Abtreibung nach pränataler Diagnostik weitgehend akzeptiert worden. Mit unseren Vorstellungen über gesundes oder lebenswertes Leben setzen wir Maßstäbe. Hierbei spielen wirtschaftliche, soziale und viele andere Motive eine Rolle. Laut Gesetz dürfen wir Kindern mit Behinderung oder Krankheit (lebensunwert?) den Zugang zum Leben verweigern und sie abtreiben. Heute werden alle schwangeren Frauen mit den Optionen der pränatalen Diagnostik konfrontiert. Mit der Ersttrimesterdiagnostik wird allen angeboten, zu schauen, „ob das Kind gesund ist".

Und drittens wird die Kultur und Planbarkeit der Fortpflanzung heute von der hormonellen Verhütung geprägt. Seit ca. 50 Jahren wird bei immer mehr und immer jüngeren Frauen ihr hormoneller Rhythmus „fremdgesteuert", um dadurch eine freiere Sexualität zu ermöglichen. Trotz des Segens der Verhütung, durch die viele ungewollte Schwangerschaften und (teils illegale) Abtreibungen verhindert werden, beinhaltet auch dieser medizinische Fortschritt Fragen nach seinen möglichen Folgen. Steht die Pille für mehr Selbst- oder mehr Fremdbestimmung?

> Die Fortpflanzungsmedizin macht wie kaum ein anderer medizinischer Bereich klar, dass wir aufgefordert werden, Position zu beziehen, wenn wir uns nicht nur von den technischen Fortschritten leiten lassen wollen.

Es braucht eine klare innere Ausrichtung mit Weit- und Einsichten, um verantwortungsvoll eine moderne und menschengemäße Frauenheilkunde vertreten zu können. Wir können und dürfen uns der Frage, wann das Leben eines Menschen anfängt, ob der Mensch mehr als ein biologisches Produkt ist, ob er einen geistigen Wesenskern hat und woher er kommt, nicht länger verschließen. Antworten auf diese Fragen haben konkrete Konsequenzen für die Medizin und insbesondere für die Frauenheilkunde.

2. Geburt als Wiedergeburt

2.1 Einführung

Die Anthroposophie ist ein moderner geisteswissenschaftlicher, christlich-esoterischer Weg, das Wesen des Menschen und der Menschheit zu erkennen und weiterzuentwickeln. Dabei geht es vor allem darum, diese Erkenntnisse im alltäglichen Leben fruchtbar zu machen. So kam es unter anderem zu der Entwicklung der Waldorfpädagogik, der biologisch-dynamischen Landwirtschaft und der Anthroposophischen Medizin.

Erkenntnisse fruchtbar machen bedeutet, dass sie von demjenigen, der sie aufnimmt, zum Leben gebracht werden. Erst dann, wenn jemand sagen kann, dass eine Idee ihm etwas sagt, ihn bewegt und er etwas damit anfangen kann, erst dann kann man behaupten, dass sie fruchtbar geworden ist. (Diese Formulierung stammt von Dr. L.F.C. Mees (1902–1990) (Selg 2000, 302ff).)

In dem, was Rudolf Steiner mit der Anthroposophie zur Verfügung gestellt hat, sind viele Anregungen und Antworten zu finden auf Fragen, vor die die Medizin uns stellt, sowohl in Bezug auf den Umgang mit ethischen Grenzen als auch bei konkreten diagnostisch-therapeutischen Herausforderungen. Deshalb werden wir uns im Folgenden zunächst mit einigen zentralen Ideen der Anthroposophie beschäftigen.

2.2 Konsequenzen des Reinkarnationsgedankens

Ein zentrales Thema in der Anthroposophie ist das der wiederholten Erdenleben, also von Wiedergeburt und Karma, und die Beschreibung des Weges zwischen Tod und neuer Geburt. Die Ausführungen Rudolf Steiners zu diesem Thema sind sehr vielseitig und detailliert (Steiner 1985, Steiner 2003d). Für denjenigen, der sich auf diese Idee einlässt, wird das ganze Leben mit sämtlichen Fragen über Fortpflanzung, Krankheit/Gesundheit und Sterben in ein anderes Licht gestellt werden, als wenn man davon ausgeht, dass das Leben mit der Geburt anfängt und mit dem Tod aufhört.

> Wenn eine Seele sich auf den Weg zu einem neuen Erdenleben macht, eine nächste Inkarnation anstrebt, so wird es ihr nicht gleichgültig sein, wann und bei welchen Eltern sie geboren wird.

Dies hängt mit den karmischen Aufgaben zusammen, die Bestandteil ihres Entschlusses zur Wiedergeburt sind (siehe I.2.4). Verhütung und insbesondere Schwangerschaftsabbrüche können diese Intention des Kindes verhindern. Andererseits könnte eine Schwangerschaft nach erfolgreicher Fertilitätstherapie auch erschwerte Bedingungen in der beabsichtigten Inkarnation verursachen. Und bei der geplanten Sektio wird das Geburtsdatum des Kindes ein anderes sein als bei einem spontanen Wehenbeginn.

Wenn es keine Existenz vor der Konzeption, keine „Ungeborenheit“ (Selg 2009) gäbe, wären diese genannten Eingriffe aus der Sicht der diesseitigen Welt völlig legitim und würden im Dienste der Freiheit der betroffenen Menschen stehen. Für denjenigen, der die Wiedergeburt als eine Realität oder eine denkbare Möglichkeit betrachtet, sind diese Handlungen dagegen mit den jenseitigen Intentionen in Einklang zu bringen.

„Wir brauchen, wenn wir von dem Ewigen, von dem Unzerstörbaren im Menschenwesen reden gegenüber dem zerstörbaren, vergänglichen Leibe, wir brauchen zu unserem Wort ‚Unsterblichkeit', das uns hinweist auf das physische Lebensende, ein anderes Wort; wir brauchen das Wort ‚Ungeborenheit'. Denn ebenso, wie wir mit unserem ewigen, geistigen Teil durch die Todespforte gehen und in der geistigen Welt weiterleben ein anderes Leben, das für die Geistesforschung durchschaubar ist, ebenso treten wir aus geistigen Welten, bevor wir hier geboren, beziehungsweise empfangen werden, herunter zu dieser physischen Erdenverkörperung. Wir gehen nicht nur als Unsterbliche durch die Todespforte – wir kommen als Ungeborene durch die Geburtspforte. Wir brauchen das Wort Ungeborenheit zu dem Wort Unsterblichkeit dazu, wenn wir den Menschen in seiner Wesenheit ganz erfassen wollen." (Steiner 1998b, 206)

2.3 Befruchtung und Empfängnis

Die deutsche Sprache kennt neben dem Wort Befruchtung das Wort Empfängnis. Ein eher technischer Terminus ist Konzeption. Empfängnis stammt von dem Verb empfangen. Empfangen ist etwas anderes als nehmen. Wer empfängt, ist davon abhängig, ob, wann und was gegeben wird. Konzeption stammt von Konzept, was ähnlich ist wie Idee oder Entwurf. Der deutsche Sprachgenius unterscheidet also zwischen der eher auf biologischer Ebene stattfindenden Befruchtung und einem Vorgang, bei dem die befruchtete Eizelle noch etwas Geistiges (Idee) empfängt, indem sich etwas Geistiges mit dem Biologischen verbindet.

Bei der biologischen Befruchtung verbindet sich das weibliche mit dem männlichen Erbgut. Das Endergebnis, die genetische Prägung des neuen Organismus, bleibt unvorhersagbar.

Der Moment der Befruchtung ist der einzige Moment im Leben des Organismus, in dem die Gene ihre prägende Fähigkeit verlieren.

Aus der Epigenetik ist bekannt, dass zuerst die männlichen und dann die weiblichen Gene komplett aktiv demethyliert werden und somit ihre „Zeichnung" verlieren. Es dauert etwa drei Tage, bis eine neue Methylierung größtenteils vollzogen ist. Die entscheidende Frage ist, wer das neue Methylierungsmuster formiert und gestaltet. Insbesondere während dieser drei Tage gibt es eine Modellierbarkeit auf (epi-)genetischer Ebene. Woher kommt dieses neue Konzept? Ist es das, was unter Konzeption verstanden wird?

Sowohl aus der Praxis der extrakorporalen Reproduktion als auch aufgrund der vielen frühen Fehlgeburten wissen wir, dass Befruchtungen viel häufiger eintreten als Empfängnisse. Nicht selten bleibt es bei der Befruchtung, ohne dass diese von einer Seele in Anspruch genommen wird, also ohne Empfängnis. In diesem Fall findet keine weitere embryonale Entwicklung statt, sondern findet das biologische Wachstum bald sein Ende. Bei der ICSI (intrazytoplasmatische Spermieninjektion) lässt sich die Befruchtung sogar beinahe erzwingen. Bei der Empfängnis geht das nicht.

Es ist wie das Aussprechen oder Verschicken einer Einladung. Diese muss dem Adressaten immer die Freiheit der Entscheidung lassen. Wenn sie zu fordernd formuliert wird, ist die Chance klein, dass eine positive Antwort folgt. Die Befruchtung kann wie eine Einladung sein. Wir können dafür sorgen, dass die Umstände so günstig und einladend wie möglich sind. Aber wir müssen respektieren, dass die Entscheidung, ob die Einladung angenommen wird, nicht bei uns liegt.

2.4 Der Weg zwischen Tod und neuer Geburt

Im Folgenden wird nun versucht, zusammenfassend zu beschreiben, was nach den Beschreibungen Rudolf Steiners auf dem Weg zwischen dem Tod und einer neuen Geburt geschieht.

Mit dem Sterben eines Menschen stirbt zunächst sein physischer Körper. Die physische Substanz seines Körpers, die zu Lebzeiten aus den physischen Gesetzmäßigkeiten enthoben und in andere Gestaltungsprinzipien eingefügt war, wird jetzt wieder ganz physisch. Das bedeutet Zerfall, Verwesung, Entropie. Die Kraft, die alles zusammengehalten und die Substanz zum Träger des Lebens gemacht hat, hat sich jetzt von dem Physischen gelöst. Diese Kraft, die in der anthroposophischen Menschenkunde Lebens- oder Ätherkraft genannt wird und auch bei Pflanzen und Tieren vorhanden ist, sorgt dafür, dass die physischen Stoffe sich in den Dienst der Lebensprozesse stellen. So entstehen Wachstum, Gestalterhaltung, Fortpflanzung, Ernährung und Heilung. So wie es einen physischen Leib mit physischen Organen gibt, so gibt es auch einen Ätherleib, der ebenso eine innerlich differenzierte Struktur hat und deshalb im Bereich des Herzens anders tätig ist als z.B. in der Lebergegend. Der Mensch hat nicht nur einen lebendigen Körper, sondern er ist auch ein beseeltes und Ich-geführtes Wesen. Der Seelenleib oder Astralleib ist auch ein in sich strukturiertes Gefüge mit einer eigenen Dynamik und Verfassung, er ist sowohl eng verbunden mit der Gestaltung und der Funktion der Organe als auch mit dem bewussten Seelenleben. Das Ich ist der eigentliche Wesenskern des Menschen, über die Ich-Organisation ist er mit dem Körper verbunden. (Näheres siehe I.3.1.)

Nach dem Tod bleiben der Ätherleib, der Astralleib und das Ich noch kurze Zeit zusammen, bevor auch der Ätherleib sich allmählich auflöst. Es ist dieses Auflösen der Ätherstruktur, das als das sogenannte Lebenspanorama geschaut werden kann, von dem immer wieder in Nahtoderlebnissen berichtet wird. Das im Ätherleib getragene Gedächtnis wird nun freigegeben, das Lebenspanorama erscheint.

Als Nächstes „stirbt" auch der Astralleib. Dieser löst sich langsamer auf. In diesem Vorgang wird der Verstorbene noch einmal mit all den Folgen seiner Handlungen in der Welt konfrontiert, d.h. er erlebt sein ganzes Leben nun so, wie ein anderer das erlebt hat, was er ihm angetan hat. Er erlebt nun den Schmerz und die Freude, die er anderen zugefügt hat. Er durchlebt und durchleidet in dieser Phase des nachtodlichen Lebens die Folgen und Auswirkungen seiner eigenen Handlungen. Eine Essenz dieses spiegelbildlichen Erlebens seiner Taten nimmt er in seinem Ich auf. Wenn auf diese Weise auch der Astral- oder Seelenleib gestorben ist, bleibt der Wesenskern, das Ich des Menschen übrig.

Dieses Ich beinhaltet nach diesen Sterbevorgängen nun einen geläuterten Extrakt, das geistige Erträgnis oder die Frucht seines gelebten Lebens. So zieht es durch verschiedene Regionen der geistigen Welt. Es kommt dabei in Berührung mit hohen geistigen Mächten, die seit Urbeginn der Welt an der Schöpfung tätig waren. In diesen Regionen, die Rudolf Steiner auch die Weltenmitternacht nannte, regt sich in dem Menschen-Ich ein erster Impuls, sich neu auf der Erde inkarnieren zu wollen. Es ist dies ein zentraler Wendepunkt. Die Welt der Verstorbenen wird hier zu der Welt der Ungeborenen. Was vorher Vergangenheit und Rückschau war, wird jetzt Zukunft. Folgen werden zu Keimen. Der neuerwachte Inkarnationsimpuls stammt aus dem, was sich abspielt zwischen dem Menschen-Ich mit all seinen Erträgnissen des vergangenen Lebens, und seiner Umgebung, in der auch viele Ich-Wesenheiten sind, mit denen er auf der Erde verbunden war. Mit seinen Erdentaten und deren Folgen will etwas Neues geschehen. Aus diesem Willen wächst der Impuls für ein neues Erdenleben. In der Geisteswissenschaft wird dies auch das Karma oder Schicksal genannt: der positive eigene Wille, mit den Folgen seines vorigen Lebens etwas zu tun.

So beginnt ein langer Weg aus den Geisteshöhen herunter zur Erde. Dabei wird schon viele Generationen im Voraus gesucht, in welchen Erbströmen die besten Bedingungen für das neue Leben liegen können. Auch wird aus der geistigen Welt heraus mitgelenkt, welche Menschen sich zusammenfinden, um so letztendlich die beiden passenden Eltern finden zu können. Die Beteiligung an diesen „Vorbereitungen" bedeutet, dass das Ich-Wesen schon im Vorfeld aktiv an der Gestaltung seiner genetischen Voraussetzungen tätig war und es also nicht zufällig auf etwas stößt, das ihm fremd ist.

Schon vor der Befruchtung, wenn das Ich auf seinem Weg zur Erde durch die Astralsphäre geht, bildet es seinen Astralleib, geprägt von den Bedürfnissen des neuen Lebensimpulses. Ebenso wird der neue Ätherleib gestaltet, passend zu den Aufgaben, die das Ich sich vorgenommen hat.

In dem Moment der Befruchtung ist das ungeborene Menschenkind unmittelbar anwesend und der neugebildete Ätherleib verbindet sich mit der befruchteten Eizelle, während das Ich und sein Astralleib noch kurze Zeit im Umkreis walten, bis sie sich etwa um den 17. Tag intensiver mit dem Embryonalkörper und seinen Hüllenorganen verbinden.

In dem Büchlein mit dem treffenden Titel „Früher, als ich groß war" (Klink 2004) wird von Kleinkindern berichtet, die sich – wie in einem kurzen Moment – an die Welt, aus der sie gerade herkommen, erinnern und davon kleine Kostbarkeiten erzählen, z. B.:

„Ich habe dich als Mutter ausgesucht, aber ich weiß es nicht mehr."

„Mama, es war schwer, zu dir zu kommen. Ein Engel hat mich getragen, über einen tiefen Abgrund."

„Wo ich herkomme, ist es anders."

„Papa, bist du schon mal gestorben? Ich schon, als ich geboren wurde."

„Mama, wie lange war ich tot? Ich war nicht lange tot."

Auch künftige Eltern erahnen gelegentlich etwas von dem Herannahen eines Kindes:

„Ein halbes Jahr vor der Empfängnis träumte ich, dass ein Kind vor mich hintrat und zwei Erwachsene mitführte und sprach: Das sind meine Paten. Das Kind verschwand im Traum, die beiden Paten standen deutlich erkennbar da."

In dem Buch „Gespräche mit Ungeborenen" wurden solchen Erfahrungen gesammelt und besprochen (Bauer, Hoffmeister, Görg 1996).

Jeanne Meijs formuliert in „Der richtige Moment" den Weg zur Geburt wie folgt:

„Das Kind, das seine Geburt bei uns sucht, ist gewissermaßen auf der Rückreise. Es war bereits früher Mensch auf der Erde, aber diese frühere Zeit liegt meistens Jahrhunderte zurück. Es ist also lange weg gewesen. Und es hat sich inzwischen sehr vieles stark verändert. Was sich in einem oder mehreren früheren Leben ereignet hat, ist sorgfältig verarbeitet und geprüft worden und alles, was sich als wertvoll erwiesen hat, ist bewahrt geblieben. Alle Unvollkommenheiten und alle menschlichen Begegnungen, an denen noch gearbeitet werden muss, sind in liebevoller Weise umgearbeitet worden zu einer neuen intensiven Lebenssehnsucht und zu neuer Hoffnung. Diese intensive Sehnsucht ist die Triebkraft, mit der ein ungeborener Mensch sich seine Eltern sucht." (Meijs 2009, 42)

■ 3. Zur anthroposophischen Menschenkunde

Bevor wir mit der Betrachtung zur Embryologie fortfahren, soll hier eine kurze Erläuterung über zwei in diesem Buch immer wiederkehrende Begriffssysteme der anthroposophischen Menschenkunde eingefügt werden. Diese sind die Viergliedrigkeit im Sinne der vier Wesensglieder sowie die Dreigliederung des Organismus. Sie bilden die Grundlage der anthroposophischen Menschenkunde, die Rudolf Steiner vor allem in den Büchern „Theosophie" (Steiner 2003e) und „Die Geheimwissenschaft im Umriss" (Steiner 1989) beschrieben hat.

3.1 Die vier Wesensglieder

Bei der Betrachtung des menschlichen Körpers kann zwischen vier Elementen unterschieden werden: Es gibt den Bereich, der aus fester Substanz mit klaren Konturen besteht; ein weiterer Bereich ist ständig im Fluss, es sind die Flüssigkeitsströmungen wie Blut und Lymphe, sie haben eine unterschiedliche Bewegungsdynamik und sind vorstellungsmäßig nicht so fassbar wie die feste Körperlichkeit; weiter gibt es das Gasförmige im Organismus, das eingeatmet und auch im Organismus aufgenommen wird, es ist noch flüchtiger als das fließende Element; und schließlich hat der Körper eine eigene in sich differenzierte Wärme, die sich in der Zeit ändert und auch von Ort zu Ort im Körper verschieden ist.

> Diese vier Elemente, die den menschlichen Organismus bilden, sind gleichzeitig Ausdruck des Zusammenwirkens von Körper, Seele und Geist: Der Geist wirkt in der Wärme, die Seele bewegt sich im Luftförmigen, dasjenige, das den Körper lebendig macht, braucht das flüssige Element, und schließlich existiert der physische Körper in der festen Substanz.

In Anlehnung hieran können wir in der Natur zwischen dem Mineralreich, Pflanzenreich, Tierreich und den Menschen unterscheiden.

Für den menschlichen Organismus hat Rudolf Steiner eigenständige Entitäten oder Wesensglieder mit eigenen Gesetzmäßigkeiten beschrieben. Das Geistige im menschlichen Organismus, welches in dem Element der Wärme wirkt, nannte er die Ich-Organisation. Das Seelische, wirkend im Luftelement, wird Astralleib genannt. Für das Lebendige, das im Flüssigen wirkt, steht der Begriff Ätherleib. Die physische Substanz des Organismus ist der physische Leib. Diese Wesensglieder können wie folgt umschrieben werden.

- In dem physischen Leib bekommen die physischen Substanzen eine übergeordnete Gestalt und werden in den Dienst der Aufgaben der höheren Wesensglieder gestellt.
- Der Äther- oder Lebenskräfteleib umfasst die vitalisierenden Wachstums- und auch Bildekräfte, die der Organismus mit den Pflanzen gemein hat und die verantwortlich sind für die (unbewussten) Lebensprozesse wie Wachstum, Fortpflanzung, Heilung und Ernährung. Diese Äther- oder Bildekräfte entspringen nicht den irdischen Gesetzmäßigkeiten, sondern sind kosmischen oder außerirdischen Ursprungs. Wenn Ätherkräfte sich mit physischer Substanz verbinden, wird diese ihrer eigenen Natur und Schwere enthoben, um sich in den Dienst kosmischer Kräfteverhältnisse zu stellen. Man muss sich die physischen Kräftewirkungen mittelpunktorientiert vorstellen (Schwerkraft), die Ätherkräfte dagegen sind umkreisorientiert.

- Der Astralleib macht den lebenden Organismus zum Träger eines bewussten Innenlebens – getrennt von der Außenwelt – mit Gefühlen und Willensimpulsen. Die Tiere haben auch einen Astralleib. Ein entsprechender Organismus hat innere Organe, im Gegensatz zu den Pflanzen, die nur äußere Organe besitzen. Der Astralleib wird oft auch Seele genannt. Astralische Kräfte sind ebenfalls kosmischen Ursprungs. Indem sie sich mit dem Physisch-Ätherischen verbinden, bewirken sie nicht – wie bei den Ätherkräften – zentrifugale Wachstumsimpulse, sondern hemmen oder begrenzen das Wachstum, um die Organbildung mit Innenräumen, abgegrenzt und getrennt von der Außenwelt, zu ermöglichen. Gleichzeitig ist der Astralleib in der Lage, diese Trennung zu überbrücken und die Verbindung zur Welt auf einer anderen, bewussteren Ebene mithilfe der Sinneswahrnehmung wieder herzustellen.
- Das Ich unterscheidet den Menschen von der Tierwelt, es ist in der Lage, die astrale Trieb- und Begierdewelt zu lenken und in den Dienst der eigenen Biografie zu stellen. Auch das Ich sollten wir uns nicht als Ergebnis physisch-chemischer Vorgänge im Gehirn vorstellen, sondern als eigene geistige Entität. In Verbindung mit einem physisch-ätherisch-astralen Organismus bietet es die organische Grundlage zur individuellen freien Entwicklung einer moralischen statt triebgeführten Tätigkeit in der Welt. Außerdem gibt es ihm die Voraussetzung, die Welt willentlich zu erkennen.

Die Gestalt eines Menschen ist geprägt von seiner aufrechten Haltung, er stellt sich harmonisch zwischen Himmel und Erde, zwischen Licht und Schwere, und gleichzeitig verbindet er diese beiden miteinander. So wie die Gestalt bei Tieren immer eine einseitige Spezialisierung zeigt (man denke z. B. an Klauen, Hufe, Flügel oder Flossen), ist die des Menschen von einer Zurückhaltung gekennzeichnet. Eine Zurückhaltung im Vergleich zu der Tierwelt zeigt sich auch im Seelischen.

Die Einwirkungen des Ichs und Astralleibes hemmen die Vitalität des Ätherleibes und machen auf die Dauer müde und krank. Bewusstsein und Selbstbewusstsein werden durch eine reduzierte Vitalität und eine erhöhte Krankheitsanfälligkeit erkauft. Es ist deshalb gut, dass unser Wachbewusstsein rhythmisch von Schlafphasen unterbrochen wird.

Im Schlaf lösen sich das Ich und der Astralleib partiell von dem lebenden Organismus, der sich in dieser Zeit von den abbauenden Einflüssen des Tagesbewusstseins erholen kann.

Der physische Leib ist entwicklungsgeschichtlich das älteste und höchst entwickelte Glied des menschlichen Organismus: Man denke an den genialen Bau der Knochen, des Gehirns etc. Es tritt in einer großen Perfektion in Erscheinung. Das Ich dagegen ist sehr jung, es ist bei Weitem noch nicht so entwickelt wie der physische Körper.

Um den physischen Leib untersuchen zu können, stehen uns unsere Sinnesorgane und deren technische Hilfsmittel zur Verfügung. Von den anderen Wesensgliedern sind auf diese Weise nur deren physische Auswirkungen oder Abdrücke wahrnehmbar. Es ist auch möglich, eine direkte Wahrnehmung vom Ätherleib zu bekommen. Manche Menschen besitzen übersinnliche Wahrnehmungsfähigkeiten oder haben sich für bestimmte Bereiche eine Hellsichtigkeit erworben. Durch Übung und Schulung kann jeder Mensch das lernen. In R. Steiners Buch „Wie erlangt man Erkenntnisse der höheren Welten“ (Steiner 2010a) ist eine systematische Beschreibung dieses Übungsweges zu finden. Auf einer nächsten Stufe der übersinnlichen Wahrnehmungsfähigkeit wird auch die astrale Welt zugänglicher. Noch differenzierter muss die Seele geschult werden, um in der geistigen Welt, in der das Ich zuhause ist, Wahrnehmungen zu haben.

Heute ist es aber vielen Menschen gegönnt, zarte Wahrnehmungen oder Ahnungen dieser Welten zu haben. Schon das Wahrnehmen von Stimmungen zählt dazu.

3.2 Der dreigliedrige Organismus

Die Dreigliederung des menschlichen Organismus bezieht sich auf das Zusammenwirken von Seele (Astralleib) und Körper und darauf, wie die drei Seelentätigkeiten in drei Bereichen des Körpers verschieden wirken. Gemeint sind die Seelentätigkeit des Denkens im Nerven-Sinnes-System (mit dem Kopf als Schwerpunkt), des Fühlens im Rhythmischen System (Herz und Lunge) und des Wollens im Stoffwechsel-Gliedmaßen-System (Verdauungsorgane und Gliedmaßen).

Schon auf anatomischer und physiologischer Ebene haben diese drei Organbereiche jeweils ihre eigene Prägung.

- Der Kopf hat mit seinem Schädel ein sphärisches Außenskelett. Das Gehirn hat wenig Vitalität und Regenerationsfähigkeit. Um gut zu funktionieren, braucht es Ruhe und Kühle. So wendet man bei Kopfschmerzen einen kalten Waschlappen statt einer Wärmflasche an. Dies ist der Ort für die Wahrnehmung und das Denken. Der Mensch ist hier von der Umwelt getrennt, nimmt sie wach wahr, reflektiert (spiegelt) und ergänzt seine von außen stammenden Wahrnehmungen mit Begriffen, die das Denken ermöglichen.
- Die Gliedmaßen haben radiäre Röhrenknochen; sowohl die Muskeln als auch die Stoffwechselorgane existieren dank der und für die Bewegung, Substanzverwandlung und Wärme. Stillstand und Kälte sind hier fremd und schädlich. Hier befinden sich die Organe, mit denen der Mensch sich willentlich und tätig mit der Welt verbinden kann. Mit dem Begriff Wille ist hier nicht eine gedachte Wunschvorstellung gemeint, sondern die aktive Tätigkeit selber, die nicht immer vom wachen Tagesbewusstsein aus gelenkt wird.
- Das Rhythmische System mit Herz und Lungen hat in seinem Brustkorb teilweise eine sphärische Gestalt, aber mit Röhrenknochen. Die Beweglichkeit der Organe ist rhythmisch mit nur geringem Spielraum. Es findet in der Atmung wechselweise eine verbindliche Aufnahme der Umwelt und eine abgrenzende Trennung statt. Diese Organe erzeugen eine rhythmische Verbindung zwischen Wahrnehmung und Tätigkeit. Hier ist das Gefühlsleben zuhause, das die Beweglichkeit zwischen innen und außen als Qualität hat.

Das fundamental Neue an dieser Idee der funktionellen Gliederung des Organischen und des Seelischen im Menschen, die Rudolf Steiner erst nach langer innerer Beschäftigung in dem Buch „Von Seelenrätseln“ (Steiner 2010b) publiziert hat, ist, dass die drei Seelenfähigkeiten Denken, Fühlen und Wollen nicht dem Gehirn zugeordnet werden. Das Gehirn ist nicht allem übergeordnet, es ist nicht der Ursprung der Gefühle und auch nicht der Veranlasser der Willenstätigkeit. Es ist nur das Organ, mit dem wir denken und uns etwas vorstellen können. Dazu braucht es Ruhe! Um wirklich fühlen zu können, brauchen wir ein bewegliches, rhythmisches Organsystem, das das Innen und Außen, Oben und Unten, Ich und Du verbinden und auch trennen kann. Dazu braucht es einen Zeitenrhythmus. Willensimpulse kommen aus der Welt, mit der der Mensch über seine Gliedmaßen verbunden ist. Willenstätigkeit entstammt aus der Muskulatur. Dazu braucht es Bewegung.

Ich kann nicht wissen oder mir vorstellen, was ich will, wenn ich nur darüber nachdenke, ich muss zuerst tätig werden, um dann zu sehen, wahrzunehmen, was ich will.

Als praktische Konsequenz des Verständnisses der Wesensglieder sowie der Dreigliederung des Organismus wurden u.a. die Anthroposophische Medizin, die Waldorfpädagogik und die biologisch-dynamische Landwirtschaft entwickelt sowie die Eurythmie als völlig neue Kunst ins Leben gerufen.

4. Die ersten drei Wochen der Embryonalentwicklung – Die Geste der Inkarnation

4.1 Embryologie als Geste der Inkarnation

Im Folgenden wird anhand einer Beschreibung der ersten drei embryonalen Wochen gezeigt, wie der Inkarnationsvorgang und die Verbindung der höheren Wesensglieder mit der physischen Welt an den embryonalen Vorgängen sichtbar werden können. Auch das Verhältnis der extraembryonalen Organe (Chorion, Amnion, Nabelschnur) zu den Wesensgliedern wird ausgeführt. Die ganze Entwicklung von der Befruchtung und die Sonderstellung der Keimzellen über die Embryologie bis zur Geburt, die selber auch schon ein Sterbeprozess der Nachgeburtsorgane beinhaltet, ist Ausdruck dafür, wie aus dem Geistigen heraus ein physischer Körper gebildet wird. Es ist „jenes gewaltige Gewebe von kosmischer Größe und Grandiosität, das da gewoben wird und das dann zusammengeschoben, in sich verdichtet wird durch die Empfängnis und durch die Geburt, was mit physischer Erdenmaterie durchsetzt wird und physischer Menschenleib wird."(Steiner 1992, 115)

Fast überall im Körper können wir beobachten, dass bei Wachstums- oder Regenerationsvorgängen aus einer Zelle zwei werden, aus zwei vier usw. Wo finden wir den Prozess, dass aus zwei Zellen, die zudem noch so grundverschieden wie nur möglich sind, eine Zelle wird?

Die sogenannten Keimzellen haben im Wesen nichts Keimhaftes an sich, sondern sind am Ende ihrer Entwicklung angekommen, kaum noch lebensfähig und zum Tod oder Zerfall vorbestimmt, wenn kein Wunder passiert. Dieses Wunder vollzieht sich, wenn tatsächlich diese zwei höchst einseitig differenzierten und im Grunde genommen nur halben (haploiden) Zellen, die außerdem genetisch unterschiedlich sind, zusammenkommen und sich vereinen zu einer neuen, vollständigen Zelle. Diese neue Zelle ist nun im Gegensatz zu den beiden Keimzellen sehr keimhaft und hat jegliche Differenzierung verloren.

> Aus zwei Zellen, die am Ende ihrer Entwicklung standen, wird eine Zelle am Beginn eines langen Weges.

In Kurzform werden hier einige Stationen dieses Weges beschrieben.

Etwa 24 Stunden nach dieser Befruchtung fängt schon die erste Zellteilung an. Diese Furchungsteilungen setzen sich fort, sodass im Laufe der nächsten Tage das 4-, 8-, und 16-Zellstadium erreicht wird. Es findet in dieser Zeit kein Wachstum statt, nur Zellvermehrung. Um den fünften Tag ist der Keim durch den Eileiter in dem Cavum uteri angekommen, und dann erst beginnt die erste Zelldifferenzierung. Die nach außen liegenden Zellen werden zu Trophoblasten, die nach innen gelegenen zu Embryoblasten, und es entsteht eine erste Höhle, die Chorionhöhle. Ungefähr am sechsten Tag erfolgt die Einnistung in das vorbereitete Endometrium. In den darauffolgenden Tagen werden insbesondere die Trophoblasten sehr aktiv, sie vermehren sich schnell, wachsen in das Endometrium hinein und bilden bald eine geschlossene, große, stoffwechselaktive und schnell wachsende Hülle, die die Chorionhöhle umschließt und an deren Rand sich eine kleine, stille Ansammlung von Embryoblasten befindet.

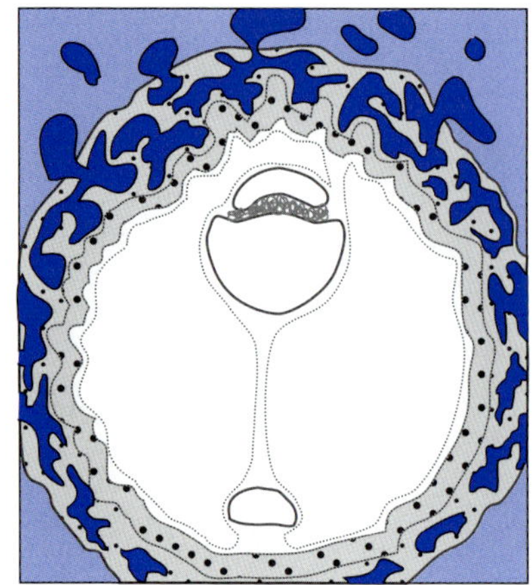

Ende der zweiten Woche. Ausgeprägte Aktivität, Expansion und Differenzierung im Bereich der Trophoblasten, während im Zentrum nur drei Höhlen entstanden sind sowie eine noch recht undifferenzierte, zweiblättrige Keimscheibe.
nach: Sadler, T. W.: Medizinische Embryologie. Stuttgart 2003

Um den zehnten Tag herum hat sich innerhalb dieser Zellanhäufung eine weitere Höhle gebildet, die Amnionhöhle. Eine dritte Höhle wird drei Tage später erkennbar: Nun liegen die eigentlichen Embryoblasten, die dann schon als zweiblättrige Keimscheibe erkennbar sind, zwischen Dottersack und Amnionhöhle. Dieses Gesamtgebilde liegt wiederum in der Chorionhöhle und ist nur über einen losen Haftstiel (der wenig später zur Nabelschnur wird) mit dem aus den Trophoblasten entwickelten Chorion (später Plazenta) verbunden. Die Versorgung der Keimscheibe mit den zwei Höhlen geschieht ausschließlich über Diffusion durch den Haftstiel, es ist noch kein Kreislauf und keine sonstige Verbindung vorhanden.

So ist die Situation am Anfang der dritten Woche, während in der Peripherie, im Chorion, ein intensiver Dialog zwischen mütterlichem Organismus und dem „eindringenden" Trophoblast geführt wird. Es werden Zotten gebildet, die vom mütterlichen Blut umströmt werden, es entstehen hochdifferenzierte Austauschorgane, während im Zentrum von Differenzierung noch kaum die Rede ist.

4.2 Die Mitte der dritten Woche

Etwa in der Mitte der dritten Woche treten drei radikale Veränderungen ein:

- Zeitgleich bilden sich an vielen Stellen, beginnend in der Wand des Dottersacks und sehr bald auch in dem Haftstiel, der Keimscheibe, dem Chorion und in den Zotten, kleine Blutinselchen. Es ist wirklich ein faszinierendes Geschehen, das nicht zentral initiiert wird, sondern sich vollkommen dezentral in den Hüllenorganen vollzieht. Diese Blutinselzellen differenzieren sich nach außen zu Endothelzellen und nach innen zu Blutzellen. So entstehen viele kleine, mit Blut gefüllte, aber noch unverbundene Blutgefäße, die innerhalb weniger Tage Anschluss aneinander finden, in der Art, dass in kurzer Zeit ein umfassendes Gefäßnetz entsteht, mit Kapillargefäßen in den Zotten, mit größeren Gefäßen in dem Haftstiel und mit einer venösen und arteriellen Seite. In diesem Gefäßnetz strömt das Blut, während sich über das „Kopfende" der Keimanlage ein Organ aus Blutgefäßen formiert, das bald darauf als Herz erkennbar wird, aber natürlich noch keine Klappen oder sonstige „Pumpfunktionen" hat. Trotzdem strömt das Blut in der richtigen Richtung und verbindet so die Zotten in der Peripherie, wo der Stoffaustausch stattfindet, über die Nabelschnur mit dem Dottersack und der eigentlichen

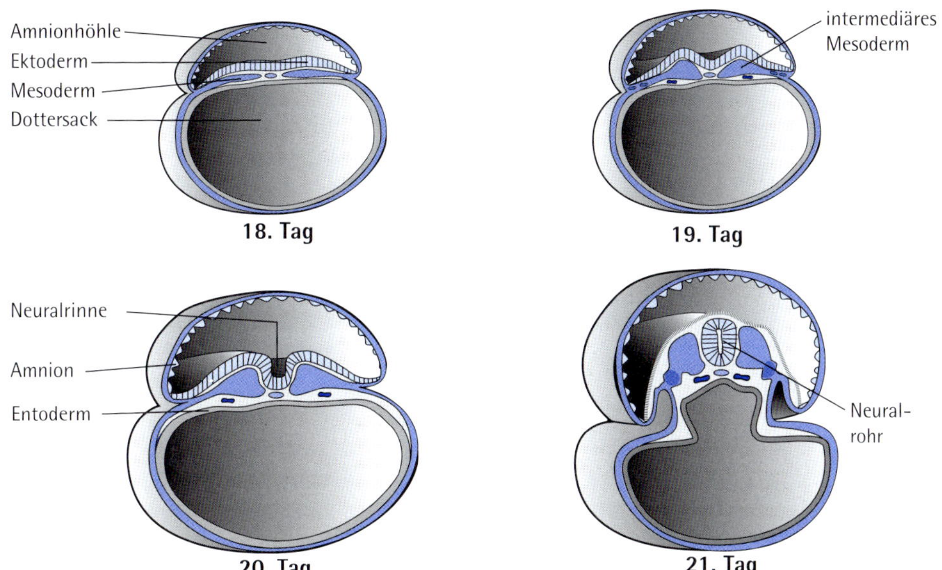

Einstülpung und Umstülpung sowie die Entwicklung des mittleren Keimblatts. nach: Sadler, T. W.: Medizinische Embryologie. Stuttgart 2003

embryonalen Anlage. So tritt hiermit das Verbindungsmedium zwischen dem peripheren Chorion und der zentralen Fruchthöhle mit Keimscheibe in Erscheinung.

- Die Chorionzotten in der Peripherie erlangen ihre eigentliche Ausdifferenzierung, indem sie ihr Gefäß- und Kapillarnetz entwickeln und einen differenzierten und spezifischen Substanzaustausch zwischen mütterlichem und embryonalem Blut ermöglichen. Die Abgrenzung zwischen beiden wird fast ausschließlich von embryonalem Gewebe gebildet und nach embryonalen Bedürfnissen reguliert: Das mütterliche Blut verlässt seine Gefäße und umströmt die embryonalen Chorionzotten, bevor es wieder in die mütterlichen Venen abfließt. Die Reifung der Zotten beinhaltet eine differenzierte Abgrenzung vom mütterlichen Blut, die einen aktiven und passiven Austausch möglich macht. So erlangt das periphere embryonale Organ (Chorion) seine Abgrenzungs- und Austauschfähigkeit.
- Schließlich unterliegt auch die zweiblättrige Keimscheibe zum gleichen Zeitpunkt einer großen Wandlung: Die runde Scheibe wird etwas länglich und bekommt einen Kopf- und Schwanzpol, dann entsteht an der Längsachse eine Art Rinne, von der aus eine Zellbewegung beginnt, die zur Folge hat, dass zwischen den beiden Schichten eine dritte Ebene gebildet wird. Wir unterscheiden nun das Ektoderm (zur Amnionhöhle hin), das Entoderm (zum Dottersack hin) und dazwischen das Mesoderm. Direkt an die Bildung des Mesoderms schließt sich zwischen dem 17. und dem 22. Tag die wichtigste und eingreifendste Dynamik in der Embryonalentwicklung an: eine doppelte Ein- und Umstülpungsbewegung. Hierdurch gelangt die zweidimensionale Keimscheibe in den dreidimensionalen Raum: Sie wird zu einem Organismus mit Innenraumbildung wie Darmtrakt und Nervensystem. Anteile der Amnionhöhle werden nach innen gestülpt und das Neuralrohr entsteht; Ähnliches geschieht mit dem Entoderm, wenn eine Einstülpung Anteile des Dottersacks hineinnimmt und der Magen-Darmtrakt angelegt wird. Die zentral gelegene Keimscheibe verinnerlicht ihre Gestalt als Voraussetzung für die Entfaltung des Seelenlebens.

Am Anfang der dritten Woche entsteht eine sehr kritische Situation: Es gibt das Chorion mit regem Kontakt zur Umwelt und in der Chorionhöhle die zweiblättrige Keimscheibe. Verbunden werden Chorion und Keimscheibe durch den Haftstiel, welcher aber nur aus losem Gewebe besteht und den Substanzaustausch nur über Diffusion erlaubt. Dies ist ab diesem Zeitpunkt nicht mehr ausreichend. Die Entwicklung würde nicht weitergehen können, wenn nicht ein völlig neues Element zu Hilfe käme.

Der so nicht länger lebensfähige zweigliedrige Organismus (Chorion und Keimscheibe) mit der zweiblättrigen Keimscheibe erfährt innerhalb weniger Tage eine grundlegende Metamorphose, indem aus der Zweigliedrigkeit eine Dreigliedrigkeit entsteht.

Das verbindende Element der Mitte fügt sich sowohl zwischen Chorion als auch Keimscheibe und ermöglicht damit eine weitere Entwicklung und ein weiteres Wachstum durch Substanzaustausch, gleichzeitig bildet sich eine mittlere Keimscheibe zwischen Ekto- und Entoderm, wonach durch Ein- und Umstülpung Innenräume gestaltet werden.

Der Keim wurde auf physischer Ebene nur bis zu einer gewissen Stufe vorbereitet: In den Zotten des Chorions, die sich zwar umfassend ausgedehnt hatten, konnte noch nicht viel Austausch stattfinden, da das verbindende Medium – die Blutzirkulation – fehlte; die Keimscheibe konnte nur bis zur flachen, zweiblättrige Anlage, die in ihrer Zweidimensionalität eher etwas Pflanzenhaftes hat, gedeihen; und auch die Verbindung zwischen dem, was sich in der Peripherie (Chorion) und dem Zentrum (Keimscheibe) abspielt, war nur sehr beschränkt über den Haftstiel gegeben. Dann wird dieses Gesamtgebilde wie von außen ergriffen und ein neuer Gestaltimpuls wird sichtbar, die Qualitäten der Mitte, der Verbindung und des Innenraums verwirklicht.

Deutlicher kann es kaum werden, was Rudolf Steiner meint, wenn er sagt, dass erst in der zweiten Hälfte der dritten Woche (18. bis 21. Tag) die Individualität des Kindes mit seinem Ich und Astralleib Besitz von dem bis dahin von der Mutter gebildeten physischen Leib nimmt (Steiner 2006, 108).

Die Innenraumbildung sowie die Entwicklung eines verbindenden dritten Elements zwischen zwei Polen sind Ausdruck dieses Eingreifens.

4.3 Der Bezug der Wesensglieder zu den Hüllenorganen

Ein besonders wertvoller Beitrag der Geisteswissenschaft zum Verständnis der Embryologie ist der Hinweis Rudolf Steiners, dass die höheren Wesensglieder einen direkten Bezug zu den Hüllenorganen – also demjenigen, was mit der Geburt als Nachgeburt stirbt! – haben.

„Es ist so, dass man wissen muss: Amnion ist das physische Korrelat des Ätherleibes, Allantois [womit auch die Nabelschnur gemeint ist (Soldner, Sommer 2007)] ist das physische Korrelat des Astralleibes, Chorion [was später die Plazenta ist] ist das physische Korrelat der Ich-Organisation des erwachsenen Menschen." (Steiner 2011d, 308) Wie können wir das verstehen, was hat das Ich mit der Plazenta, der Astralleib mit Allantois und Nabelschnur und der Ätherleib mit dem Amnion zu tun?

- Die Plazenta (Chorion) ist das Organ, das sämtliche Funktionen späterer Organe in sich vereinigt: die der Lunge, des Darms, der Leber und der Nieren, auch die der Hormondrüse (viele Hormone werden zuerst in der Plazenta gebildet), des Knochenmarks (Blutbildung) und insbesondere der grenzbildenden Organe. Im Laufe der Schwangerschaft werden die meisten dieser Aufgaben zunehmend von den langsam reifer werdenden fetalen Organen übernommen. Diese Plazentafunktionen verlagern sich allmählich von der Peripherie ins Zentrum. In der Plazenta verlaufen diese Aufgaben ungegliedert, d.h. es gibt nicht für jede Aufgabe ein Organ, wie später im Organismus, sondern alles ist noch integriert, zusammenhängend und „wie aus einem Guss". Wenn die fetalen Organe immer mehr ihre Aufgaben übernehmen, wird aus dem umfassenden (auch buchstäblich zu nehmen) Einheitsstoffwechselgeschehen etwas, das sich in einzelne Prozesse und Organe aufgliedert. Dies entspricht der Vorbereitung auf die Erdenverhältnisse. Die Plazenta (das Wort Mutterkuchen ist falsch, da dieses Organ bekanntlich nicht von der Mutter stammt, sondern dem Kind gehört) vereinigt sämtliche Stoffwechselprozesse (also auch die Bildung körpereigener individuumspezifischer Eiweiße) sowie die Abgrenzung zur Außenwelt und den (stofflichen) Dialog mit dieser. Im späteren Leben nach der Geburt lebt das Ich im Stoffwechsel, in dem die körpereigenen Immunantikörper und andere Eiweißstrukturen gebildet werden, die auf stofflicher Ebene für die Erkennung von Selbst und Nichtselbst verantwortlich sind, also für die Behütung der Individualität und ihrer Grenze. So kann verstanden werden, wie die Plazentafunktion Ausdruck der Ich-Tätigkeit ist.

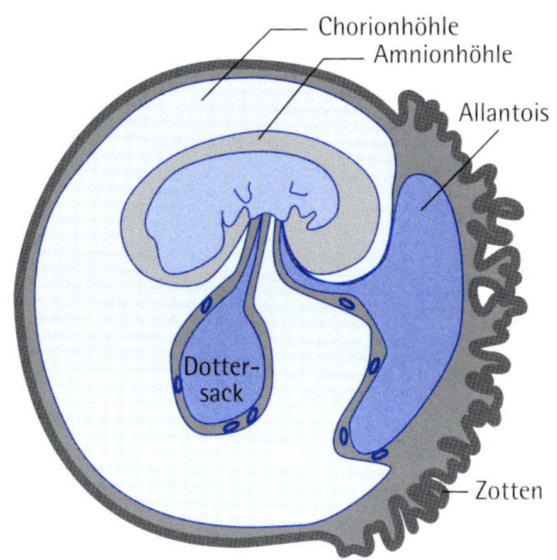

Schema einer Allantoisplazenta bei manchen Säugetieren. nach: Drews, U.: Taschenatlas der Embryologie. Stuttgart 1993.

- Die Allantoisentwicklung beginnt auch in der Mitte der dritten Woche. Es handelt sich hierbei um ein Divertikel, eine Ausstülpung, ausgehend vom Dottersack, und entwickelt sich bei vielen Säugetieren zu einem Urinausscheidungsorgan, in das ausgeschiedener Urin hineinkommt, der über die Nabelschnur zur Plazenta gelangt und dann weiter ausgeschieden wird. Bei Menschen kommt ein Teil des Urins direkt in das Fruchtwasser, wobei die eigentlich später über den Urin auszuscheidenden Substanzen noch über das Blut und die Nabelschnurgefäße zur Plazenta gelangen, um dort an das mütterliche Blut abgegeben zu werden. Die Allantois bleibt also bei Menschen eine rudimentäre Anlage, deren Funktion von den Blutgefäßen der Nabelschnur übernommen wird.

  Die Nabelschnur bildet die Verbindung zwischen dem Umgebungsorgan Plazenta und dem Fetus. Sie hat eine lange, bewegliche Gestalt, die wie eine Würgeschlange auch manchmal tödlich sein kann (Nabelschnurumschlingung). Die drei Gefäße, zwei pulsierende Arterien, die sauerstoffarmes Blut zur Plazenta führen, und eine Vene, die sauerstoff- und nahrungsstoffreiches Blut zurückführt, verlaufen spiralförmig durch die Nabelschnur. Sie sind eingebettet in ein sulziges, durchsichtiges Gewebe, das sehr kieselsäurereich ist. Auch die Nabelschnur selber ist spiralförmig gedreht. In der Natur finden wir bei vielen Pflanzen, dass sich die Blätter spiralförmig an dem Stängel entlang anordnen. Blätter und Stängel stellen in der Pflanze das verbindende merkurielle Element zwischen Wurzel- und Blütenbereich dar, so wie die Nabelschnur dies zwischen Plazenta und Embryo tut. Bei der Geburt hat die Nabelschnur einen Durchmesser von etwa 2 cm und ist ca. 50 bis 60 cm lang. In diesem Organ, das verbindet, beweglich ist, die Polarität arteriell-venös bis in die Anzahl der Gefäße in sich hat, etwas schlangenhaft ist und manchmal sogar lebensgefährlich sein kann, ist der Astralleib beheimatet. In seiner seelischen Funktion ist der Astralleib das verbindende Glied zwischen Außen- und Innenwelt, er lebt in der Polarität von Sympathie und Antipathie, er kann beglückend, aber auch unheilbringend sein. Er lebt in dem rhythmisch pulsierenden Bereich des Menschen.

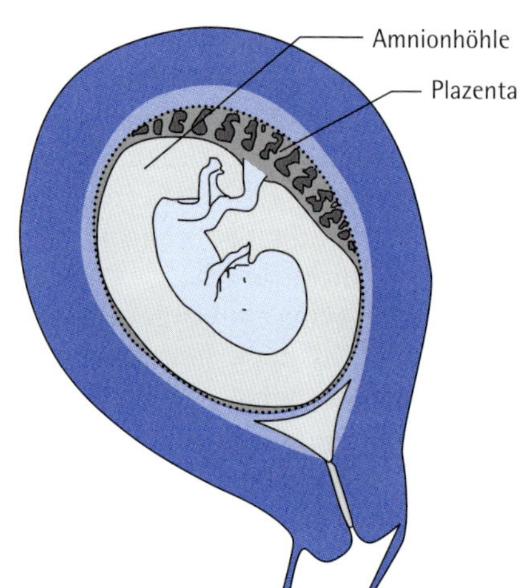

Entwicklung des Embryos und der Hüllenorgane am Ende des 3. Monats. nach: Sadler, T.W.: Medizinische Embryologie. Stuttgart 2003

- Das Amnion ist die innere Schicht der Fruchtblase, die Fruchthülle, die am Ende der dritten Woche die gesamte Keimanlage umfasst und umrundet, sodass diese vollkommen in der Amnionflüssigkeit schwimmend-schwebend von der Amnionhülle umgeben wird, bis auf die Verbindung über die Nabelschnur mit der Plazenta. Schon am Ende des dritten Monats ist die Amnionhülle so gewachsen, dass sie sich an das Chorion anlegt und sich mit ihm verbindet. Die Chorionhöhle ist damit verschwunden und die Fruchthöhle füllt nun die ganze Gebärmutterhöhle aus. Die Amnionflüssigkeit (Fruchtwasser), deren Menge in der 10. Woche 30 ml, in der 20. Woche 350 ml und in der 37. Woche 800 bis 1000 ml beträgt, ist ständig in Fluss und Bewegung: Etwa alle drei Stunden wird sie einmal ausgetauscht, d.h. es findet eine fortdauernde Neubildung und Resorption statt (Sadler 2003, 117). Dies geschieht über das Amnion und die Plazenta, aber auch über die fetale Haut. Ab dem fünften Monat wird das Fruchtwasser auch getrunken (gegen Ende der Schwangerschaft bis ca. 400 ml pro Tag). Es ist nicht schwer vorstellbar, dass in diesem ständig fließenden Flüssigkeitsorgan (Fruchtblase und Fruchtwasser) der Ätherleib des Ungeborenen inkarniert ist. Der Ätherleib wirkt im Flüssigen des Menschen.

So finden die höheren Wesensglieder während der Schwangerschaft ihre Inkarnationsmöglichkeiten in Organen, die außerhalb des eigentlichen Feten, des physischen Leibes, liegen und diesen umhüllen und noch nicht von innen, sondern von außen auf ihn wirken.

In der Anthroposophischen Medizin werden Organpräparate dieser drei Embryonalorgane angewandt. Hergestellt aus Plazenta, Nabelschnur und Amnion der Kuh (die für die meisten Tierpräparate der Firma WALA als Grundlage dient) gibt es potenzierte Medikamente, die nicht nur bei Schwangerschaftskomplikationen, sondern auch bei Krankheiten und Schwächen im späteren Leben eingesetzt werden können (Soldner 2004). (Siehe III.4.2.)

Die ganzen Hüllenorgane dominieren insbesondere während der ersten Monate der Schwangerschaft im Hinblick auf das, was sich im Zentrum als „eigentlicher“ Embryo entwickelt. Wenn man vom Organismus des Ungeborenen spricht, müssen die Hüllenorgane und der „eigentliche“ Fetus immer gemeinsam und als zusammengehörig betrachtet werden. Durch die Visualisierung der Schwangerschaft – mit dem Ultraschall und den vielen embryologischen Abbildungen – wird das Bewusstsein schon sehr früh auf das „Kind" fokussiert (mit den netten Händchen, einem schönen Profil vom Gesicht und natürlich auch mit dem Geschlecht), während die Hüllenorgane kaum Beachtung finden. Hiermit wird das Ungeborene zu unrecht schon in Erdenverhältnissen – d.h. ohne Umgebungsorgane – gedacht und vorgestellt.

5. Geburt und Nachgeburt

Mit der Geburt beginnt das Erdenleben der Menschen. Die Geburt ist ein großer Einstülpungsvorgang, in der letzten Konsequenz werden alle Aufgaben der Plazenta dem physischen Leib des neuen Erdenmenschen übergeben. Die Atmung muss jetzt von der Lunge übernommen werden, die Nahrungsaufnahme und Ausscheidung von Darm und Niere, kurz, das, was vor der Geburt in der Umgebung, in der Plazenta stattfand, muss ab jetzt im Zentrum vollzogen werden. Dazu kommt die Umstellung des Kreislaufs, die u.a. beinhaltet, dass die Verbindung zwischen linker und rechter Herzhälfte geschlossen wird.

Mit der Geburt tritt schon das erste Todesereignis auf.

Die Nachgeburt stirbt, die Behausung der höheren Wesensglieder steht nicht länger zu Verfügung. Die höheren Wesensglieder werden sich nicht mehr so in einem eigenen Organ inkarnieren können.

Historische Brauchtümer der Nachgeburtsbestattung sind mehrfach beschrieben worden (Czabaun 2009). In der alten ägyptischen Kultur lebte eine Tradition der Nachgeburtsverehrung, wie aus vielen Abbildungen hervorgeht. Aber auch in Deutschland gibt es Funde von Nachgeburtstöpfen, die bis ins 19. Jahrhundert (Otto 2009) in Kellergewölben eingemauert wurden. Was früher wahrhaftig erlebt und später als Tradition fortgesetzt wurde, wird heute durch geisteswissenschaftliche Erkenntnisse bestätigt, nämlich dass eine rituelle Nachgeburtsbestattung dem Wesen der Geburt und Nachgeburt gerecht wird. Dem Leichnam der Behausung der oberen Wesensglieder gebührt auch in der heutigen Zeit ebenso eine feierliche Bestattung wie dem des physischen Leibes. In manchen der anthroposophischen Geburtskliniken wird dies auch angeregt und ermöglicht (siehe Merkblatt Nachgeburt, Anhang Seite 225).

6. Fragen an die Fortpflanzungsmedizin

Vor dem oben ausgeführten Hintergrund bekommen Fragen im Zusammenhang mit der assistierten Reproduktion, mit vorgeburtlicher Diagnostik und Verhütung eine weitreichende Dimension. Aber es wird dadurch nicht einfacher!

Bei der In-Vitro-Fertilisation (IVF) und intrazytoplasmatischen Spermieninjektion (ICSI) ist bekannt, dass diese Methoden vermehrt Störungen auf epigenetischer Ebene verursachen können (Manipalviratn, DeCherney, Segars 2009). Auch weiß man, dass die Erfolgsrate bei IVF/ICSI nur bei ca. 14% liegt (Lebendgeburten pro Transfer), d.h. dass die allermeisten Eingriffe nicht erfolgreich verlaufen. Mithilfe optimaler medizintechnischer Umstände lässt sich vielleicht eine biologische Befruchtung herbeizwingen, aber für eine Schwangerschaft braucht es auch eine Empfängnis oder Konzeption. Es ist wie eine Art Gnade, ob die biologische Befruchtung von einer Menschenseele angenommen wird und damit eine Empfängnis stattfindet. Der Geist lässt sich nicht erzwingen.

Umso erstaunlicher ist es, dass doch so viele Kinder diesen Weg der Inkarnation in Anspruch nehmen. Ist das ein freier Entschluss? Wie kann das verstanden werden? Die Begegnungsebene zwischen Ungeborenen und werdenden Eltern ist in unserer Zeit mit ihrer Fortpflanzungs- und Verhütungsmedizin durchaus getrübt. Kann es sein, dass die längst vorbereitete Elternwahl im letzten Moment verhütet oder durch Abtreibung verhindert wurde? Da wir modernen Menschen uns immer selbstständiger entscheiden und unsere Motive nicht immer im Einklang mit den Intentionen der geistigen Welt stehen (da wir diese meistens nicht erkennen), sondern ganz anders gefärbt sein können, kann nicht einfach argumentiert werden, dass die „allwissenden" Ungeborenen so etwas doch hätten wissen und entsprechend anders hätten handeln können.

Es liegt nahe zu vermuten, dass die Inkarnationsimpulse der Ungeborenen durch die heutigen Möglichkeiten, die Fortpflanzung zu planen und zu organisieren, gestört oder getrübt werden.

In den Beratungsgesprächen mit Paaren mit unerfülltem Kinderwunsch ist es in der Regel für beide gut nachvollziehbar, wenn bildhaft von den Qualitäten des Empfangens und gegebenenfalls von einer suchenden Tätigkeit eines Ungeborenen gesprochen wird.

Der Unterschied zwischen *nehmen* und *empfangen* im Hinblick auf die Schwangerschaft ist für viele eine erlebte Realität.

Die Methode der IVF ist in den Sechziger- und Siebzigerjahren von Robert Edwards und Patric Steptoe unter moralisch denkbar fragwürdigen Umständen entwickelt worden (Zylka-Menhorn, Siegmund-Schultze, Leinmüller 2010). Erste Versuche der extrakorporalen Befruchtung mit menschlichen Ei- und Samenzellen führte Edwards damals noch ohne eine Ethikkommission in seinem Labor durch. Eizellen entnahm er aus Ovarien, die ihm ein befreundeter Gynäkologe (ohne das Wissen der Frau) zur Verfügung gestellt hatte.

Als dann 1978 die Geburt von Louise Brown gefeiert wurde, war das der Anfang der zweiten Phase eines groß angelegten Menschenversuchs, an dem jetzt schon 4.000.000 Menschen ohne Einwilligung teilnehmen. Wie diese Menschen älter werden, welche Erkrankungen sie oder vielleicht ihre Nachkommen vermehrt bekommen können, ist nicht bekannt. Trotzdem hat R. Edwards für diese Arbeit 2010 den Medizin-Nobelpreis bekommen.

Ist es medizinisch, ethisch und gesellschaftlich vertretbar, eine In-vitro-Fertilisation zu empfehlen oder durchzuführen? Entspricht es dem ärztlichen Ethos, dem Eid des Hippokrates? Wer ist der Patient, wer hat einen Heilbedarf? Wir wissen, dass diese Menschenkinder sicher ungewöhnlich schwere Startbedingungen haben und vielleicht ungewissen medizinischen Risiken ausgesetzt werden. Gibt es eine Grenze für das ärztliche Handeln, und wenn ja, wird diese vom medizinisch Machbaren sowie von den individuellen und gesellschaftlichen Wünschen bestimmt? Wo ist die Grenze zwischen Arzt-Sein und Erfüllungsgehilfe-Sein? Wer ist der Patient, der ärztlich behandelt werden will oder muss? Wer übernimmt die Verantwortung – nicht juristisch, sondern menschlich-moralisch – für die Folgen dieser medizintechnischen Behandlung?

Bei der vorgeburtlichen Diagnostik bleibt es das erklärte Ziel, möglichst früh festzustellen, welche Kinder unseren Vorstellungen nicht entsprechen (Fehlbildungen, Chromosomenanomalie) und deshalb abgetrieben werden dürfen. Oft wird dabei sogar die Formulierung benutzt, dass dies für solche Kinder besser sei. Es handelt sich um eine Entscheidung über Leben und Tod („lebensunwertes Leben"), die außerdem noch mit den befürchteten hohen emotionalen, gesellschaftlichen und finanziellen Belastungen vermischt wird. Eine Pränataldiagnostik zur Beruhigung der Eltern, lediglich um zu sagen, „dass alles in Ordnung sei", gibt es natürlich nicht. Das Ergebnis kann auch anders ausfallen. Dazu kommt, dass viele Behinderungen zu dem Zeitpunkt der Diagnostik (z.B. 15. Schwangerschaftswoche bei der Amniozentese) entweder (noch) nicht erkennbar sind oder erst später entstehen.

Ein Schwangerschaftsabbruch ist immer die Tötung eines ungeborenen Menschen, unabhängig von der Begründung und der Schwangerschaftswoche. Schon lange vor der Befruchtung existierte die Intention für diese Inkarnation bei diesen Eltern. Trotzdem hat wahrscheinlich die Verhinderung der Befruchtung (durch Verhütung) wesentlich weniger Konsequenzen für das Kind und für die Eltern als eine Abtreibung nach einigen Wochen oder Monaten der Embryonalentwicklung. Die konkrete Verbindung zwischen dem Geistigen des Kindes und der physischen Substanz beinhaltet eine andere Stufe des Daseins, die sicherlich weniger flexibel ist als vor der Befruchtung.

Ob sich Kinder schon während ihres Weges durch die geistige Welt in der Vorbereitung auf ihr neues Erdenleben gezielt für ein Leben mit Behinderung „entschieden" haben, bleibt natürlich für uns eine unbeantwortete Frage, aber auch eine denkbare Option.

Unumstritten ist aber, dass viele Familien und Betreuer von Kindern mit einer Behinderung dies trotz der hohen Belastung als eine Bereicherung und Vertiefung ihres Lebens verstehen.

Ob das Leben eines Kindes mit z.B. Trisomie 21 lebenswert ist, kann niemand anderes beurteilen als derjenige, der dies vorgeburtlich und vorkonzeptionell initiiert hat.

Es wurde versucht zu zeigen, wie sich die ethische Dimension der modernen Fortpflanzungsmedizin ändert, wenn Aspekte der anthroposophischen Menschenkunde, insbesondere die der Wiedergeburt, in Betracht gezogen werden. Der technische Fortschritt fordert uns auf, ethisch-moralisch Position zu beziehen. Wir können uns nicht länger hinter einem vermeintlichen Nicht-wissen-Können verbergen.

ÜBER DIE GESCHLECHTLICHKEIT DES MENSCHEN

Die Frauenheilkunde beschäftigt sich nur mit der Hälfte der Menschheit und dabei insbesondere mit der Geschlechtlichkeit des Menschen. Was ist dieses Rätsel der Geschlechtlichkeit und warum ist der Mensch geschlechtlich gesehen nicht vollständig?

1. Zweigeschlechtlichkeit

1.1 Einführung

Selbstverständlich, die Zweigeschlechtlichkeit gibt es bei den allermeisten Tieren und auch bei vielen Pflanzen. Bei den Pflanzen kennen wir aber auch die ungeschlechtliche vegetative Fortpflanzung. Viele Pflanzen verfügen sogar über beide Möglichkeiten, man denke z.B. an die Erdbeere. Bei ihr ist es am einfachsten, einen Ableger zu nehmen, und schon ist eine neue Erdbeerpflanze entstanden. Viel aufwendiger wäre es, einige Samen der Erdbeere keimen und wachsen zu lassen. Ähnliches gilt für die Weide, von der man einen Zweig nehmen kann, der in einer Vase bald Wurzeln bildet und zum neuen Baum wachsen kann. Eine besondere Art der vegetativen Fortpflanzung ist die der Bryophyllum, die am Blattrand junge Pflänzchen heranwachsen lässt, auch hier ohne den „Umweg" über Blüten- und Samenbildung (siehe S. 144).

Dass die geschlechtliche Fortpflanzung bei Tieren und Pflanzen so gängig ist, muss nicht bedeuten, dass dies die einzige Form der Fortpflanzung auch für Menschen ist. Es ist sogar denkbar, dass der Mensch in früheren Entwicklungsphasen ungeschlechtlich oder männlich-weiblich in einer einheitlichen Menschengestalt war und erst später die Trennung in Mann und Frau vollzogen wurde (siehe unten).

Rudolf Steiner meinte 1908, dass die Individualisierung des Menschen nicht eingetreten wäre, wenn der Mensch männlich-weiblich geblieben wäre und sich vegetativ fortgepflanzt hätte.

> „Dem Zusammenwirken der Geschlechter ist es zu verdanken, dass die heutige Art der Verschiedenheit der Menschen eingetreten ist." (Steiner 2011c, 138)

Heute ist diese Aussage, dass die geschlechtliche Fortpflanzung Voraussetzung der Individualisierung des Menschen ist, auf drei Ebenen nachvollziehbar:

- Die vegetative Fortpflanzung wird heute auch bei Tieren biotechnologisch vielfach angewendet, es ist das Klon-Verfahren. Das gesamte Genpaket des Kernspenders wird auf den Nachkommen übertragen. Dieser ist deshalb eine genetische Kopie, es konnte keine genetische Einmaligkeit (Individualisierung) entstehen. So gesehen ist die genetische Unvorhersagbarkeit, mit der wir es bei der Befruchtung zu tun haben, Voraussetzung für die Einmaligkeit (Maris 1997).
- Ein Zweites ist die Wechselwirkung zwischen Frau und Mann. Was würde passieren, wenn wir vollständig weiblich-männlich wären? Die Begegnung, die Konfrontation, das Aufwachen am Anders-Sein und schließlich natürlich die Liebe zu einem Menschen des anderen Geschlechts tragen sehr wesentlich zu der Entwick-

lung und Individualisierung des Einzelnen bei. (Hiermit soll nicht gesagt sein, dass dies bei gleichgeschlechtlichen Beziehungen nicht der Fall ist.)
- Ein Drittes betrifft die Aussagen Rudolf Steiners, dass in der Regel der Mensch sich abwechselnd als Frau und dann als Mann inkarniert (Steiner 2006, 107). Die Individualität des Menschen, sein Ich-Wesen, ist weder männlich noch weiblich, sondern kleidet sich mal in einer Inkarnation als Frau, mal führt er ein Leben als Mann. Es ist nachvollziehbar, dass durch diesen Wechsel deutlichere Entwicklungsschritte vollzogen werden können, als wenn jede Inkarnation gleich ausgewogen mittig wäre.

1.2 Trennung der Geschlechter

In dem Buch „Aus der Akasha-Chronik" (Steiner 2009a) beschreibt Rudolf Steiner ausführlich, wie in sehr frühen Zeiten der Weltentwicklung der Mensch in einer Verfassung war, in der es noch keine geschlechtliche Fortpflanzung gab. Der Mensch war noch ungeschlechtlich oder männlich-weiblich in einem. Er konnte sich selbst fortpflanzen, was aber eher einer Vermehrung im Sinne einer Abschnürung oder eines Ablegers glich. Dies war möglich, da die Erde und die auf ihr lebenden Wesen noch nicht dieselbe Dichte und Verhärtung erreicht hatten wie jetzt. Alle physischen Substanzen waren wie halbflüssig, auch die des menschlichen Körpers. In einer nächsten Entwicklungsphase verdichteten sich die Substanzen, was für den Menschen weitreichende Folgen hatte: Es entstand das knöcherne Skelett, das ihm die Möglichkeit der aufrechten Haltung bot und ein freieres Gehen und Handeln erlaubte. Durch diese Verdichtungsvorgänge war die Selbstvermehrung nicht mehr möglich. Eine andere Art der Fortpflanzung musste entstehen. So kam es zu einer Trennung der Geschlechter. Der männlich-weibliche Mensch musste sich in Frau und Mann trennen und sich geschlechtlich fortpflanzen. Die Fortpflanzungskraft konnte sich nur zur Hälfte organisch ausbilden, sodass es der Ergänzung durch die komplementierende Kraft eines Menschen des anderen Geschlechts bedurfte.

Die Entstehung der Eingeschlechtlichkeit hatte noch andere Folgen. Der Ätherleib eines jeden Menschen ist in seiner Veranlagung männlich-weiblich. Aber nur eine Seite tritt in die körperliche Erscheinung. Die andere Hälfte der ätherischen Fortpflanzungskraft steht der Entwicklung eines Organs zur Verfügung, das es bis dahin nicht gab, nämlich des denkenden Gehirns. Vor der Geschlechtertrennung wurden sämtliche Kräfte für die „ganze" Fortpflanzung benötigt, danach nur die Hälfte. Die andere Hälfte steht einer „anderen Konzeption" zur Verfügung: Dank der Denkfähigkeit kann der Mensch in eine bewusste Verbindung mit der Weltengeistigkeit treten. Das Denken ist wie eine Art Befruchtungsvorgang durch den Geist zu verstehen.

Es ist letztendlich eine Folge der Geschlechtertrennung und der geschlechtlichen Fortpflanzung, dass der Mensch die Denkfähigkeit bekam.

Der Einwand, dass dies dann auch für Tiere gelten müsste, ist nachvollziehbar. Aber Tiere haben kein Ich, um das Gehirn auch für das Denken nutzbar zu machen. Sie haben eine ähnliche Entwicklung durchgemacht, die aber auf einer bestimmten Stufe stehen geblieben ist.

Vier Zitate aus dem Kapitel „Die Trennung der Geschlechter" des Buchs „Aus der Akasha-Chronik" von Rudolf Steiner

„Der Menschenleib bestand da noch aus weichen bildsamen Stoffen. Es waren auch die übrigen Bildungen der Erde noch weich und bildsam. Gegenüber ihrem späteren verfestigten war die Erde noch in einem quellenden, flüssigeren Zustande. Indem die Menschenseele damals sich im Stoffe verkörperte, konnte sie sich diesen Stoff in einem viel höheren Grade anpassen als später." (Steiner 2009a, 74)

„Als dieser Unterschied (zwischen Mann und Frau) noch nicht aufgetreten war, konnte jeder Mensch einen anderen aus sich hervorgehen lassen. Die Befruchtung war kein äußerer Vorgang, sondern etwas, was sich im Innern des Menschenleibes selbst abspielte. Dadurch, dass der Leib männlich oder weiblich wurde, verlor er diese Möglichkeit der Selbstbefruchtung. Er musste mit einem anderen Leibe zusammenwirken, um einen neuen Menschen hervorzubringen." (Steiner 2009a, 76)

„Die Kraft, durch die sich die Menschheit ein denkendes Gehirn formt, ist dieselbe, durch welche sich in alten Zeiten der Mensch befruchtet hat. Das Denken ist erkauft durch die Eingeschlechtlichkeit. Indem die Menschen nicht mehr sich selbst, sondern sich gegenseitig befruchten, können sie einen Teil ihrer produktiven Kraft nach innen wenden und zu denkenden Geschöpfen werden." (Steiner 2009a, 77)

„Es entstand dadurch (durch die Trennung der Geschlechter) die sinnliche Liebe ... Die sinnliche Liebe wurde die Kraft der physischen Menschenentwicklung. Diese Liebe führt Mann und Weib zusammen, sofern sie physische Wesen sind. Auf dieser Liebe beruht das Fortschreiten der physischen Menschheit." (Steiner 2009a, 83)

1.3 „Eine Frau denkt mit ihren männlichen Ätherkräften"

Für den Aufbau und die Funktion ihrer Geschlechtsorgane braucht eine Frau einen Teil ihrer männlich-weiblichen Ätherleibskräfte. Der Teil, der für die männlichen Geschlechtsorgane zuständig wäre, steht für ihre Denkfähigkeit zur Verfügung. Das bedeutet, dass eine Frau mit ihren männlichen Ätherkräften denkt, bei dem Mann ist es umgekehrt.

Die weiblichen Geschlechtsorgane, insbesondere die Physiologie der Ovarien, können wir wie folgt charakterisieren: Sämtliche Vorgänge spielen sich im Verborgenen ab, tief im Innern des Körpers (im Gegensatz zu der Lage der Hoden); die Ovarien funktionieren nach einem langsamen Rhythmus, die Eizellreifung braucht Zeit und Ruhe und das Abgeschirmt-Sein von der Außenwelt. Und nur einmal im Monat tritt eine reife Eizelle in Erscheinung (siehe auch Kapitel VI.6.2. über die Physiologie des Ovars). Wie ist die Denkart von Männern? Ganz schematisch und etwas plakativ gesagt, könnte eine Antwort sein: Er braucht Zeit und Ruhe, er muss ungestört für sich sein können, dann kann ein Gedanke langsam, aber gründlich in ihm reifen.

Viele Frauen sagen, dass sie am besten schnell viele, gute Ideen bekommen, wenn sie sich in einer lebhaften Umgebung mit vielen Kontakten und Anregungen aufhalten. Hier ist eine Ähnlichkeit mit der Spermatogenese zu erkennen, sie spielt sich halb draußen und ziemlich ungeschützt ab, es geht schnell und reichlich.

Natürlich ist dies kein Beweis, sondern eher ein Hinweis darauf, wie sehr Frau und Mann seelisch und körperlich zusammenhängen, sowie auf die Aussagen Steiners, dass ein Mann mit seinen weiblichen und eine Frau mit ihren männlichen Ätherkräften denkt (Steiner 2001, 62).

Diese Gedanken über die Trennung der Geschlechter, über die Zweigeschlechtlichkeit des Ätherleibes sowie über den Zusammenhang zwischen dem Denken und der Funktion der Geschlechtsorgane sind für das moderne, aufgeklärte Denken zuerst etwas gewöhnungsbedürftig. Wenn wir uns aber nun der frühen embryologischen Entwicklung zuwenden, kann als Besonderheit auffallen, dass bis etwa zur siebten Embryonalwoche die Entwicklung des Embryos eindeutig zweigeschlechtlich ist. Obwohl selbstverständlich das Geschlecht von Anfang an genetisch festgelegt ist, werden sowohl die äußeren als auch inneren Geschlechtsorgane zunächst männlich-weiblich veranlagt. So werden bei beiden Geschlechtern die Müller-Gänge gebildet, die sich nur bei den Mädchen zu Eileitern und Uterus weiterentwickeln, bei den Jungen bilden sie sich aktiv, aber unvollständig zurück. Auch die Wolff-Gänge sind bis zur siebten Woche bei beiden erkennbar, nur bei den Jungen bilden sie sich weiter zu den Ducti deferences, bei den Mädchen werden sie zurückgenommen, und es bleibt lediglich der Gartner-Gang als „Erinnerung" an den Samenleiter.

Ein äußerer Sinn, warum die Geschlechtsorgane des anderen Geschlechts angelegt und dann wieder „zurückgenommen" werden, ist nicht ersichtlich. Warum werden in einer Entwicklungsphase, in der so viel gestaltet und geschaffen werden muss, auch noch scheinbar überflüssige Organe angelegt und wieder zurückgenommen? Man kann dies als Ausdruck dafür sehen, dass der Mensch im Ursprung männlich-weiblich ist, dass er vom Geist aus männlich-weiblich gebildet wird, während die physische genetische Prägung sich erst später durchsetzt.

> Die ersten sieben Embryonalwochen machen urbildlich sichtbar, dass der Mensch in seinem Wesen männlich-weiblich ist.

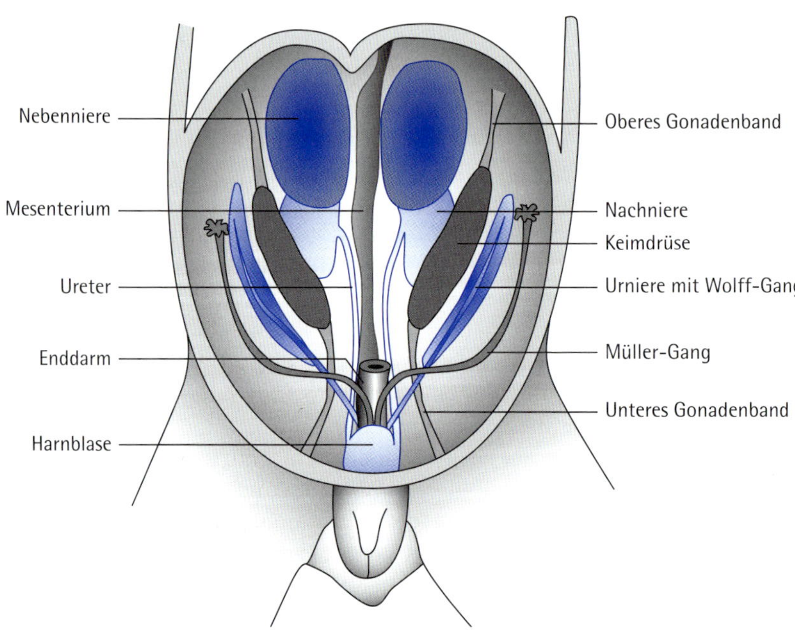

Dorsale Rumpfwand bei einem etwa 52 Tage alten Embryo. Deutlich sichtbar ist die Veranlagung der weiblichen (Müller-Gang) und der männlichen (Wolff-Gang) inneren Geschlechtsorgane. Eine geschlechtliche Unterscheidung ist noch nicht möglich.

nach: Rohen, Lütjen-Drecoll: Funktionelle Embryologie. Stuttgart 2004, S.64

Beim Fortschreiten der irdischen Inkarnation ist diese Vollkommenheit nicht länger beizubehalten. Die jetzige irdische Verfassung fordert ein Entweder-Oder. In dieser Konsequenz wird eine der beiden Anlagen wieder zurückgenommen. Der Anteil der Bildekraft, der nun doch nicht in die weitere Entwicklung und Aufgabe der Organe des anderen Geschlechts gebunden wird, wird für die höchste menschliche Fähigkeit freigegeben, sodass er im Denken für den Geist empfänglich wird.

3. Keimzellentwicklung

Ein weiterer embryonaler Ausdruck der Wesensunterschiede zwischen Frau und Mann ist die Entwicklung der Gonaden und Keimzellen. Im Gegensatz zu den ableitenden Organen (Wollf- und Müller-Gänge), die für beide Geschlechter angelegt werden, sind die Gonaden nur einmal paarig vorhanden, da diese die Vorläufer sowohl der Hoden als auch der Ovarien sind. Streng genommen kann man die Gonaden nicht Keimdrüsen nennen. Drüsen bringen eine Substanz (Hormone, Schleim, Speichel) hervor und können diese gezielt nach Bedarf entweder endo- oder exokrin abgeben. Bezüglich der endokrinen Funktion sind die Gonaden natürlich Drüsen. Aber die Keimzellen wandern im vierten Monat, aus der Wand des Dottersacks kommend, in die Gonaden ein. Dort werden sie geschützt, ernährt und können sich spezialisieren und vermehren, um danach wieder abgegeben zu werden. So gesehen sind die Gonaden keine Keimzelldrüsen, sondern Schutzorgane, in denen die Keimzellen Unterschlupf finden können, um sich auf die nächste „Wanderschaft“ vorzubereiten.

Die Urkeimzellen, die im vierten Monat einwandern, sind nicht geschlechtlich differenziert. Sie kommen sozusagen aus dem Abseits. Während im Embryo schon viele Differenzierungs- und Spezialisierungsvorgänge im Sinne einer Individualisierung stattfinden, waren diese Urkeimzellen in der Wand des Dottersacks davon nicht betroffen. Wenn diese Zellen in die Gonaden eines Jungen eintreten, fangen sie an, sich zu teilen, während sich in den Gonaden radiäre Gangmuster entwickeln. Nach dieser ersten Vermehrung tritt ab der 24. Schwangerschaftswoche eine Ruhephase ein, die bis zur Pubertät anhält (Drews 1993, 19). Dann wird ein Teil dieser Zellen trotz stetiger Teilung ihren Stammzellcharakter behalten, d.h. nur die restliche Zellpopulation entwickelt sich in der Spermatogenese weiter. Weil die Stammzellpopulation bestehen bleibt, ist die Zahl der Spermien nahezu unbegrenzt.

Wenn die Urkeimzellen in weibliche Gonaden eindringen, verbleiben sie an der Oberfläche im Rindenbereich. Hier vermehren sie sich so, dass bald alle Keimzellen zu Primordialfollikeln geworden sind, d.h. sie sind umgeben von Follikelepithel. Im Gegensatz zu der Entwicklung bei den Samenzellen haben hier alle Keimzellen zu diesem frühen Zeitpunkt schon ihre Stammzellphase verlassen. Damit ist eine weitere Vermehrung nicht mehr möglich. Es tritt, wie bei der männlichen Entwicklung, auch hier ca. ab der 24. Wochen eine Ruhephase ein, aber erst nachdem die erste Meioseteilung begonnen hat. Im fünften Monat der Embryonalentwicklung liegt die Zahl der Primordialfollikel bei 7 Millionen. Ab diesem Moment fängt schon ein stetiger Abbau- und Todesprozess an. Zum Zeitpunkt der Geburt sind nur noch 1 Million Follikel vorhanden und zu Beginn der Pubertät 70.000. Insgesamt werden es nur ca. 350 Eizellen bis zur Ovulation bringen. Erst kurz vor der Ovulation wird die Hemmung der Meiose aufgehoben, sodass diese vollendet werden kann. Dabei entsteht das erste Polkörperchen. Dann beginnt schon direkt die zweite Meioseteilung. Auch diese wird in der Metaphase angehalten und erst dann weiter vollzogen, wenn ein Spermium durch die Zellmembran eingedrungen ist. Das heißt, dass nur sehr wenige Eizellen ihre Meioseteilungen vollenden.

Zusammenfassend sind folgende Gegensätze zu beobachten:

- Die Eizellen bleiben in den Ovarien an der Oberfläche und verlassen diese auch wieder bei der Ovulation; die Samenzellen gehen durch das Zentrum der Hoden hindurch und verlassen diese über die Rete testis und die Nebenhodengänge.
- Sämtliche Eizellen sind schon im fünften Embryonalmonat angelegt und bleiben unter Umständen über 30 bis 40 Jahre „konserviert" wartend, bis ihre Zeit gekommen ist (der Begriff „konserviert" darf nicht zu buchstäblich genommen werden, da selbstverständlich fortdauernd Stoffwechselprozesse stattfinden), damit ist auch ihre Anzahl begrenzt; dagegen sind die Spermien nie älter als 63 bis 70 Tage, werden aufgrund der vorhandenen Stammzellen stets neu veranlagt, können nicht lange „warten" und sind anzahlmäßig unbegrenzt.
- Die Eizellen präsentieren sich als die größten Zytoplasmazellen; Kernmaterial, das bei der Meioseteilung entsteht, wird als Polkörperchen ausgeschieden; während der Spermiogenese wird sämtliches Kernmaterial der Meioseteilungen gebraucht, nahezu das ganze Zytoplasma wird abgestreift.

Diese so extrem einseitigen Keimzellen sind zum Schluss kaum noch lebensfähig. Sie sind so hochspezialisiert, dass sie ihre Vitalität fast vollkommen verloren haben.

„Die gegensätzliche Differenzierung der Keimzellen stellt eigentlich mehr eine Fragmentierung als eine organische Spezialisierung dar, denn jede der Keimzellen verfügt zum Schluss nur noch über einen Teil der in Körperzellen sonst vorhandenen Organellen, einschließlich des Chromosomensatzes (haploid statt diploid). Es gehört zu den größten Wundern der Embryologie, dass aus solchen, an sich nicht mehr lebensfähigen ‚Bruchstücken' wieder ein Ganzes wird, das seinen eigenen Entwicklungsgesetzen folgt." (So der Embryologe und Anatom Johannes Rohen in seinem Buch „Funktionelle Embryologie" (Rohen, Lütjen-Drecoll 2004, 12).)

4. Geschlechtsorgane

Nicht nur die Keimzellen, auch die Anatomie und Physiologie der Geschlechtsorgane selbst sind Ausdruck der Besonderheit dieser Organe. Aus vier Gründen bilden die Geschlechtsorgane eine Ausnahme im Vergleich mit den anderen Organen:

- Sämtliche anderen Organe brauchen wir für den Erhalt und die Funktion des eigenen Organismus. Die Geschlechtsorgane brauchen wir streng genommen nicht für den Erhalt des eigenen Körpers, sondern sie stehen im Dienst der Sexualität und der Fortpflanzung und damit der nächsten Generation. Sie sind nicht nur für unser individuelles Leben da, sondern für die Weiterentwicklung der Menschheit. Durch die Geschlechtsorgane sind wir kein einmaliges Individuum (wie z. B. durch die Leber), sondern Mitglied der Menschheit.
- Wie gestaltet sich der Zusammenhang der Geschlechtsorgane zum Gesamtorganismus? Rudolf Steiner bespricht in dem ersten Vortrag eines Kurses für Heileurythmisten und Ärzte den inneren Zusammenhang der einzelnen Organe und wie dieser durch ein „goethehaftes Anschauen" zu gewinnen ist. „Man ist viel zu viel geneigt, ein einzelnes Organ wie eine Sache für sich zu betrachten. Das ist es aber nicht. Das ist kein menschliches Organ. Jedes menschliche Organ ist ein Glied der Gesamtorganisation und zu gleicher Zeit eine *metamorphosische Umänderung* gewisser anderer Organe. Im Grunde genommen ist jedes für sich abgeschlossene menschliche Organ eine Metamorphose der andern für sich abgeschlossenen menschlichen Organe." (Steiner 2003a, 54) Trotzdem scheint dies bei den Geschlechtsorganen an-

ders zu sein. Die *metamorphosische Umänderung* der Geschlechtsorgane ist nicht im eigenen Organismus zu finden, sondern in dem eines Menschen des anderen Geschlechts. In dieser Hinsicht ist der Gesamtorganismus eines Menschen *nicht* ein in sich abgeschlossener Organismus, er ist nicht vollständig.

Die Ganzheit des menschlichen Organismus in dem Sinne, dass es einen metamorphosischen Zusammenhang zwischen den Organen gibt, ist nur dann gegeben, wenn der weibliche und der männliche Organismus als zwei Seiten eines Gesamtorganismus betrachtet werden.

Auch in ihrer Funktion der Fortpflanzung sind die weiblichen und männlichen Geschlechtsorgane aufeinander angewiesen. Keiner kann alleine seine Fortpflanzungsfunktion erfüllen, auch hier ist er unvollständig. Selbstverständlich darf die Funktion oder die Aufgabe der Geschlechtsorgane nicht nur auf die Fortpflanzung reduziert werden. Die ganze endokrine Tätigkeit der Gonaden erfüllt lebenswichtige Aufgaben, man denke an das Östrogen und die Knochenqualität. Und natürlich ist die Sexualität Bestandteil dieser Funktion und besteht auch unabhängig von der Fortpflanzung. Dies tut den ausgeführten Gedanken aber keinen Abbruch.

- Eine Ausnahme sind die Geschlechtsorgane auch in ihrer lebenszeitlichen Dynamik. Es gibt keine anderen Organe im menschlichen Organismus, die erst ca. 12 bis 14 Jahre nach der Geburt ihre physiologische Funktion aufnehmen und – im Fall der weiblichen Geschlechtsorgane – 30 bis 40 Jahre später schon wieder niederlegen.
- Auch der Zusammenhang zwischen der physiologischen Funktion und dem Erleben derselben ist eine Besonderheit. Der Mensch ist in der Lage, seine Geschlechtsorgane für sexuelle Aktivitäten zu nutzen, ohne dass diese im Dienste der Fortpflanzung stehen. In den letzten Jahrzehnten ist diese Trennung viel gezielter und sicherer handhabbar, aber seit Jahrtausenden schon besteht die sexuelle Lust losgelöst vom Kinderwunsch. Bei Männern ist die Physiologie der Geschlechtsorgane enger mit der Sexualität verbunden, ohne Erregung gibt es keine Ejakulation. Bei Frauen findet deutlich unabhängiger von sexueller Erregung im monatlichen Rhythmus eine Ovulation statt.

Die Anatomie der weiblichen Geschlechtsorgane kann nicht gut charakterisiert werden ohne die männlichen auch zu besprechen. Die weiblichen Geschlechtsorgane befinden sich größtenteils verborgen und geborgen im Bereich der Stoffwechselorgane (Bauchraum). Stoffwechselvorgänge sind für diese Organe sehr wesentlich, so gibt es den monatlichen Endometriumaufbau, -umbau und -abbau und dann natürlich die immensen Stoffwechselprozesse, die für eine Schwangerschaft erforderlich sind. Die Tuben und der Uterus sind dem entsprechend sehr gut durchblutet und muskulös. Außerdem sind sie offen, sie erlauben eine direkte Verbindung zwischen der Außenwelt über Vagina, Zervikalkanal, Cavum uteri und Tuben zu der Bauchhöhle.

Die männlichen Geschlechtsorgane sind dagegen größtenteils sichtbar, befinden sich im Gliedmaßenbereich. Um seine Funktion ausführen zu können, muss sich das männliche Glied, wie die Gliedmaßen, strecken und bewegen. Es liegt hier eine Polarität zwischen Gliedmaßen- und Stoffwechselqualität vor. Abgesehen von den Hoden findet nur eine geringe Stoffwechseltätigkeit statt, auch die ableitenden Organe (Ductus deferens) sind kaum durchblutet. Die Offenheit, die bei den Frauen bis ins Innerste der Bauchhöhle gegeben ist, liegt bei Männern nicht vor. Die Hoden, die ursprünglich auch intraperitoneal lagen, haben sich auf dem Weg nach unten durch den Leistenkanal bewegt und sind so vom Bauchraum abgesondert.

Die weiblichen Geschlechtsorgane repräsentieren damit mehr die Stoffwechselseite, die männlichen die Gliedmaßenqualität.

5. Sexualität

Wie hängt die Trennung der Geschlechter mit der tiefen Sehnsucht nach der sexuellen Vereinigung zusammen? Durch die Trennung entstand eine Unvollständigkeit und ein tiefes Verlangen danach, vollständig zu werden, nach dem Einswerden mit einem anderen Menschen. Es gibt dieses paradiesische Urbild der sexuellen Begegnung, in dem zwei Menschen für eine kurze Zeit, auch ohne weiteren „Zweck", körperlich und auch in ihren Rhythmen, ihren Gefühlen, ihrem Willen, ihrem Geben und Nehmen, ihren Säfteströmen eins werden.

Die menschliche Sexualität geht weit über die der Tierwelt hinaus, sie öffnet andere Dimensionen.

Die „himmlische" Erfüllung der Einswerdung mit einem geliebten Menschen, die gleichzeitig zu einem Erkennen des anderen werden kann, dies ist nicht der biologische Fortpflanzungstrieb. Aber auch die düsteren Tiefen der Sexualität, verbunden mit Egoismus und Lust zur Erniedrigung, bis hin zu Missbrauch und Vernichtung, haben eine Dimension, die bei Tieren als solche nicht vorkommt. Die Sexualität ermöglicht uns Menschen die Weiterentwicklung und Veredelung bis in die himmlischen Sphären, aber auch die Abirrungen in unmenschliche Tiefen.

Mit der Trennung der Geschlechter entstand die Sexualität, „aber die Liebe sollte erst später die Sexualität heiligen" (Steiner 1999a, 42). Mit der Individualisierung, die sich im Laufe der Menschheitsentwicklung vollzog, kam auch die persönliche Liebe, die sich z.B. sehr schön in der mittelalterliche Gestalt der Minne darstellt und vor der egoistischen Begierde schützt. Die Liebe erhebt uns über die biologische und begierdeabhängige Sphäre hinaus in die Menschlichkeit hinein.

Mit der bewussten Trennung der Sexualität von der Fortpflanzung dank der heutigen Verhütungsmethoden stehen uns sowohl diese Möglichkeit einer von Liebe getragenen sexuellen Begegnung wie natürlich auch die düsteren Seiten der sexuellen Abirrungen noch mehr zur Verfügung.

6. Geschlechtsspezifische Erkrankungen

Wenn die Organismen von Frau und Mann so unterschiedlich sind, ist es anzunehmen, dass auch die Anfälligkeit für und die Reaktion auf Erkrankungen sich unterscheiden.

Schon bei der Befruchtung gibt es Unterschiede: Auf 100 „weibliche" Befruchtungen gibt es 120 Jungen. Physisch wird dies dadurch erklärt, dass die Spermien mit dem Y-Chromosom minimal leichter und deshalb schneller sind als die X-Spermien. Deshalb komme es häufiger zu XY-Befruchtungen. Ob diese These zutrifft, ist nicht belegt.

Bei der Geburt gibt es auf 100 Mädchen nur noch 105 Jungen. Erst nach der Pubertät ist das Verhältnis von Jungen und Mädchen ausgeglichen. Hieraus muss man schließen, dass Fehlgeburten häufiger männlich sind. Auch ist die Überlebenschance von weiblichen Frühgeborenen höher als von männlichen.

Anscheinend ist die Vitalität von Mädchen schon in dieser Lebensphase größer als von Jungen. Auch im weiteren Leben setzt sich diese Tendenz fort. So betrug 2007 die durchschnittliche Lebenszeiterwartung bei neugeborenen Mädchen 82,1 Jahre, bei Jungen hingegen nur 76,6 Jahre.

Es gibt viele Krankheiten, die statistisch bei beiden Geschlechtern in gleicher Häufigkeit vorkommen. Bei anderen ist eine deutliche Präferenz für eines der beiden Geschlechter zu vermerken.

In Tabelle 1 sind einige Beispiele solcher Erkrankungen im Kindes- und Jugendalter aufgelistet. Ist aus der Geschlechterverteilung der Krankheiten etwas Charakteristisches über das jeweilige Geschlecht in Bezug auf die Anfälligkeit für oder Resistenz gegen bestimmte Krankheiten abzuleiten? Aus der Verteilung geht hervor, dass bei den Fehlbildungen die Jungen mehr Stenosen haben und die Mädchen zu lange „offen" bleiben. In das Bild passt auch, dass z.B. die Phimose viel häufiger vorkommt als die der entsprechenden Labiensynechie.

Bei den Entwicklungsstörungen sind die Mädchen eher zu schnell und die Jungen zu langsam.

Auch Asthma und obstruktive Bronchitis sowie der Pseudokrupp sind stenoseähnlich, und sie kommen öfter bei den Jungen vor. Schilddrüsenerkankungen und Diabetes sind Erkrankungen, bei denen der Stoffwechsel zu wenig ergriffen und verwandelt wird, diese gibt es mehr bei Mädchen.

Diese Einzelheiten sprechen eine gewisse Sprache, die in das Gesamtbild der Polarität zwischen Frau und Mann passt.

Angeborene Fehlbildungen	**Mädchen:Jungen**
Aortastenose	1:3
Transposition der großen Gefäße	1:3
Offener Ductus Botalli	2:1
Pylorusstenose	1:4
Entwicklungsstörungen	
Pubertas praecox	10:1
Wachstumshormonmangel	1:3
Entwicklungsverzögerung	1:3
Somatische Krankheiten	
Asthma und obstruktive Bronchitis	2:3
Schilddrüsenerkrankungen	3:1
Diabetes mellitus Typ I	5:1
Pseudokrupp	1:2
Psychische Krankheiten	
Essstörungen	5:2
ADHD	1:4

Tabelle 1: Gendermedizinische Auffälligkeiten im Kleinkind- und Jugendalter (nach Rieder, Lohff 2004)

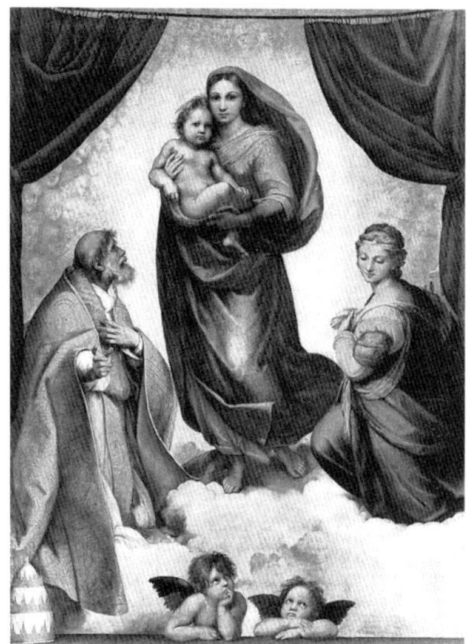

Die Sixtinische Madonna (1512/13), Raffael

Am sprechendsten zeigt die Betrachtung der äußeren Gestalt etwas über die Wesensunterschiede zwischen den Geschlechtern. Die Polarität, die auf den bis jetzt besprochenen Ebenen vorliegt, wird in der körperliche Erscheinung von Frau und Mann sehr plastisch sichtbar. So fällt als Erstes auf, dass die Körpergestalt der Frau kleiner ist, die Gelenke beweglicher sind und sie mehr weiche, rundere Formen zeigt (die dem Fettgewebe zu verdanken sind). Die Schönheit der Frau liegt in dieser fast kosmisch anmutenden Gestalt in Verbindung mit ihrem beweglichen Gang. Sehr eindrucksvoll ist dies bei der sixtinischen Madonna von Raphael zu sehen. Trotz der fast kompletten Verhüllung ihres Körpers drückt sich in ihrer Gangart und Gestalt eine fast unirdische Leichtigkeit und Beweglichkeit aus, ohne dabei flüchtig zu werden, im Gegenteil, sie geht sehr zielbewusst und ernst. Mit einer innerlich ruhenden Sicherheit scheint sie sich im Kosmischen zuhause zu fühlen und hat deshalb keine Angst oder Scheu, sich auf die Erde zu begeben. Auch drückt sich in diesem Bild die weibliche Fähigkeit aus, einem Kind aus den himmlischen Sphären eine sichere Umhüllung auf dem Weg zum Erdenleben zu bieten. Der Gesichtsausdruck von Maria vermittelt bei längerer Betrachtung etwas, das mir sonst fast nur bei schwangeren Frauen begegnet.

Die Schönheit des Mannes ist ganz anderer Art. Sie ist irdischer. Die Willensorgane, welche die Gliedmaßen und die Muskeln sind, werden bei Männern viel deutlicher sichtbar. Beeindruckend ist die Sicherheit, die er in seinem Handeln hat. Der David von Michelangelo zeigt Stärke und Mut, er verkörpert, dass er sich vollständig auf seine physischen körperlichen Fähigkeiten verlassen kann, er fühlt sich in den irdischen Verhältnissen zuhause, ohne sich ihnen beugen zu müssen, er erhebt sich aus diesen Kräften heraus und kann sie souverän handhaben.

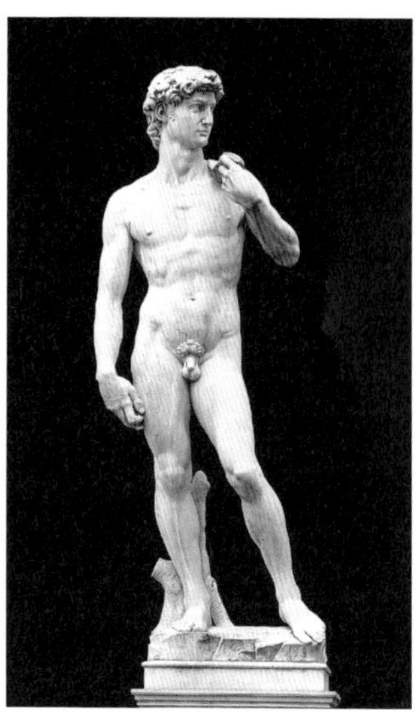

David (1501/04), Michelangelo

Aus den verschiedenen Aspekten, die in diesem Kapitel zusammengetragen wurden, können wir ablesen, dass Frauen sich in ihrer Inkarnation weniger tief mit der Erde verbinden als Männer.

Die innere und äußere Beweglichkeit und die Fähigkeit, Kosmisches zu empfangen und bis zur Erdenreife gedeihen zu lassen, sind Qualitäten, die in den kommenden Kapiteln bei dem Versuch, gynäkologische Krankheiten zu verstehen, wiederkehren werden.

III

ANAMNESE, DIAGNOSE UND THERAPIE IN DER ANTHROPOSOPHISCHEN FRAUENHEILKUNDE

1. Einführung

Bevor wir in die Praxis der Gynäkologie und Geburtshilfe einsteigen, folgt hier eine kurze Einführung, um eine Übersicht über die anamnestischen und therapeutischen Möglichkeiten der Anthroposophischen Medizin zu bekommen. Wer einen Menschen mit seiner Erkrankung umfassend und auch seine Wesensglieder berücksichtigend diagnostizieren und auf dieser Grundlage eine Therapie entwickeln möchte, sollte natürlich am besten hellsichtig sein. Dann kann er die Dynamik der ätherischen, astralen und geistigen Wirkungen wahrnehmen, ihm wird dann klar, in welchen Organen welche Wirkungen unterstützt oder gehemmt werden müssen, und außerdem steht ihm der Zugang zu den Heilwirkungen einzelner Substanzen aus den Naturreichen offen, sodass eine passende Therapie gefunden werden kann. Dafür müsste er aber einen hohen Grad an Hellsichtigkeit und eine entsprechende moralische Reife erlangt haben.

Eine andere Möglichkeit wäre, eine Art Nachschlagewerk zur Hand zu nehmen und das passende Medikament zu der vorliegenden Diagnose zu suchen. Dafür wäre weder ein innerer Bezug zur Anthroposophie oder zum Heilmittel noch zur Patientin eine zwingende Voraussetzung.

Einen Mittelweg kann ich gehen, wenn mich die Ausführungen über Anthroposophie und ihre Medizin innerlich berühren. Mit anderen Worten, wenn ein inneres Suchen, ein Bedürfnis oder eine Überzeugung da ist, aber die feineren Wahrnehmungsfähigkeiten noch ungenügend entwickelt sind, dann geht es darum, sich übend auf die Ebene der Offenbarung im Sinne Goethes einzulassen, wenn er von dem „offenbaren Geheimnis" spricht („Wem die Natur ihr offenbares Geheimnis zu enthüllen anfängt, der empfindet eine unwiderstehliche Sehnsucht nach ihrer würdigsten Auslegerin, der Kunst" (Goethe 2008, 467)). In der normal zugänglichen Sinneswelt drückt sich die Wirkung der Wesensglieder aus, es offenbart sich das Geistige im Physischen.

> Wenn wir lernen zu verstehen, wie der Ätherleib, der Astralleib und das Ich sich physisch ausdrücken, wie sie sich offenbaren, dann können wir ohne direkte übersinnliche Fähigkeiten zunehmend ein Gespür für die Wirkung des Geistigen im Menschen entwickeln.

Dieses Gespür ist schon eine Vorstufe einer gewissen Hellsichtigkeit. Ähnliches gilt für Wahrnehmungen in der Pflanzenwelt. Welche Pflanzen sind von einer starken Astralität durchdrungen und werden zu Giftpflanzen (z. B. Belladonna), und welche sind sehr dem rein Vegetativen gewidmet (z. B. Bryophyllum)? Es gibt einige sehr hilfreiche Handbücher, die einen auf dem Wege zur Annäherung der Heilkräfte einzelner Pflanzen begleiten können (Pelikan 1999, Goedings 1996).

Rudolf Steiner hat in dem ersten Kursus, den er für Ärzte gehalten hat (Steiner 1999c, 5. Vortrag), unter anderem über bestimmte Anamnesefragen gesprochen, die uns helfen können, Sicht auf die Ausdrucksweise der Wesensglieder zu bekommen.

Ein nächster Schritt ist, aus diesen Antworten, ergänzt mit eigenen Wahrnehmungen, Befunderhebung und sonstigen Ergebnissen, zu einer umfassenden Diagnose zu kommen.

In einem Kursus vor Medizinstudenten und jungen Ärzten (Steiner 2009b) regte Rudolf Steiner dazu an, die Bezüge der Menschenkunde meditativ zu vertiefen, um auf diesem Wege die geisteswissenschaftlichen Anregungen für die Medizin und für die Patienten fruchtbar zu machen. Ohne diese Anregungen immer wieder neu zu verinnerlichen und zu individualisieren, können wir die eigentliche Essenz der Anthroposophischen Medizin nicht erreichen. Dies erfordert letztendlich, dass wir unser Lebensziel sowie unseren Lebensstil in den Dienst einer solchen geistigen Einstellung stellen (siehe Kapitel VII). Auf diesem Wege kann aus einer erweiterten Diagnose der Heilbedarf eines Patienten und damit der Weg zur Therapie erscheinen. Um den vielfältigen Schatz an Therapiemöglichkeiten anwenden zu können, bedarf es eines inneren Bezugs zu den einzelnen Arzneimitteln, sodass diese anfangen, uns ihre Heilwirkung zu offenbaren. Je mehr die Therapien und Arzneimittel für und in uns leben, desto mehr können wir damit therapeutisch erreichen. In diesem Stadium auf dem Weg zum anthroposophischen Arzt ist es sehr hilfreich, dass uns ein Vademecum anthroposophischer Arzneimittel (GAÄD 2010) zur Verfügung steht, in dem die therapeutischen Erfahrungen vieler Kollegen zusammengetragen wurden.

2. Einige Grundlagen einer anthroposophisch ergänzten Anamnese

Ziel der Anamnese ist es, ein möglichst umfassendes Bild der Patientin zu bekommen, um die Zusammenhänge ihrer Krankheit besser verstehen und entsprechend genauer eine Therapie entwickeln zu können. Dazu müssen wir einiges über die Entwicklung und den Werdegang von der frühen Kindheit bis jetzt wissen, sowohl körperlich als auch seelisch und biografisch. Außerdem müssen wir versuchen, einen Eindruck von der Qualität, der Dynamik und dem Zusammenspiel der Wesensglieder zu bekommen. Deshalb sollte über die übliche Anamnese hinaus mehr gefragt werden. Wie ausführlich und detailliert das sein soll, hängt natürlich auch von der Patientin und ihrer Erkrankung ab. Grundsätzlich versuche ich immer nur das zu fragen, was ich für eine Bildgestaltung, Diagnostik und Therapiefindung brauche, und keine Sachen, die für die ärztliche Tätigkeit keine Konsequenzen haben.

Nach der Frage zum Anlass des Besuches und der üblichen gynäkologischen Anamnese ist es oft hilfreich, in einem passenden Moment biografische Besonderheiten oder auch einschneidende Erlebnisse zu erfragen. Manchmal muss der Patientin hierbei etwas auf die Sprünge geholfen werden. Man kann beispielsweise nach Unfällen, schweren Krankheiten, dem eventuellen frühen Tod von Vater oder Mutter fragen. Je nach Bedarf kann eine ausführliche biografische Anamnese sinnvoll sein.

Um mehr Sicht auf die Verhältnisse der Wesensglieder zu bekommen, hat Rudolf Steiner Anamnesefragen ausgearbeitet (Steiner 1999c, 5. Vortrag). Einige davon sind:

- Die Frage nach dem Traumleben: ob das Traumleben intensiv und ausgeprägt ist oder ob jemand kaum träumt. Wenn lebhafte Träume vorliegen, dann ist das laut Steiner ein Hinweis dafür, dass der Astralleib und das Ich dazu neigen, eher ein Eigenleben zu führen und sich deshalb weniger mit dem physischen und dem ätherischen Leib beschäftigen. Also, häufige Träume können als Zeichen einer (zu) losen oder lockeren Verbindung zwischen den oberen (Ich und Astralleib) und den unteren (Ätherleib und physischer Leib) Wesensgliedern interpretiert werden.

- Bei einer weiteren Frage handelt es sich um die innere Beweglichkeit oder Trägheit. Muss jemand immer von außen angeregt werden, etwas zu tun, oder muss er eher mal gebremst werden, weil er gerne von sich aus (zu) viel macht? Im ersten Fall bedeutet dies, dass derjenige zu wenig die „organische Fähigkeit" (R. Steiner) hat, mit seinem höheren Menschen in die unteren Wesensglieder einzugreifen. Also auch ein Hinweis auf eine (zu) schwache Verbindung.
- Das Verhältnis zwischen den Wesensgliedern drückt sich im ganzen Organismus, also auch in der Beschaffenheit der Augen aus. Kurzsichtige Menschen haben ebenfalls „eine gewisse Zurückhaltung ihres Ichs und ihres astralischen Leibes gegenüber dem physischen Leib, und die Kurzsichtigkeit ist gerade eines der wichtigsten Zeichen dafür, dass man es mit einem Menschen, dessen Geistig-Seelisches nicht in das Leiblich-Physische eingreifen will, zu tun hat." (Steiner 1999c, 98).
- Eine andere Frage, die Steiner bespricht, ist die nach Geschmackssympathie oder -antipathie, insbesondere auf Salz. Es sollte danach gefragt werden, ob jemand *gierig* nach Salz ist, ob er, wenn er zwischendurch etwas isst oder nascht, dann lieber etwas Süsses oder etwas Salziges nimmt. Wenn jemand gerne Salziges isst, bedeutet das, dass „eine zu starke Affinität des Geistig-Seelischen mit dem Physisch-Leiblichen vorliegt." (Steiner 1999c, 99)
- Schließlich sollte auch nach der Drüsentätigkeit und nach der Absonderung gefragt werden. Wenn jemand z. B. schnell schwitzt, schon bei leichter Anstrengung, so ist das ebenso ein Ausdruck einer zu starken Verbindung der oberen mit den unteren Wesensgliedern.

Diese Anamnesefragen können helfen, anhand von Kurzinformationen einen Eindruck der Wesensgliederkonfigurationen zu bekommen.

Insbesondere, um eine Sicht auf die körperliche Tätigkeit des Ichs zu erhalten, sollte außerdem nach dem Wärmehaushalt gefragt werden (friert die Patientin schnell oder selten, hat sie schnell oder selten Fieber, immer wieder kalte Füße und Hände?).

Nicht nur wegen der aktuell erkannten Bedeutung des Vitamins D sollte auch die „Licht-Anamnese" bedacht werden: Wie lange und wie oft ist jemand tagsüber draußen im Sonnenlicht (Soldner 2011)? Diese Frage hat natürlich sowohl einen anamnetischen wie auch einen therapeutischen Aspekt.

Weiter ist es nötig, nach dem sozialen Netzwerk zu fragen, wie jemand in menschliche Verbindungen eingebunden ist und getragen wird.

Von Bedeutung ist auch, sich über die geistigen Orientierungen der Patientin zu informieren. Ist sie religiös aktiv, geht sie einen spirituellen Weg und insbesondere, hat sie eine Lebensvision, die Lebensinhalte bietet und Lebenswillen mobilisiert. Will sie etwas verwirklichen oder sich in den Dienst eines größeren Impulses stellen (Nachbarschaftshilfe, Umweltschutz, Politik etc.)?

Spezifische gynäkologische Anamnesefragen, die Einsicht in das Wesensgliedergefüge der Patientin erlauben, sind z. B.:

- Die Frage nach dem Alter der Menarche. Eine frühe Menarche bedeutet die Neigung zur Entwicklungsbeschleunigung. Dies ist ein Hinweis auf ein frühes Eingreifen und stärkeren Einfluss des Astralleibes auf das Physisch-Ätherische. Rudolf Steiner spricht in diesem Zusammenhang von der Geburt des Astralleibes

(siehe Seite 97). Bei einer späteren Menarche hat die physisch-ätherische Entwicklung des Kindes mehr Zeit bekommen, sich „ungestört“ von dieser „Geburt“ kräftig zu entfalten, bevor sie sich den Prozessen der Geschlechtsreife zur Verfügung stellt.
- Wurde der Menstruationszyklus während der ersten Jahre nach der Menarche bald ein harmonischer, regelmäßiger, rhythmischer Vorgang oder dauerte es lange, bis ein Rhythmus gefunden wurde, mit Neigung zur Oligo- und Dysmenorrhoe? Im ersten Fall zeugt dies von einem ausgeglichenen Zusammenspiel von Äther- und Astralleib. Ansonsten liegt meistens eine zu schwache ätherische Grundlage oder ein zu starkes astrales Eingreifen vor.
- Wenn im weiteren Leben häufig Zyklusschwankungen im Sinne von Unregelmäßigkeiten, Polymenorrhoe oder Zwischenblutungen auftreten, deutet dies meistens auf eine eher schwache ätherische Konstitution hin.

Eine weitere diagnoserelevante Qualität ist die der Rhythmen. Wie ist das rhythmische Zusammenspiel zwischen den oberen und unteren Wesensgliedern? Wie ist der Monatszyklus, ist er leicht aus dem Lot zu bringen oder zuverlässig wie die Uhr? Wie steht es mit anderen Rhythmen wie Verdauung, Schlaf, Herz?

Eine solche Anamnese muss nicht Stunden dauern, manchmal reicht eine kurze Orientierung, die bei Bedarf später ausgeweitet werden kann.

Eine Folge einer einigermaßen umfassenden Anamnese ist, dass dadurch eine menschlich-ärztliche Verbindung mit dem Schicksal der Patientin entsteht, was letztendlich die Voraussetzung für eine gute Therapiefindung ist.

Sich auf die biografischen und schicksalsmäßigen Fragen der Patientin einzulassen, kann zu einer wirklichen Betroffenheit führen. Wenn wir nicht nur unsere Profession ausführen wollen, sondern als Mensch in der Arzt-Patienten-Beziehung stehen, können wir bewegt durch ein Mitgefühl oder durch Betroffenheit von unserem Heilerwillen zu dem eigentlichen Heilbedarf (Steiner 2009b) der Patienten geführt werden.

2.1 Biografische Anamnese

Um eine Krankheitsdynamik sowie die Möglichkeiten einer Heilung besser verstehen zu können, kann es für uns als Arzt hilfreich oder gar entscheidend sein, zu wissen, wo und wie die Patientin in ihrer Biografie steht.

Auch der Patientin selber hilft es, wenn sie sich mit Fragen nach dem roten Faden in ihrem Leben sowie mit den Rhythmen in ihrem Lebenslauf beschäftigt.

In diesem Sinne können Gespräche über die biografische Entwicklung selbst schon einen therapeutischen Wert haben.

In der menschlichen Biografie wirken bestimmte kosmische Gesetzmäßigkeiten und Rhythmen. So gibt es die Jahrsiebte, die nicht nur in der Waldorfpädagogik, sondern auch im weiteren Leben eine prägende und gliedernde Rolle spielen. Jedes Jahrsiebt hat seine eigene Tonart und sein eigenes Motiv. Diese zu erkennen und zu berücksichtigen hilft dabei, dass die Komposition zu einem gegliederten Ganzen wird. Weiter gibt es

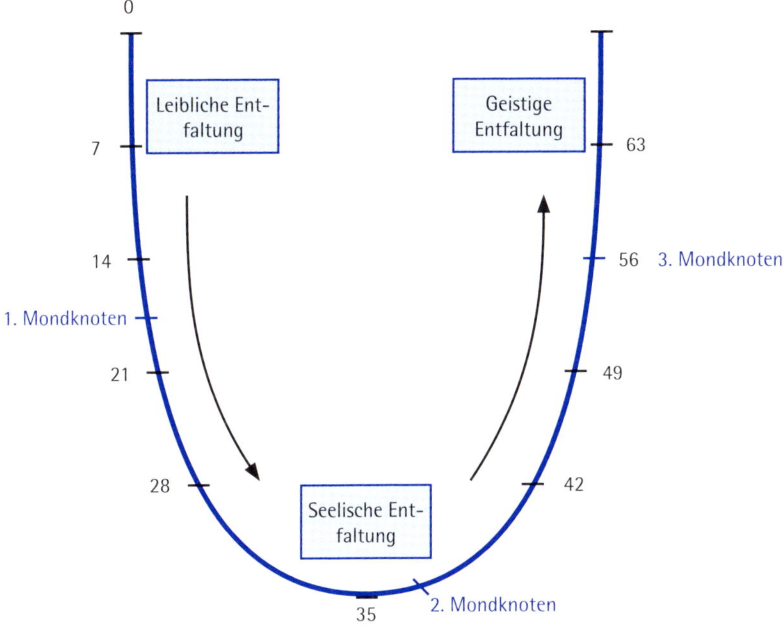

modifiziert nach: Roder, F.: Die Mondknoten im Lebenslauf. Stuttgart 2007

Bezüge und Spiegelungen von früheren zu späteren Lebensphasen, z. B. lassen sich die ersten fünf Jahrsiebte um das 35. Lebensjahr in die nächsten fünf spiegeln.

Außerdem gibt es die sogenannte Mondknoten (alle 18 Jahre, 7 Monate und 10 Tage), die als Einfallstor für wesentliche Lebensimpulse erkannt werden können.
Im Rahmen dieses Buches kann nur auf die kostbaren Schätze hingewiesen werden, die in der Gestaltung eines Lebens oft unerkannt auf ihre zusammenhängende Sinngebung warten. Näheres ist in der entsprechenden Literatur gut beschrieben (Roder 2007, Wais 2010).

Novalis wies darauf hin, dass wir viel zu nachlässig mit unseren Erinnerungen umgehen, indem er meinte, dass derjenige, der anfängt, sich mit seiner Biografie zu beschäftigen, bemerken wird, dass sein Lebenslauf eigentlich erst im Betrachten entsteht (Roder 2007, 11).

Manche Menschen können durch einige kleinere Anregungen oder kürzere Gespräche sehr gut selber oder mit entsprechender Literatur ihre Biografiearbeit machen. Für andere mag es besser sein, wenn sie entweder einzeln oder in einer Gruppe mit qualifizierter Begleitung diesen Weg gehen. Seit einigen Jahren gibt es eine mehrjährige Ausbildung zum Biografieberater auf anthroposophischer Grundlage (www.biographiearbeit.de).

3. Befund und Diagnose

Zu einer umfassenden Diagnose gehören natürlich der körperliche Befund und die dazugehörigen Details. Bei einer sorgfältigen gynäkologischen Untersuchung geht es darum, möglichst viele Wahrnehmungen zu gewinnen:

- Beurteilung der Haut, hier gilt es auf Besonderheiten wie Farbe, Beschaffenheit, Temperatur, Turgor, Vitalität zu achten.
- Bei der Spekulumuntersuchung geht es um die Beurteilung der Vagina, u. a. im Hinblick auf die Farbe, Reizung, Empfindlichkeit und Fluor. Aufschlussreich ist

die Methylenblau-Mikroskopie: liegt eine ausgeglichene Flora ohne viele Leukozyten vor oder gibt es, auch ohne sonstige Erreger, einen gereizten Zustand, der Ausdruck eines zu starken Eingreifens des Astralischen oder ein zu schwaches ätherisches „Fundament" ist.
- Die Muskulatur: Tonus, Fähigkeit sowohl des Ent- wie Anspannens, insbesondere des Beckenbodens und der Bauchdecke. Der innere Halt und die Tragfähigkeit des Beckenbodens sagen viel über das Verhältnis zwischen Schwere und Leichte im Organismus aus.
- Bei der bimanuellen Tastuntersuchung geht es neben der normalen Befunderhebung um die Frage, ob das innere Genital mobil ist, gut palpabel und sich ohne Überempfindlichkeit untersuchen lässt oder ob muskuläre Abwehr, Verspannung und Schmerzen vorhanden sind.
- Die Brust ist im Hinblick auf Größe, Mamillenform und -farbe sowie Festigkeit und Dichte unabhängig von der Parität sehr individuell gestaltet. Dies ist auch Ausdruck des Zusammenwirkens der Wesenglieder.

Die einzelnen Besonderheiten der Befunderhebung müssen und können nicht eins zu eins in eine Wesengliederdiagnose übersetzt werden.

Es geht um den Versuch, die Ergebnisse von Anamnese, Befund und gegebenenfalls weiteren diagnostischen Maßnahmen innerlich und lebendig zu einem Gesamtbild zusammenzufügen und sprechen zu lassen.

So kann daraus der eigentliche Heilbedarf der Patientin erfasst werden.
Es ist etwas anderes, ob eine Frau mit einer Endometriose in einer vitalen, gut genährten und gut durchwärmten Verfassung ist oder ob sie erschöpft, unterernährt, schnell frierend und psychisch am Ende ist. Auch ist es für die Diagnose und Therapie wichtig, wo und wie die Patientin in ihrer Biografie steht: Hat sie ein inneres Feuer, ihre klare Lebensvision zu verwirklichen; steht sie unter Erfolgsdruck, die ehrgeizigen Pläne ihres Chefs oder Ehemanns auszuführen; oder hat sie gar keine Visionen oder Lebensinhalte und befindet sich gerade in einer Sinnkrise?

Um ein einigermaßen vollständiges Bild der Patientin zu bekommen, müssen wir vier Seinsebenen beachten:
- den körperlichen und funktionellen Befund sowie die entsprechende Anamnese,
- die Qualität und den Zusammenhang der Wesensglieder,
- das Eingebundensein oder die Zugehörigkeit zu einem sozialen Netzwerk,
- die biografischen Stationen und die biografische Dynamik.

Selbstverständlich ist das nicht für jede Behandlung einer jeden Beschwerde nötig und möglich. Aber bei schwerwiegenden Erkrankungen ist dies aufschlussreich. Bei der Beschreibung einzelner Krankheiten in diesem Buch wird oft die Rede von dem Verhältnis der Wesensglieder sein. Im individuellen Fall kann dies natürlich etwas anders gelagert sein oder andere Elemente der Diagnose scheinen gerade vordringlicher zu sein. Deshalb ist die angegebene Therapie immer nur ein Vorschlag, der vielleicht im individuellen Fall angepasst werden muss.

4. Anthroposophisches Therapiespektrum

4.1 Einführung

So wie die Anamnese und Diagnose verschiedene Ebenen mit einbeziehen, kann eine Therapie ebenso vielseitig sein. Selbstverständlich spielt die sogenannte schulmedizinische Therapie manchmal sogar die entscheidende Rolle. Die Frage ist immer die der kritischen Indikationsstellung, das Abwägen der Alternativen auch in Anbetracht der Nebenwirkungen und wie eine solche Behandlung gegebenenfalls ergänzt oder flankiert werden kann. So gibt es neben der anthroposophischen Arzneimitteltherapie die der Heilmittel, also der Heileurythmie, der Kunsttherapie und der rhythmischen Massage nach Dr. Wegman.

Eine anthroposophische Behandlung kann sich deshalb bei Bedarf auf allen folgenden Ebenen gleichzeitig abspielen oder auch nur auf einer oder mehreren:

- auf körperlicher Ebene medikamentös (allopathisch und/oder anthroposophisch),
- auf der Ebene einer Lebensstilberatung (Ernährung, Rhythmen, Stress, Medien),
- auf der Ebene der Heilmittel der Anthroposophischen Medizin (wie Heileurythmie, Kunsttherapie, rhythmische Massage),
- als biografische Beratung/Therapie.

4.2 Einige Grundlagen der medikamentösen Therapien in der Anthroposophischen Medizin

In der Anthroposophischen Medizin werden selten direkt unverarbeitete Naturprodukte angewandt. Es findet fast immer ein zum Teil aufwendiger pharmazeutischer Prozess statt, um aus der Natursubstanz ein Arzneimittel herzustellen, insofern kann man hier nicht von einer „Naturheilkunde" sprechen.

Folgende *Arzneimittelgruppen* werden unterschieden:

- potenzierte Einzelsubstanzen aus dem Mineral-, Pflanzen- oder Tierreich: Durch den Potenzierungsvorgang wird die Substanz aus dem „gewordenen" Zustand in das Prozessuale hinübergeführt.
  Bei der Potenzhöhe werden im Allgemeinen empfohlen:
  - die tiefen Potenzen (D2 bis D6) für den Stoffwechselbereich,
  - die mittleren Potenzen (D8 bis D16) für den rhythmischen Bereich,
  - die höheren Potenzen (D20 bis D30) für den Nerven-Sinnes-Bereich.

  In der Anthroposophischen Medizin werden Potenzen über D30 nur sehr selten eingesetzt.
- Bei den Arzneimitteln aus dem Tierreich wird unterschieden zwischen Präparaten wie *Apis* (Biene), *Formica* (Ameise) und *Lachesis* (Buschmeisterschlange) und den Organpräparaten.
- Organpräparate: Hierbei handelt es sich um potenzierte Präparate von Organen, die meistens einem Rind entstammen. Eine Therapie mit einem Organpräparat beabsichtigt, mit den durch die Potenzierung freigesetzten Bildekräften des betreffenden Organs bei dem Patienten dieses Organ als Ganzes zu stärken und bei Deformationen oder Erkrankungen Ausgleich und Heilung zu unterstützen. Oft werden Organpräparate mit einem anderen potenzierten Arzneimittel kombiniert, sodass die Wirksamkeit dieser Substanzen auf diesen speziellen Organbereich hingelenkt wird.

Die Tiere werden in einer geschlossenen Herde und nach Demeter-Richtlinien gehalten, die Verarbeitung erfolgt unter strengen tiermedizinischen und pharmazeutischen Qualitätskontrollen.

Beispiel: *Ovaria comp.* (Ovaria bovis D7, Argentum metallicum D5, Apis regina D5) Ampullen oder Globuli velati (WALA).

- Unpotenzierte Einzelsubstanzen, die wie ein Phytotherapeutikum eingesetzt werden.

  Beispiel: *Bryophyllum 50 %* Trituration (Weleda).
- Kompositionspräparate aus zwei bis ca. zehn meist potenzierten Einzelpräparaten: Es handelt sich hierbei um Substanzen, die sich gegenseitig ergänzen, sodass die Komposition mehr ist als die Summe der Teile.

  Beispiel: *Tormentilla comp.* (Cochlearia officinalis D2, Potentilla erecta D2, Stibium metallicum D5) Ampullen oder Globuli velati (WALA).
- Komplexpräparate werden hergestellt aus mehreren Einzelsubstanzen, die in einem hochkomplexen pharmazeutischen Prozess zu einer „neuen" Substanz erhoben werden.

  Beispiel: *Ferrum-Quarz-Kapseln* (Ferrum sulfuricum, Mel, Vinum, Quarz) (Weleda).
- „Dorone" oder sogenannte „Typische Heilmittel" sind Kompositionspräparate aus mehreren in der Regel unpotenzierten pflanzlichen Mitteln, deren Zusammensetzung meist auf Anregungen R. Steiners zurückgeht. Das therapeutische Ziel ist, medikamentös ein Vorbild einer ausgeglichenen Organfunktion darzustellen. So wird dem Organismus gezeigt, wie eine verloren gegangene Organfunktion wiederhergestellt werden kann.

  Beispiele:

  Menodoron: Origanum majorana (Kraut und Früchte), Quercus (Rinde), Capsella bursa pastoris (Kraut), Achillea millefolium (Blüten), Urtica dioica (Blüten) Dilution (Weleda),

  Cardiodoron: Onopordum acanthium (Blüten), Hyoscyamus niger (Kraut), Primula veris (Blüten) Dilution (Weleda).
- Metallicum praeparatum (Metallspiegelpräparate) ist die Bezeichnung für eine Metallverarbeitung. Das Metall wird durch Erhitzen zum Schmelzen und zum Verdampfen gebracht. Die Gasform des Metalls schlägt sich dann auf einer kühleren Glaswand als glänzender Metallspiegel nieder und wird nach Abkühlung abgekratzt. Dadurch, dass das Metall unter Einfluss von Wärmeeinwirkung durch die Gasform hindurchgeführt wird, um dann wieder fest zu werden, wird es in seiner Wesenheit dynamisiert. Anschließend wird es durch den Potenzierungsvorgang noch weiter aufgeschlossen.

  Beispiel: *Argentum metallicum praeparatum* (verschiedene Potenzen) (Weleda).
- Vegetabilisierte Metalle: Hierzu werden spezielle Heilpflanzen, die einen Bezug zu einem Metall haben, mit dem jeweiligen Metall bzw. seinen gelösten Salzen gedüngt. Die erste gedüngte Pflanzengeneration wird geerntet und kompostiert. Im nächsten Jahr wächst die neue Generation in diesem Kompost, und auch sie wird wieder kompostiert als Grundlage für die dritte Generation. Erst diese wird dann geerntet und zum Arzneimittel verarbeitet. Bei *Hypericum Auro cultum* (Weleda) beispielsweise handelt es sich um ein Mittel, in dem Gold über drei Jahre vom Johanniskraut verlebendigt, vegetabilisiert oder – man könnte auch sagen – potenziert wurde (Weleda 2010).

Bei der *pharmazeutischen Verarbeitung* der Substanzen werden verschiedene Verfahren angewendet.

Metalle werden hergestellt als

- reines Metall (Cuprum metallicum),
- Metallspiegelpräparat (Cuprum metallicum praeparatum),
- vegetabilisiertes Metall (Melissa cupro culta),
- Metallsalz, wobei zu unterscheiden ist zwischen kohlensauren Salzen (Cuprum carbonicum = Malachit); kieselsauren Salzen (Cuprum silicicum = Dioptas) und Schwefel-, Phosphor- oder Sauerstoffverbindungen.

Sowohl für die orale und parenterale Verabreichungsform als auch oft für die Salbenverarbeitung werden sie potenziert.

Heilpflanzen werden mit unterschiedlichen Wärmebehandlungen verarbeitet (Weleda 2004). Im Flüssigen beinhaltet dies:

- Mazerat: Kaltauszug aus der mazerierten Pflanze, schonend für die Pflanze, die aber nur wenig aufgeschlossen wird.
- Digestio: Kreislauf zwischen Verdunsten und Kondensieren im geschlossenen System bei 37 °C, dabei wird die Pflanzensubstanz auf menschliche Temperatur gebracht.
- Infus: Überbrühen mit kochendem Wasser, was eine kurze höhere Erhitzung bedeutet.
- Decoct: Kochen der Substanz unter Verwendung eines Rückflusskühlers, sodass insbesondere bei der Verarbeitung von Wurzeln oder Rhizomen viele Stoffe aus den Zellverbänden herausgelöst werden können.
- Destillieren: vollständiges Trennen der flüchtigen Bestandteile vom pflanzlichen Material durch Erhitzen und Kondensieren.

Trockene Wärmeprozesse sind (Engel 2011):

- Röstung: vorsichtige milde Erhitzung, was zur Trocknung, Bräunung und Aromatisierung des Pflanzenkrauts führt.
- Verkohlung (Carbo): Erhitzung unter Ausschluss von Sauerstoff, flüchtige Substanzen entweichen, die Struktur des Stoffes bleibt erhalten.
- Veraschung (Cinis): Verbrennung bis zur amorphen Asche, diese besteht aus Salzen.

Bei den Heilpflanzen werden unterschiedliche Pflanzenteile verwendet:

- ganze Pflanze (planta tota),
- Kraut, gemeint ist der oberirdische Teil der blühenden Pflanze (herba),
- Wurzel oder Rhizom (radix),
- Blatt (follis oder folium),
- Blüte (floribus oder flos),
- Frucht (fructus).

Als allgemeine Orientierung für die Anwendung gilt die Dreigliederung des menschlichen Organismus in Bezug auf das dreigliedrige Bild der Pflanze, welches wiederum im Zusammenhang mit den alten Begriffen Sal, Merkur und Sulfur steht. Rudolf Steiner nimmt dieses Naturverständnis der tria principia auf, um den Zugang zu den Heilpflanzen zu vertiefen (Steiner 1999c, 5. Vortrag).

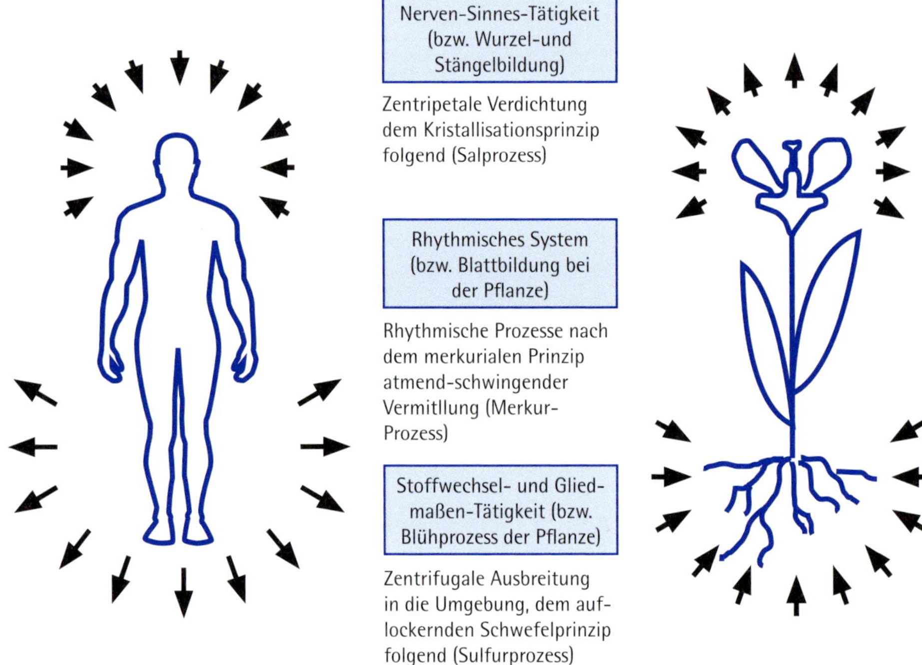

modifiziert nach: Simon, L.: Grundlagen Anthroposophischer Arzneitherapie, in: GAÄD 2010, Seite 894

- Das Salprinzip ist im Wurzelbereich der Pflanze sowie im Nerven-Sinnes-System des Menschen zuhause.
- Das Sulfurische lebt im Blütenhaften und wirkt im Stoffwechselsystem.
- Das Merkurielle ist belebend, verbindend, vermittelnd und damit als Qualität zugehörig zu dem Stängel-Blattbereich und zum Rhythmischen System im menschlichen Organismus.

Das Pflanzenbild ist also umgekehrt im Menschen zu denken.

Wenn mit einer Heilpflanze vor allem anregend oder ausgleichend im Stoffwechselbereich behandelt werden soll, wird ein Blütenpräparat gewählt (z. B. Kamillenblütentee). Wenn aber der Salprozess in einem zu sulfurisch gewordenen Magen-Darmtrakt angeregt werden muss, wird eher *Gentiana Radix* oder *Geum urbanum Radix* genommen.

Bei der Frage, aus welchem Naturreich ein Arzneimittel gewählt werden soll, wird die Frage nach dem viergliedrigen Menschen gestellt:

- Medikamente, hergestellt aus Substanzen des Mineralreichs (Metalle und Mineralverbindungen wie Quarz) haben einen primären therapeutischen Bezug zu Vorgängen in der Ich-Organisation.
- Mittel aus der Pflanzenwelt wirken vor allem auf der Ebene des Astralleibes.
- Mit Tierpräparaten können Organsysteme ätherisch angeregt und aufgebaut werden.
- Und schließlich gibt es auch Medikamente menschlichen Ursprungs (z.B. die Bluttransfusion oder Humanalbumine), die vor allem auf physisch-organischer Ebene substitutiv eingesetzt werden.

Auch hier handelt es sich also um eine Umdrehung.

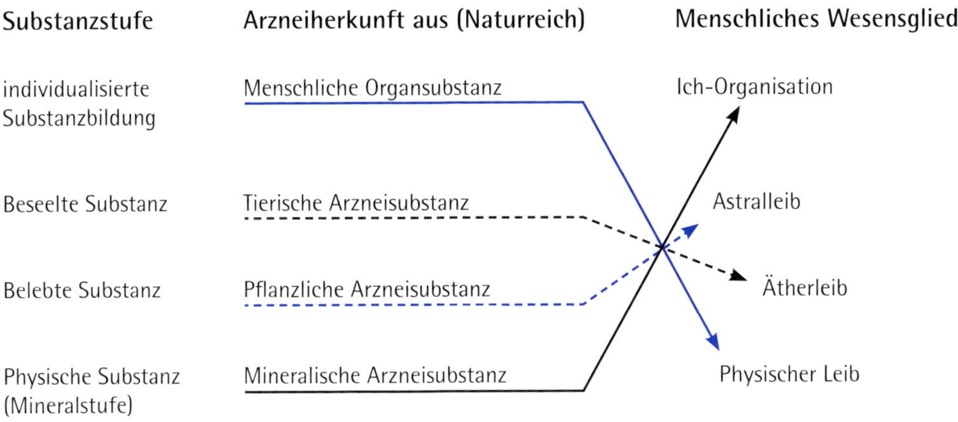

modifiziert nach: Simon, L.: Grundlagen Anthroposophischer Arzneitherapie, in: GAÄD 2010, Seite 859

4.2.1 Wirkprinzipien

Wie wirken Arzneimittel im Organismus?

Bei den konventionellen Medikamenten sind folgende Wirkungsprinzipien zu unterscheiden:

- Hemmung oder Blockade: (Patho)physiologische Vorgänge des Organismus oder pathogene Mikroorganismen werden unterdrückt. So kennen wir z.B. Antibiotika, Aromatasehemmer, Betablocker und Chemotherapeutika.
- Substitution: Bei Mangel an bestimmten Substanzen werden diese ersetzt, wie z.B. bei Hormonmangel oder Vitaminmangel.
- Kompetition: Körpereigene Substanzen werden durch ein Pharmakon verdrängt. So stellt man sich z.B. die Wirkung der Pille vor sowie auch die von *Tamoxifen*.
- Anregung: Durch externe Anlässe (Impfungen) werden physiologische Funktionen in Gang gesetzt.

Bei diesen Wirkungsprinzipien wird der Körper gezwungenermaßen reagieren, die Therapien lassen ihm keine Freiheit. Aus diesem Grunde kann es unerwünschte Nebenwirkungen geben. Mit der Therapie wird die Krankheit bekämpft (Chemotherapie, Antibiose) oder akzeptiert – aber so, dass die Folgen dauerhaft korrigiert (Hormonersatztherapie) oder unterdrückt (Betablocker) werden. Der Organismus wird reduktionistisch als beeinflussbares oder manipulierbares Regelsystem verstanden und behandelt, was durchaus auch manchmal notwendig sein kann.

Der Körper ist auch selber zur Heilung in der Lage (Selbstheilung, Salutogenese), wie wir das von fast jedem Infekt, aber auch oft von Depressionen und anderen Erkrankungen kennen. Eine medikamentöse Anregung oder Förderung dieser Selbstheilung ist mit konventionellen Arzneimitteln oft nicht möglich.

Ziel einer anthroposophischen Arzneimitteltherapie ist es fast immer, die salutogenen Ressourcen des erkrankten Menschen zu mobilisieren.

In diesem Sinne richtet sich die intendierte Wirkung nicht nur gegen die Krankheit, ist also nicht nur an der Pathogenese orientiert, sondern auch an der Salutogenese.

- Manchmal wird dies dadurch erreicht, dass ein Arzneimittel in seiner Wirkung der pathogenen Tendenz ähnelt und sie übernimmt, sodass der Organismus sich davon lösen und ausheilen kann. Wie bei dem Hahnemannschen Simile-*Prinzip* wird z.B. *Apis Belladonna* bei Zuständen mit Fieber, Schmerz, Erythem und Schwellung gegeben.
- Ein weiteres Wirkprinzip ist die *Vorbildfunktion*. Wenn ein Organsystem seine Orientierung verloren hat und Unordnung eingetreten ist, muss es nicht gezwungen werden, wieder in Reih und Glied zu funktionieren, sondern es kann ein pharmazeutisches Vorbild dieser Organfunktion gegeben werden. So stellt *Cardiodoron* (Weleda) ein Urbild des Rhythmischen Systems dar, eingebettet in eine Dreigliederung: Ein Element ist die systolische Dynamik der *Primula veris* (Schlüsselblume). Polar dazu als Diastole ist *Onopordum acanthium* (Eseldistel) zu sehen. Das rhythmische Prinzip lebt in *Hyoscyamus niger* (Bilsenkraut), da sich bei ihm Blätter und Blüten intensiv begegnen und abwechseln. *Cardiodoron* (Weleda) ist deshalb bei unterschiedlichen Einseitigkeiten der kardialen Pathologie indiziert. Auch viele der Kompositionspräparate wirken nach dem Vorbildprinzip.
- Oft wird als Wirkprinzip auch die *Anregung* bestimmter Prozesse genutzt. So wird mit den Organpräparaten die Vitalität des betreffenden Organs angeregt. Die Wärmeorganisation lässt sich z.B. durch eine Therapie mit Kupfer anregen; die Gestaltungs- und Formkräfte beispielsweise mit Arnica; oder die Verdauungsorgane mit Bittermittel. Auch die Mistel regt heilsame Entzündungsprozesse an, wenn die „kalte" Verhärtung oder Verdichtung eines Karzinoms behandelt werden soll.
- Manchmal kann eine Anregung sogar fast wie eine *Substitution* aussehen, etwa wenn bei nervöser Angespanntheit und vorzeitigen Wehen mit *Bryophyllum 50%* (Weleda) behandelt wird, um eine lösende Vitalisierung zu bewirken. Das bedeutet, dass diese Wirkungskategorien nicht immer genau voneinander zu trennen sind.

Schließlich gibt es auch noch verschiedene *Wege der Anwendung*:
- Orale Anwendung: Das Arzneimittel wird oral über den Magen-Darmtrakt aufgenommen, es nimmt also den Weg über das Stoffwechselsystem. Wenn die Wirkung primär in diesem Bereich ankommen soll, wird der orale Weg gewählt.
- Parenterale Gabe: Die subkutane oder auch intravenöse Injektion spricht den Patienten direkt im Rhythmischen System an. Die Qualität des Ineinanderspielens der vier Wesensglieder kann auf diese Weise behandelt werden. Die Injektion bedeutet oft eine starke Herausforderung für das Geistig-Seelische des Patienten.
- Äußere Anwendung: Hier wird primär das Nerven-Sinnes-System angesprochen. Der Äther- und Astralleib sowie die Ich-Organisation, die eine größere Ausdehnung haben als der von der Haut begrenzte physische Körper, sind sehr gut ansprechbar für die Wirkungen eines Metalls oder eines anderen äußerlich angewandten Arzneimittels. Durch äußere Anwendungen wird die Patientin besonders in ihrer Individualität therapeutisch angesprochen. Mit den verschiedenen Salben wird also nicht in erster Instanz das Organ Haut stofflich behandelt, sondern die Wirkung von z.B. Metallsalben muss als direkt auf die übergeordneten Wesensglieder bezogen verstanden werden.

Um diese Substanzen sinnvoll als therapeutische Instrumente handhaben zu können, wird es notwendig sein, die Pflanzen und Mineralien nicht nur zu kennen, sondern sich vor allem auch empfindungsmäßig mit ihnen zu verbinden, das bedeutet, in eine lebendige Beziehung mit den einzelnen Pflanzen und Mineralien zu treten. Und wer in einer guten Beziehung lebt, ist auch geneigt, einen regelmäßigen Umgang miteinander zu pflegen.

Immer wieder wies Rudolf Steiner darauf hin, dass die Wirkung des Arzneimittels nicht in der physischen Wirkung der Substanz besteht, sondern dass es der Substanzprozess ist, der eine heilende Wirkung auf die Prozesse im kranken Organismus haben kann. Das Ziel der Zubereitung und des Verabreichungsmodus des Arzneimittels ist deshalb, durch Potenzieren, Rhythmisieren und durch Wärmebehandlungen den Stoffcharakter zurückzunehmen und das prozessuale Element hervorzuholen.

Auch durch diese Prozesswirksamkeit wird gewährleistet, dass keine fremdbestimmenden oder zwingenden Wirkungen ausgeübt werden, sondern dass es eher um einladende Vorbilder oder Anregungen geht, die an die salutogenen Fähigkeiten des Organismus anschließen. Das Ziel der Therapie ist nicht, dass die Krankheitssymptome so schnell wie möglich verschwinden und die Gesundheit eintritt, sondern dass der Organismus die Zeit bekommt, den Prozess der Heilung nachhaltig und nicht unbedingt sehr rasch zu durchlaufen. Dies steht im Gegensatz zu einer Behandlung mit z.B. *Paracetamol*, womit Fieber in kurzer Zeit gesenkt oder Kopfschmerzen gelindert werden können.

Im Grunde sorgt diese Prozessorientierung sowohl der Arzneimittel als auch des Heilungsvorgangs dafür, dass es sich bei der Therapie nicht um eine Symptombehandlung, sondern um eine wirkliche Gesundung handelt und dass bei dieser Art der Arzneimitteltherapie selten unerwünschte Nebenwirkungen auftreten.

4.3 Heileurythmie

Rudolf Steiner entwickelte die Eurythmie zwar zuerst als neue Kunstform, aber von Anfang an war auch schon die Rede von einer heilenden Wirkung. Bei der Kunsteurythmie wird für die Zuschauer in der bewegenden Gestalt des Eurythmisten das sichtbar gemacht, was er gleichzeitig hört. Dies gilt für die Musik wie für das gesprochene Wort. Bei der Musik wird die Dynamik, die sich zwischen den Tönen, d.h. in den Intervallen abspielt, in menschlicher Bewegung dargestellt. Diese Gesten und Bewegungen basieren auf dem Zusammenhang zwischen den gestaltenden Gesetzmäßigkeiten im menschlichen Körper und denen der Musik. Steiner sprach von einer plastisch-musikalischen Menschenkunde, diese wurde sorgfältig von A. Husemann ausgearbeitet (Husemann 2003). Das musikalische Prinzip, das in den Qualitäten der Intervalle lebt, ist ebenso gestaltende Kraft bei dem Bau des menschlichen Körpers. So kann künstlerisch, orientiert an den musikalischen Gestaltungsgesetzen des Menschen, sichtbar gemacht werden, was als Musik gehört wird.

Für das gesprochene Wort gilt Ähnliches. Die einzelnen Laute (Vokale und Konsonanten) sind nicht nur pragmatische Hilfsmittel zur Kommunikation, sondern stehen jeweils für eine bestimmte Gestaltqualität. So lebt in dem Laut A eine Geste, die weltoffen ist, während in dem E die Geste eher abschließend und abgrenzend oder auf sich selbst zurückziehend ist. In der Sprache sind diese Qualitäten weisheitsvoll und schöpferisch zu Worten zusammengefügt. Auch in der Eurythmie stehen die Laute miteinander in Zusammenhang und in einer bestimmten Reihenfolge.

Auch das menschliche Seelenleben ist in seiner Verbindung mit den anderen Wesensgliedern von den gleichen gestaltenden Kräften durchwoben, die in der Sprache als Laute erscheinen.

Wenn der Zuschauer der Eurythmie ein Gedicht hört und dieses gleichzeitig eurythmisch dargestellt sieht, wird ihm der Inhalt von zwei Seiten offenbart.

So kann die Eurythmie als Bühnenkunst die Klangwelt der Musik und des Wortes künstlerisch in menschlichen Bewegungen sichtbar machen.

Für den Unterricht in der Waldorfschule ist die pädagogische Eurythmie eine wertvolle Unterstützung und Harmonisierung im Sinne der körperlichen und seelischen Reifung der Kinder.

Erst in einem Kursus für Ärzte und Eurythmisten (Steiner 2003b) vermittelte Rudolf Steiner 1921 die Grundlagen für die Heileurythmie, die zu einer neuen, aus der Anthroposophie gewachsenen Therapierichtung wurde (Kirchner-Bockholt 1997). In der Heileurythmie wird viel mit den metamorphosierten Bewegungen der Vokale und Konsonanten gearbeitet, der Patient übt in der Therapie bestimmte Laute und Lautreihen und führt dies zuhause fort. Auch die Toneurythmie ist Bestandteil der Heileurythmie. Die spezifischen Charaktere der einzelnen Laute sind mit entsprechenden Organfunktionen sowie mit Seelenqualitäten verwandt. Auf diese Weise wirkt die Heileurythmie heilend auf „Deformierungen oder auf Neigungen zu Deformierungen" (Steiner 2003a, 252) der Organe, ebenso wird die Verbindung zwischen Seelenkräften und Organfunktionen harmonisiert. So wie die Bedeutung eines Wortes von der Reihenfolge der Buchstaben bestimmt wird, ist auch die Lautfolge in der Heileurythmie sehr wesentlich.

Heileurythmie kann von anthroposophischen Ärzten, die darin geschult sind, selber durchgeführt werden oder aber, wie in den meisten Fällen, von Heileurythmisten oder Heileurythmistinnen in enger Zusammenarbeit mit dem Arzt. Die Heileuythmie-Ausbildung beinhaltet eine vierjährige Eurythmie-Grundausbildung mit einer anschließenden Heileurythmie-Ausbildung über 1,5 Jahre. Die Heileurythmie findet zumeist als Einzeltherapie statt, in Sanatorien oder Waldorfschulen ist die Möglichkeit für die Arbeit in kleineren Gruppen bei gleichem Krankheitsbild gegeben.

In diesem Buch wird versucht, in den Erläuterungen zu den Heileurythmie-Vorschlägen bei den einzelnen Krankheitsbildern kurz auf einige Merkmale der empfohlenen Laute einzugehen (Jenaro 1999). Eine erklärende Besprechung der Reihenfolge der Laute würde den Rahmen dieses Buches jedoch sprengen. Selbstverständlich werden hier nur allgemeine Behandlungsvorschläge gegeben, die für die individuelle Therapiefindung als Anregung dienen können.

Was für die Heileurythmie allgemein gilt, ist besonders bei der Heileurythmie mit schwangeren Frauen zu beachten, nämlich dass das *Wie* mindestens so wichtig ist wie das *Was*. Die Intensität, die Häufigkeit, die Pausen zwischendurch, ob die Betonung mehr formend oder lösend ist, diese und noch viele andere qualitative Elemente müssen berücksichtigt werden. Die Heileurythmistin muss in der Lage sein, bei der Schwangeren wahrzunehmen, *wie* die Auswirkung bestimmter Übungen ist. Sie muss einen Sinn für die geänderte und gelockerte Wesensgliederverfassung der Schwangeren entwickeln, um einzuschätzen, wie langsam, wie kurz, mit wie vielen Pausen etc. sie behandeln soll. Da die anderen Umstände gelockert und damit wesentlich instabiler sind, kann die Heileurythmie sehr viel stärker wirken als im nicht schwangeren Zustand, dadurch aber auch destabilisieren. Deshalb sollte diese Behandlung sehr behutsam und mit Vorsicht gehandhabt werden.

Die menschliche Seele bildet das Verbindungsglied zwischen Geist und Körper und auch zwischen Außen- und Innenwelt. Über die Seele treten wir in Verbindung mit unseren Mitmenschen und auch mit der uns umgebenden Natur. Wir erleben Sympathie, Antipathie; Begeisterung, Abscheu; Nähe, Distanz; Geborgenheit, Einsamkeit. So erleben wir auch die unterschiedlichen Qualitäten wie Moll und Dur in der Musik, oder Rot und Blau in der Malerei.

Die Seele lebt in dem Astralleib und in der rhythmischen Organisation des Menschen. Ihr Lebenselixier ist das Ballen und Lösen, Auf-sich-selbst-Zurückziehen und In-die-Welt-Hinausgehen, Trennen und Verbinden, der Rhythmus und die Polarität.

Die Seele kann von dem Ich gelenkt werden, wie der Wagenlenker seine Pferde führt, sodass die Qualität der Pferde zu voller Geltung kommen kann. Sie kann aber auch durch erzieherische oder andere Einflüsse in ihrer rhythmischen Beweglichkeit und bunten Farbpracht gehemmt, ausgetrocknet oder auch einseitig geprägt werden. Wer kennt nicht die ungeweinten Tränen und die ungelachte Freude? Die Seele steht uns noch nicht ab der Geburt mit ihren voll entfalteten Fähigkeiten zur Verfügung, sie will Gelegenheiten, Vorbilder, Chancen und innere wie äußere Führung erfahren, um zur Reifung zu kommen.

Die Seele hat andererseits speziell über den Astralleib viel Einfluss auf die Lebensprozesse und Organfunktionen des Organismus. Das breite Spektrum der Psychosomatik zeugt davon. Rudolf Steiner weist wiederholt darauf hin, dass Krankheitsursachen oft im Astralleib zu suchen sind. Sehr lehrreich sind in diesem Zusammenhang die charakteristischen Krankheitsfälle, die in dem Buch „Grundlegendes für eine Erweiterung der Heilkunst“ beschrieben sind. Dort ist immer wieder die Rede von z.B. einem überempfindlichen, schwachen oder atonischen Astralleib oder einem Astralleib mit einer zu geringen Affinität zum Ätherleib (Steiner, Wegman 2000, Kap. 19). Mit Arzneimitteln sind Störungen des Astralleibes zu behandeln, aber auch ein anderer Weg kann begangen werden: Nämlich die Seele in ihrem eigenen Element anzusprechen, harmonisch anzuregen, ihr Gelegenheit zu bieten, in Qualitäten wie geschlossen und offen, Moll und Dur, Rot und Blau einzutauchen. Wenn dies in einem therapeutischen Rahmen geführt und begleitet passiert, kann sie vielleicht ihr Lebenselixier wiederfinden, kann sie an die Hand genommen werden und sich wieder trauen, sich auf ihre eigenen, rhythmischen Bewegungen einzulassen, wieder Tränen und Freude zuzulassen, ohne von den Wellen der Seelenbewegungen mitgenommen zu werden.

In der *Maltherapie* geht es um die Elemente Farbe und Form sowie Licht und Finsternis. Ziel ist es, einerseits die Seele einzuladen, sich malerisch oder zeichnerisch auszusprechen, und andererseits durch die Aufgabenstellung Vorbilder entstehen zu lassen, wie Licht und Finsternis miteinander spielen können, ohne dass alles grau wird, oder wie polare Farben wie Blau und Rot sich begegnen dürfen, ohne sich komplett in Lila zu verlieren.

Beim *Plastizieren* muss der Substanz eine neue Form gegeben werden, die eigenen Gestaltungskräfte sind gefordert, sich in Qualitäten wie geborgenem Innenraum und schutzloser Offenheit zu üben. Manchmal kann es aber auch gerade therapeutisch förderlich sein, so genau wie möglich die platonischen Körper wie Würfel, Pyramide, Dodekaeder zu plastizieren.

Die Elemente der *Musiktherapie* sind die Rhythmen und Intervalle. Es geht hier um das akustisch statt visuell Erlebbare und um das, was sich zwischen den Tönen abspielt. Anregende Beschleunigung und beruhigende Langsamkeit, aber auch bezaubernde Höhe und schwere Tiefe in der Melodie – mit Instrumenten (Rhythmus- und Saiteninstrumenten) oder auch mit der eigenen Stimme ist ein großes Erlebnis- und Gestaltungsfeld zu entdecken.

Die *therapeutische Sprachgestaltung* arbeitet auch mit der menschlichen Stimme, mit der Atmung, dem Klang und dem Wort. Die Stimme ist das ureigene Instrument des Menschen, nicht nur für die Bildung von Tönen, sondern auch zur Gestaltung von Lauten, Vokalen und Konsonanten, die alle in der Seelenlandschaft einen eigenen Ort und eine eigene Wirkung haben. Gemeinsam können sie Träger bedeutsamer Inhalte, Gefühle und Gedanken bilden, die in Dichtform auch ihren Platz in der Therapie haben.

Die anthroposophischen Kunsttherapien (Golombek 2003) haben eine eigene mehrjährige künstlerische und therapeutische Ausbildung mit anerkanntem Abschluss. Die Behandlung findet meistens als Einzeltherapie oder manchmal in kleineren Gruppen statt. Sie haben einen festen Platz in den anthroposophischen Kliniken sowie im ambulanten Angebot. Die Kosten werden von manchen Krankenkassen partiell übernommen.

Für sämtliche anthroposophischen Therapien gilt, dass das Gespräch und der Austausch zwischen Arzt und Therapeut sehr wichtig und aufschlussreich sind. Für den Arzt sind z.B. die gemalten Bilder oder auch die Patientenbeschreibungen des Therapeuten hilfreich, um einen diagnostischen Gesamteindruck des Patienten zu bekommen.

4.5 Rhythmische Massage

Berühren und Berührtwerden ist ein tiefes menschliches Bedürfnis. Der Tastsinn vermittelt sowohl die Verbundenheit mit der Umwelt als auch die Wahrnehmung der lebendigen Begrenzung des eigenen Körpers.

Im Rahmen einer Erkrankung oder konstitutionellen Veranlagung kann jemand in bestimmten Körperbereichen schmerzhaft verhakt festsitzen oder auch viel zu sehr daraus losgelöst sein.

Mit der rhythmischen Massage findet eine rhythmische Berührung und Massage statt, die sowohl eine verkrampfende Verhakung lösen, aber auch eine zu große Lösung wiederbeleben, verbinden und beseelen kann.

Es geht bei dieser Form der Massage nicht um die manuelle Bearbeitung der Muskulatur oder der Lymphbahnen, sondern um die rhythmische Anregung und Harmonisierung des Ätherleibes in seinem Zusammenhang mit dem physischen Leib und auch mit dem Astralleib und der Ich-Organisation.

So soll der Patient wieder mit Wohlgefallen seinen Körper beleben und bewohnen können.

So kann z.B. bei manchen Patientinnen die Massage der Beine und Füße hilfreich sein, um Beklemmungen in der Herzregion oder Verkrampfungen im Unterleib zu lösen. Oder eine Rückenmassage kann bei depressiver Verstimmung die seelische Aufrichtekraft stärken.

Durch den heutigen Lebensstil sind viele Menschen in ihrer körperlichen und seelischen Vitalität recht dürr, unbeweglich oder auch erstarrt, was eine Grundlage für

Erkrankungen und Dysfunktionen sein kann. Rhythmische Massage ist in dem Sinne sowohl prophylaktisch wie therapeutisch einzusetzen.

Auch einzelne Organe, wie Leber, Nieren, Milz oder Herz, können durch spezielle Organeinreibungen in ihrer Funktion angeregt oder unterstützt werden. Die Wirkungssphäre eines Organs ist nicht durch seine physische Begrenzung bestimmt, sondern dehnt sich darüber hinaus. So ist insbesondere im Rahmen einer onkologischen Behandlung die Organeinreibung von Leber und Milz empfehlenswert, um die organische Selbstbestimmungsfähigkeit und damit das Immunsystem anzuregen.

Dr. Ita Wegman hat vor ihrem Medizinstudium eine Massageausbildung durchlaufen. Erst in der von ihr 1921 gegründeten Klinik in Arlesheim bei Dornach entwickelte sie ausgehend von dieser Grundlage und inspiriert von der anthroposophischen Menschenkunde eigene rhythmische Massageanwendungen. Sie führte oft selber bei zum Teil schwer kranken Patienten ihre Massage durch und unterrichtete ihre Kollegen und Krankenschwestern in der Klinik in dieser heilsamen Praxis. Eine jüngere Ärztin, Margarethe Hauschka-Stavenhagen, war von dieser „anthroposophisch durchdrungenen" Massage sehr angetan, sie hat sich intensiv von Ita Wegman schulen lassen und gab ihre Kenntnisse lehrend vielen Ärzten, Krankenschwestern und Therapeuten weiter. Heute kann in der Margaretha-Hauschka-Schule in Bad Boll sowie in der Schule für Rhythmische Massage an der Ita-Wegman-Klinik in Arlesheim die rhythmische Massage nach Dr. Ita Wegman in mehreren berufsbegleitenden Kursen gelernt werden.

ALLGEMEINE GYNÄKOLOGISCHE PRAXIS

1. Der weibliche Zyklus

Die chronobiologische Forschung (Hildebrandt 1998) hat zeigen können, dass sämtliche Lebensprozesse von Rhythmen getragen werden. Rhythmen haben eine stabilisierende und heilsame Wirkung für den Organismus. Die unterschiedlichsten Rhythmen spielen wie in einem Orchester zusammen. Die kurzen Rhythmen finden wir in der Nervenaktivität, etwas länger sind die klassischen Rhythmen von Herz und Lunge, weiterhin gibt es den Tag-Nacht-Rhythmus. Durch diese körperlichen Rhythmen sind wir in umfassende kosmische Rhythmen eingebunden, wie den Tag-Nacht-, aber auch den Mond- und Jahresrhythmus. Für einen gesunden Zusammenklang der Organfunktionen spielt es eine Rolle, ob die einzelnen Rhythmen im richtigen Verhältnis zueinander klingen, aber auch, ob jeder Rhythmus seine Schwingungsfähigkeit hat, also kein starrer Takt ist, sondern ein beweglicher Rhythmus. So kennen wir aus dem Kardiotokogramm die fehlende Variabilität der fetalen Herzfrequenz als pathologisches Zeichen, welches übrigens bei der erwachsenen Herzfunktion ebenso zutrifft.

Weiterführende Rhythmen, die die biografische Entwicklung und seelische Gesundheit betreffen, wurden schon im vorigen Kapitel angesprochen. Es sind die Jahrsiebte, die insbesondere in der Waldorfpädagogik eine Rolle spielen, sowie die Mondknotenrhythmen (18 Jahre und sieben Monate), die entscheidende Einfallstore für lebensverändernde Ereignisse sein können.

So haben auch die weiblichen Geschlechtsorgane, um in der fruchtbaren Lebensphase ihre Aufgabe erfüllen zu können, ihren eigenen Rhythmus. Dieser ist wie eine langsame und sehr tiefe Atembewegung.

Wie jeder Rhythmus hat auch der weibliche Zyklus zwei Phasen, die sich gegensätzlich verhalten – wie Ein- und Ausatmung.

Beim Herzen sind es Diastole und Systole, im Nervensystem die De- und Repolarisation, es gibt Schlafen und Wachen, und beim Zyklus sind es die Proliferations- und die Lutealphase.

Die Proliferationsphase beinhaltet den Aufbau sowohl des Endometriums als auch des Follikels. Proliferation bedeutet reines, vegetatives Wachstum. Seelisch sind die meisten Frauen in dieser Phase gut gelaunt, unternehmungsfreudig und nach außen orientiert.

Die Lutealphase hat als Merkmale die Differenzierung des Endometriums und des Corpus luteum. Es findet kein weiteres Wachstum des Endometriums mehr statt, sondern Differenzierung, Spezialisierung, Umgestaltung. Ähnliches gilt für das ehemalige Follikelgewebe, das nun zu einer Hormondrüse umgestaltet und spezialisiert wird.

Gleichzeitig ist in dieser Phase die Körpertemperatur um 0,5 °C höher. Die seelische Verfassung vieler Frauen ist eher auf Rückzug eingestellt, sie möchten nicht gestört werden, brauchen in dieser Phase Zeit und Ruhe für sich.

In der Dynamik der Wesensglieder ist die erste Phase vorwiegend vom Ätherleib geprägt (Wachstum und Proliferation), der Astralleib und das Ich sind in dieser Zeit weniger eng mit dem physischen Leib und Ätherleib verbunden. Während der zweiten Phase sind gerade die Wachstumshemmung, die Umgestaltung und Differenzierung sowie der Temperaturanstieg typische Phänomene der Wirksamkeit von Astralleib und Ich, die sich in dieser Zeit tiefer und enger mit dem physischen Leib und Ätherleib verbinden. So findet eine ständige langsame Atembewegung in dem Verhältnis der Wesensglieder zueinander statt.

Der eine Umschlagpunkt, die Ovulation (die leider Eisprung genannt wird, was keine glückliche Wortwahl ist, da es überhaupt nicht dem Wesen der Eizelle entspricht, zu springen) wird von einem Signal der Kopforganisation – LH und FSH der Hypophyse – ausgelöst, was auch darauf hinweist, dass nun die gestaltende Seite des oberen Pols des Menschen die Regie übernimmt.

Der andere Kehrpunkt ist die Menstruation. Die Gestaltung kann nicht länger gehalten werden, die Temperatur sinkt schon kurz vor dem Einsetzen der Menstruation wieder ab und die ausgestaltete Schleimhaut, die nicht für eine Schwangerschaft in Anspruch genommen wird, wird ausgeschieden.

Diese krampfartige Ausscheidung, die als direkt abbauende Astralwirkung verstanden werden kann, enthält Schleimhaut und meist ungeronnenes Blut.

Das Blut ist der Träger des Ichs: Die durch das Blut versorgte Wärmeorganisation sowie seine rote Farbe und das Eisen sind Ausdruck dafür. Nirgendwo im Organismus kommt es vor, dass spontan physiologisch und immer wiederkehrend Blut ausgeschieden wird oder abfließt. Nur die Menstruation bildet hier eine Ausnahme. Hierbei wird nur so viel Blut aktiv ausgeschieden, wie nicht mehr von dem Ich, das sich in der zweiten Zyklusphase im physisch-ätherischen Stoffwechselbereich des Organismus ausgedehnt hat und sich nun wieder zurückzieht, gehalten werden kann.

Dieses dynamische und komplexe Geschehen, das über viele Jahrzehnte die körperliche und seelische Verfassung der Frau beeinflusst, ist für die eigentliche Existenz des weiblichen Organismus selber nicht lebensnotwendig, sondern dieser stellt sich hiermit der nächsten Generation zur Verfügung. Die schon beschriebene Beweglichkeit der Frau setzt sich in der Dynamik ihrer Wesensglieder fort.

> Der Atmungsprozess des Zyklus ermöglicht die Offenheit, die für eine Empfängnis nötig ist.

Die Verfassung während eines Zyklus kann wie ein Sich-Weiten und -Öffnen aufgefasst werden, was dann von einem Engerwerden oder (Um)schließen abgelöst wird. Jedes Engerwerden ist im Grunde genommen ein Umschließen und Umhüllen.

Die fruchtbaren Tage der Empfänglichkeit sind dann, wenn der Astralleib und das Ich sich etwas aus den Unterleibsorganen gelöst haben, sodass ein Freiraum oder eine Öffnung entsteht. Wenn die Physiologie der Geschlechtsorgane ständig von der individualisierenden Prägung dieser oberen Wesensglieder durchdrungen wäre, hätte sie nicht die Offenheit und die Empfänglichkeit für ein anderes Wesen mit einer eigenen Individualität.

Die manchmal so kompakt anmutenden, „gut inkarnierten" Männer, die stets eine enge Verbindung der Wesensglieder ohne rhythmische Lockerung haben, sind nicht empfänglich, dafür aber zeugungsfähig.

2. Zyklusstörungen

2.1 Rhythmusstörungen

Wenn wir vorerst die klimakterischen Störungen ausklammern, können wir bei den Rhythmusstörungen des weiblichen Zyklus zwischen Amenorrhoe, Oligomenorrhoe und Polymenorrhoe unterscheiden. Da der Zyklus als Ergebnis des Zusammenspiels von Astralleib und Ich einerseits und physischem und ätherischem Leib andererseits verstanden werden kann, gilt für sämtliche Zyklusstörungen, dass die seelische Verfassung hier eine große Rolle spielt.

- Amenorrhoe oder Oligomenorrhoe können auftreten, wenn Astralleib und Ich sich zu wenig mit dem physischen und ätherischen Leib verbinden, wenn sie sich ungenügend engagieren oder sich fernhalten. Dies kann bei Exkarnationstendenzen wie z.B. der Anorexie zutreffen. In diesem Fall ist außerdem die physisch-ätherische Grundlage sehr geschwächt.
- Aber auch Übergewicht kann zur Folge haben, dass die oberen Wesensglieder nicht in der Lage sind, sich tief genug mit dem physischen und dem ätherischen Leib zu verbinden und die Menstruation ausbleibt.
- Eine spezielle Form der Amenorrhoe infolge eines nicht guten Eingreifenkönnens der oberen Wesensglieder ist das polyzystische Ovarialsyndrom (PCOS, siehe Seite 57).

Als therapeutischse Ziel gilt das Herstellen einer harmonisch-rhythmischen Verbindung zwischen den oberen und den unteren Wesensgliedern. Störende, einseitige Betonungen, wie Über- oder Untergewicht, seelische Erstarrung in Exkarnations- oder Inkarnationsrichtungen, müssen therapeutisch angegangen werden.

Medikamentöse Therapie: Ein wesentliches Merkmal vieler Therapien in der Anthroposophischen Medizin ist, dass sowohl bei Einseitigkeiten in der einen als auch in der anderen Richtung das gleiche Mittel gegeben wird. Dies soll als „Vorbildmittel" die gesunde Funktion des erkrankten Organs verstärken. So kann als Basismittel bei Rhythmusstörungen eingesetzt werden:

- *Ovaria comp.* Globuli velati (WALA) — 2 x täglich 8 Glb.

oder

- *Ovaria comp.* Ampullen (WALA) — 2–3 x wöchentlich 1 Amp. s.c. (oder als „Trinkampulle" verwenden)

(Zusammensetzung: siehe Arzneimittelporträt auf Seite 50)

Es unterstützt die Ovarien in ihrer allgemeinen Funktion. Meistens ist nach zwei bis drei Monaten, manchmal schon nach zwei bis drei Wochen ein Therapieerfolg zu beobachten.

Ein zweites Basismittel ist indiziert, wenn z.B. bei Oligomenorrhoe speziell die zweite Zyklushälfte geschwächt ist und Astralleib und Ich ungenügend differenzierend eingreifen, sodass die Menstruation nur sehr verzögert und mit belastenden prämenstruellen Beschwerden oder immer wieder Schmierblutungen durchkommt. Für diese Situation ist folgendes Mittel geeignet:

- *Melissa/Phosphorus comp.* Dilution (Weleda) — morgens 15 Trpf.
  (Zusammensetzung: siehe Arzneimittelporträt auf Seite 51)

Da der darin enthaltene Phosphor eine relativ niedrige Potenz hat (D6), soll dies nur morgens gegeben werden.

Diese beiden Mittel lassen sich auch sinnvoll kombinieren, entweder morgens *Melissa/Phosphorus comp.* (Weleda) und abends *Ovaria comp.* (WALA), oder auch dem Zyklus entsprechend, indem *Ovaria comp.* während der Follikelphase und *Melissa/Phosphorus comp.* während der Lutealphase genommen wird.

Bei Mädchen oder jungen Frauen ist zur Behandlung von Zyklusunregelmäßigkeiten besonders geeignet:

- *Menodoron* Dilution (Weleda) — 2 x täglich 15 Trpf.
  Enthält:
  - Achillea millefolium (Schafgarbe, Blüten)
  - Capsella bursa-pastoris (Hirtentäschel, Kraut)
  - Origanum majorana (Majoran, Kraut und Früchte)
  - Quercus (Eiche, Rinde)
  - Urtica dioica (große Brennnessel, Blüten)

Menodoron ist auch als Vorbildmittel für ein ausgeglichenes rhythmisches Zusammenspiel der Wesensglieder im Bereich der weiblichen Geschlechtsorgane zu verstehen.

Arzneimittelporträt *Ovaria comp.* (WALA)

Zusammensetzung:

- Ovaria bovis D7 ist ein Organpräparat, zubereitet aus dem Eierstock eines Rindes. Es regt die physiologische Funktion im Sinne eines Vorbilds an und stärkt die Vitalität der Eierstöcke.
- Argentum metallicum D5. Das Silber als metallisches Heilmittel hat einen besonderen Bezug zu den Reproduktionskräften und zu den aufbauenden vegetativen Prozessen.
- Apis regina D5 ist das vermittelnde Element in diesem Kompositionspräparat. Die Honigbiene ist im Luftigen zuhause, sie durchwärmt (konstant 37 Grad im Bienenkorb), verbindet und befruchtet. Die Bienenkönigin (Apis regina) ist das Mittelpunktwesen eines Volkes und legt für den ganzen Stock die Eier. Da aber ein Volk stirbt, wenn die Königin weggenommen wird, wird für die Zubereitung dieses Arzneimittels die Zelle der Königin mit Larve und Futtersaft verarbeitet.

Indikationen:

- Regulation von Zyklusstörungen, insbesondere bei Oligomenorrhoe und Amenorrhoe, auch bei „post-pill" Amenorrhoe
- perimenopausale Störungen
- Ovarialzysten
- Fertilitätsstörungen

Anwendung:

- Häufig reichen 2 x 7–10 Glb.
- Manchmal ist die subkutane Gabe nötig, 3 x wöchentlich 1 Amp.

(Die Ampullen können auch zum Trinken eingesetzt werden).

Arzneimittelporträt *Melissa/Phosphorus comp.* (Weleda)

Zusammensetzung:

- Agnus castus D2, Mönchspfeffer, das klassische Heilmittel der Phytotherapie bei Lutealinsuffizienz. Obwohl diese Pflanze nicht in dem Namen des Präparates vorkommt, ist es doch als Hauptmittel dieser Komposition zu bewerten.
- Corpus lutea bovis D4, Organpräparat des Gelbkörpers vom Rind.
- Majorana D3, Origanum majorana (Lippenblütler), als Kraut bekannt durch seinen kräftigen, würzigen, durchwärmenden Duft.
- Melissa officinalis D3, Zitronenmelisse (Lippenblütler), äußert sich durch ihr reiches, frisch duftendes Blattwerk, rhythmisch gegliedert und von Blüten begleitet.
- Mucilago Levistici officinale D2, Liebstöckel (Doldenblütler), eine große, kräftige Staude, die ätherstrukturierende, astralisierende Kräfte bis in den Wurzelbereich führt.
- Phosporus D6, der Phosphor als mineralisches Heilmittel fördert das gestaltende Eingreifen der Ich-Organisation.
- Pulsatilla vulgaris D6, Küchenschelle (Hahnenfußgewächs), feingegliederte Frühlingspflanze mit großer violetter Blüte, eng verwandt mit Pulsatilla pratensis, das in der Homöopathie ein zentrales Frauenheilmittel darstellt.

Indikationen:

- Regulation von Zyklusstörungen, insbesondere bei Lutealinsuffizienz
- prämenstruelles Syndrom
- perimenopausale Metrorrhagien

Anwendung:

- morgens 15 Trpf. (aufgrund des Phosphors nicht abends geben)

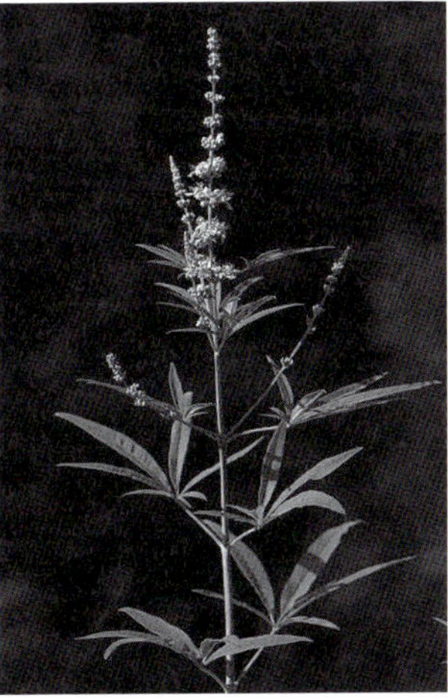

Vitex agnus castus. Foto: U. Lochstampfer

Heilpflanzenbeschreibung zu Agnus castus

Vitex agnus-castus (Mönchspfeffer oder Keuschlamm) gehörte früher zu der Familie der Verbenaceae, wurde aber in jüngster Zeit in die Familie der Lippenblütler eingeordnet (Rensen 2010). Es ist ein großer, zwei bis sechs Meter hoher, faszinierender Strauch, der aus den Küstenregionen des östlichen Mittelmeers stammt. Die feingegliederten, gestielten Blätter stehen gegenständig und sind zentriert, je fünf bis sieben Fiedern stellen sich handförmig zusammen. Sie bilden kein dichtes, schattenerzeugendes Blattwerk, sondern bewirken ein bewegliches Spiel von Licht und Schatten. Schon bei leichter Berührung von Rinde oder Blättern entsteht ein schwerer, charakteristischer, angenehmer Duft. Erst wenn alle Bäume im Frühling ihre Blätter haben, öffnet in unseren Breiten der Mönchspfeffer allmählich seine Blattknospen. Auch die Blüten kommen erst im Spätsommer/Herbst, im Süden schon im Juli/August, zur Zeit der größten Hitze und Trockenheit. Sie sind klein, rosa bis violett und stehen in langen endständigen Rispen. Nach der Blütezeit reifen dann die pfefferkorngroßen, dunklen Früchte, die scharf schmecken. Daher stammt wohl der Name Mönchspfeffer, entweder da die Mönche kein Geld für echten Pfeffer hatten, oder aber aufgrund der an-aphroditischen Wirkung. Es sind diese Früchte, die als Heilmittel genutzt werden.

Schon im alten Griechenland wurde diese Heilpflanze als Sinnbild der Keuschheit verehrt und als Heilmittel verwendet (Madaus 1979, 443). Heute wird sie phytotherapeutisch bei Lutealinsuffizienz verordnet.

Die Geste der Pflanze hat mit Wärme voller aromatischen Geruchs sowie mit einer intensiven Durchdringung von Vitalität und Licht/Wärme zu tun. In Bezug auf die weiblichen Geschlechtsorgane passt sie zu der reiferen Frau (keine Frühlingspflanze) sowie zu der zweiten Zyklushälfte, indem eine intensive Durchdringung der Vitalität und der Gestaltungskräfte der oberen Wesensglieder stattfindet.

2.2 Dysmenorrhoe

Wenn eine Frau zwar einen regelmäßigen Zyklus hat, der aber dazu führt, dass sie jeden Monat einen oder mehrere Tage schmerzbedingt arbeitsunfähig ist oder regelmäßig Analgetika braucht, ist sie meistens mehr betroffen als Frauen mit einem unregelmäßigen Zyklus. Die Schmerzen können von Übelkeit und gegebenenfalls Erbrechen begleitet werden oder auch von migräneartigen Kopfschmerzen. Jüngere Frauen oder auch Jugendliche haben häufiger hiermit zu kämpfen, manche Frauen tragen dies aber bis zu den Wechseljahren durch.

Selbstverständlich müssen organische Ursachen abgeklärt werden. Eine Endometriose ist nicht selten zu finden, ob das aber wirklich die erklärende Ursache ist oder beides die Folgen einer anderen Störung, ist schwer zu sagen.

Solche krampfartigen Schmerzen, die meistens durch Bettruhe und eine Wärmeflasche etwas gelindert werden, tragen die Signatur des Astralleibes. Der ist gegen Ende der zweiten Zyklushälfte dafür verantwortlich, die aufgebaute und differenzierte Schleimhaut, die nicht länger von dem sich zurückziehenden Ich gehalten werden kann, auszuscheiden. Macht er seine Aufgabe zu gründlich, wehrt sich der Körper dagegen. Es wirkt sich aus wie eine Verhakung. Seelische oder traumatische Faktoren können eine Rolle spielen. Es ist nicht immer einfach, sich auf die monatlichen Schwingungen, die auch mal wie eine Berg- und Talfahrt aussehen, einzulassen. Warum kann eine Frau nicht immer gut drauf und gleichmäßig belastbar sein? Das ist es nämlich, was die noch immer männlich geprägte Gesellschaft von ihr fordert, und was Männer (manchmal krampfhaft) versuchen vorzuleben. Regelmäßige monatliche Auszeiten passen nicht ins

System, schon gar nicht in den anspruchsvollen Abiturklassen. Trotzdem ist das die gesunde Physiologie, die eine gesundende Auswirkung auf den weiblichen Organismus hat. Männer, die sich niemals eine Auszeit gönnen, haben vor allem ein erhöhtes Risiko, am Herzen als dem zentralen Rhythmusorgan zu erkranken.

Es kann therapeutisch entscheidend oder zumindest befreiend sein, wenn wir im Gespräch auf die heilsame Natur des Monatsrhythmus eingehen. Jeder Zyklus, auch wenn keine Schwangerschaft eintritt, kann etwas Befruchtendes haben, indem das, was als Impuls oder Eindruck aufgenommen wird, Zeit und Ruhe findet, um innerlich anzukommen. Oft sind es strebsame und schlanke junge Frauen, die sich diese Ruhephasen nicht gönnen. Natürlich sind solche gedanklichen Anregungen nicht dasjenige, was die Patientinnen von uns erwarten. Sie wollen ihre Schmerzen oder auch ihre Schmerzmittel loswerden.

2.2.1 Rhythmische Massage

Zur Hilfe, um Loslassen zu lernen und um die Region des Unterleibes weniger angreifbar für den Astralleib zu machen, ist die rhythmische Massage, insbesondere des Rückens und der Unterschenkel und Füße, sehr heilsam und wohltuend. Dies sollte aber nicht während der Menstruation, sondern in der Zwischenzeit geschehen, etwa drei Monate lang, ein- bis zweimal wöchentlich.

2.2.2 Medikamentöse Therapie

Auch bei den medikamentösen Therapien ist es wichtig, nicht nur während der schmerzvollen Tage, sondern vor allem in der Zeit zwischen den Blutungen zu behandeln, da die Dysmenorrhoe das Endergebnis des Zyklus ist.

■ *Solum Öl* (WALA) — täglich abends in Ruhe und mit Zuwendung selber den Unterleib einreiben.

Enhält:

- Aesculus hippocastanum (Rosskastanie, Samen ohne Schale)
- Equisetum arvense (Schachtelhalm, Kraut)
- Lavandulae aetheroleum (Lavendelöl)
- Solum uliginosum (Moorextrakt)

Solum Öl ist ein sehr wertvolles Arzneimittel zur äußeren Anwendung.

■ *Ovaria comp.* Globuli velati (WALA) — 2 x täglich 8 Glb.

(Zusammensetzung: siehe Arzneimittelporträt auf Seite 50)

vor allem bei schlanken, ehrgeizigen jungen Frauen, die eher zu verlängerten Zyklen oder Oligomenorrhoe neigen.

■ *Menodoron* Dilution (Weleda) — 2 x täglich 15 Trpf.,

Enthält:

- Achillea millefolium (Schafgarbe, Blüten)
- Capsella bursa-pastoris (Hirtentäschel, Kraut)

- Origanum majorana (Majoran, Kraut und Früchte)
- Quercus (Eiche, Rinde)
- Urtica dioica (große Brennnessel, Blüten)

vor allem bei jungen Frauen mit unregelmäßigem Zyklus und Dysmenorrhoe.

■ *Cardiodoron/Magnesium phosphoricum acidum D6 aa* Dilution (Weleda) — 2 x täglich 15 Trpf.

Enthält:

- Hyoscyamus niger (Bilsenkraut, Kraut)
- Magnesium phosphoricum acidum D6
- Onopordum acanthium (Eselsdistel, Blüte)
- Primula veris (Schlüsselblume, Blüte)

Cardiodoron hilft, den Rhythmus besser leben zu können, Magnesium hilft dabei, loslassen zu lernen.

Arzneimittel, die direkt schmerzlindernd bei Dysmenorrhoe helfen:

■ *Ammi visnaga comp., Suppositorien* (WALA) — bei ersten Anzeichen, am besten schon am Tag vorher, 2–3 x täglich 1 Supp. rektal.

Enthält:

- Ammi visnaga (Zahnstocher-Ammei, Frucht)
- Atropa belladonna (Tollkirsche, blühendes Kraut ohne Wurzel)
- Chamomilla recutita (Kamille, Wurzel)
- Nicotiana tabacum (Tabak, Blatt)

■ *Nicotiana comp.* Globuli velati (WALA) — bei akuten Beschwerden 2-stündlich 8 Glb.

Enthält:

- Carbo vegetabilis D19 (Holzkohle)
- Chamomilla recutita D2 (Kamille, Wurzel)
- Nicotiana tabacum D9 (Tabak, Blatt)

■ *Magnesium phosporicum Pentarkan* Tabletten (DHU) — bei Bedarf 4 x täglich 2 Tabl.

Enthält:

- Aesculus D1 (Rosskastanie)
- Chamomilla D2 (Kamille)
- Colocynthis D3 (Koloquinte, Kürbisgewächs)
- Magnesium phosphoricum D2 (Magnesiumphosphat)
- Potentilla anserina (Gänsefingerkraut)

als „homöopathische Schmerztablette" während der Menstruation. Mit der Einnahme beginnen, sobald der Schmerz leise anfängt.

2.2.3 Heileurythmie

Rudolf Steiner gab Folgendes als spezielle Übung, um beruhigend auf Unregelmäßigkeiten und Schmerzen im Unterleib zu wirken: Es sollte der Kopf recht flott nach rechts und links gebeugt, nicht gedreht, werden, wie eine Art Kopfschütteln und dazu die M-Bewegung (Steiner 2003b, 70). Dies soll nicht während der Menstruation geübt werden, sondern dann, wenn die Schmerzen nicht da sind. Das heileurythmische M verbindet und löst, zusammen mit dieser Kopfbewegung beruhigt und stärkt es die Vitalität des Unterleibes.

2.3 Blutungsstörungen

Hypermenorrhoe und Menorrhagie treten häufig im Rahmen der Wechseljahre auf (siehe Seite 103). Andere Ursachen können Myome sein (siehe Seite 76), Endometriumpolypen oder andere Arten der Endometriumproliferation. Oft ist aber keine organische Ursache zu finden.

Wie die Dysmenorrhoe ist auch die Hypermenorrhoe das Endergebnis der vorangehenden drei Wochen. Also, wie war die Proliferationsphase und wie die Lutealphase? Wenn der Aufbau zu wuchernd ist oder wenn Astralleib und Ich in der zweiten Zyklushälfte zu wenig eingreifen und ungenügend oder nur unvollständig die Proliferation hemmen können oder die Differenzierung und letztendlich den Abbau nicht erreichen, dann wird die Blutung lang und oder stark werden. Hierfür kann es wiederum zwei Ursachen geben: einen zu starken Ätherleib, der ungenügend von den oberen Wesensgliedern in seine Schranken gewiesen wird und deshalb übermäßige Proliferation, Wucherungen oder Polypen entstehen lässt, oder einen normalen Ätherleib und einen zu schwachen Impuls von Astralleib und Ich. Diese beiden müssen sich ab der Mitte des Zyklus intensiver gestaltend im Unterleib engagieren. Wenn seelische Blockaden dies verhindern, sollte dies erkannt und behandelt werden.

Medikamentöse Therapie, durchgehend über mehrere Monate einzunehmen:

- *Melissa/Phosphorus comp.* Dilution (Weleda) — morgens 15 Trpf.
  (Zusammensetzung: siehe Arzneimittelporträt auf Seite 51)

und

- *Tormentilla comp.* Globuli velati (WALA) — 2 x täglich 7 Glb.
  (Zusammensetzung: siehe Arzneimittelporträt auf Seite 56)

gegebenenfalls unterstützt durch:

- *Tormentilla e radice* D30 Ampullen (WALA) — 1 x wöchentlich 1 Amp. s. c.

Zur aktuellen Behandlung nur während der Blutung:

- *Tormentilla, ethanol. Decoctum Ø* (= D1) Urtinktur (Weleda) — 4 x täglich 20 Trpf.
- *Tormentilla comp.* Ampullen (WALA) — 2 x täglich 1 Amp. s. c.
  (Zusammensetzung: siehe Arzneimittelporträt auf Seite 56)

oder

- *Marmor D6/Stibium D6 aa* Trituration (Weleda) — 3 x täglich, bei starker Blutung stündlich 1 Msp.

Wenn Endometriumpolypen sonographisch gesehen werden, ist eine Abrasio meist nicht zu umgehen. Anschließend soll aber wie oben behandelt werden, um ein Rezidiv zu verhindern.

Arzneimittelporträt *Tormentilla* (*Potentilla erecta*, früher auch *Potentilla tormentilla*, Blutwurz)

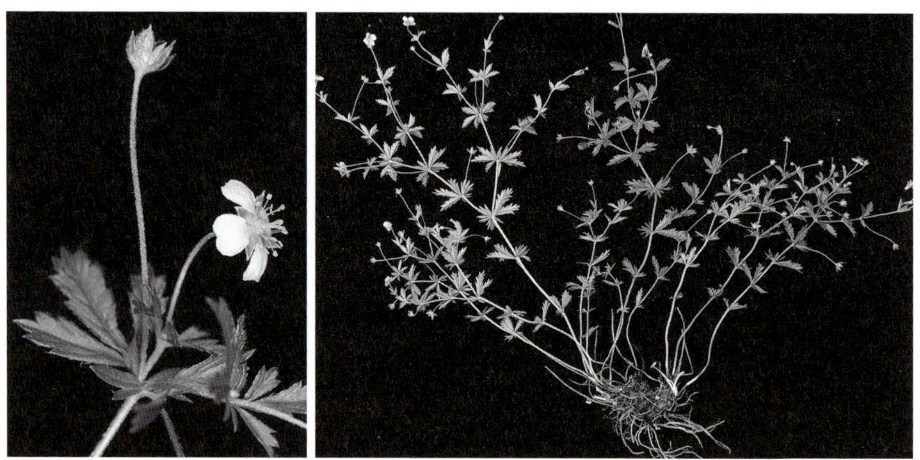

Potentilla erecta (Tormentilla). Fotos: R. Mandera

Gehörend zu der großen Familie der Rosengewächse, ist diese kleine und etwas unscheinbare Pflanze schon sehr lange als wichtige Heilpflanze bekannt. Sie wächst in feuchten Wiesen, gerne auch in den Alpen, und fällt vor allem durch ihre leuchtend gelben, kleinen vierblättrigen Blüten auf. Sowohl diese Vierzähligkeit ist etwas Besonderes als auch die sehr lange Blütezeit, die sich über viele Monate erstreckt. Die dreizähligen Fiederblättchen sind stark an den Stängel herangezogen und bilden zusammen mit den zwei vergrößerten Nebenblättchen einen ausstrahlenden, grünen, fünfzipfligen Kranz (oder Stern?) um jeden Knoten. Die für die Rosengewächse so charakteristische Fünfzahl ist bei der Blutwurz in den Blattbereich „abgestiegen". Auch die Blüten selber sind nahe an die Erde herangerückt. Einerseits, weil die Stängel in der Regel dem Grund aufliegen, andererseits, weil die Blüten bereits sehr früh nach dem Austreiben sichtbar werden. Sie sind verantwortlich für die charakteristischen gabeligen Verzweigungen der sehr dünnen, hohlen, aber zähen Stängel. Insgesamt ist die oberirdische Pflanze sehr fein strukturiert und offenbart einen starken Bezug zu Form- und Gestaltungskräften sowie zu der Lichtqualität (Pelikan 1999, Band I, 231). Unterirdisch im Verborgenen ruht ein verhältnismäßig kräftiges Rhizom (Wurzelstock), das beim Aufschneiden eine intensive rote Farbe zeigt (Blutwurz!) und reich an Gerbstoffen ist. Für die Arzneimittelzubereitung wird nur dieses Rhizom verwendet. Die Geste der Pflanze ist einerseits strahlend im Blütenbereich sowie zusammenziehend, was sich in dem Wurzelbereich steigert.

In der neunten Fallbesprechung aus dem Buch „Grundlegendes für eine Erweiterung der Heilkunst" von Steiner und Wegman (Steiner, Wegman 2000, 123) wird die Wurzel der Tormentilla als Spezifikum zur Stärkung der Ich-Organisation beschrieben, die regulierend und gestaltend in die Fortpflanzungsorgane eingreift.

Zur Verfügung als:

- *Tormentilla, ethanol. Decoctum Ø* (= D1) Urtinktur (Weleda)
- *Tormentilla Rh D3* Ampullen (Weleda)
- *Tormentilla e radice* D30 Ampullen (WALA)
- *Tormentilla e radice* D6 Globuli velati (WALA)
- *Tormentilla comp.* Ampullen und Globuli velati (WALA), enthält Cochlearea officinalis D2 (Löffelkraut, blühende Pflanze), Potentilla erecta D2 (Blutwurz, Wurzelstock), Stibium metallicum D5 (Antimon).

Indikationen:

- Zur Behandlung der Hypermenorrhoe im akuten Stadium eignet sich *Tormentilla D1* während der Blutung.
- Zur Behandlung der immer wiederkehrenden Hypermenorrhoe als Therapie über ca. 3–4 Monate mit *Tormentilla comp.* Globuli velati (WALA) 2x täglich 8 Glb. und gegebenenfalls dazu 1 x wöchentlich *Tormentilla e radice* D30 Ampullen (WALA) s.c.

3. Polyzystisches Ovarialsyndrom

3.1 Einführung

Das polyzystische Ovarialsyndrom (PCOS) liegt definitionsmäßig vor, wenn zwei der folgenden drei Kriterien erfüllt sind (laut der 2003 in Rotterdam vorgestellten neuen Definition einer Konferenz der European Society of Human Reproduction and Embryology (ESHRE) und der American Society for Reproductive Medicine (ASRM)):

- polyzystische Ovarien (sonographischer Befund),
- Oligo- oder Amenorrhoe (anamnestisch),
- klinische oder laborchemische Zeichen eines Hyperandrogenismus, nach Ausschluss anderer endokriner Erkrankungen (klinischer oder Laborbefund).

Es handelt sich um die häufigste endokrine Erkrankung bei geschlechtsreifen Frauen.

Bei dem PCOS sind mehrere Hormondrüsen beteiligt: Hypophyse, Pankreas, Nebennieren und Ovarien. Es gibt viele Mischformen und unvollständige Ausprägungen.

Das Erscheinungsbild einer Frau mit PCOS umfasst häufig Übergewicht, ein männliches Behaarungsmuster und Oligomenorrhoe bis hin zur sekundären Amenorrhoe.

In diesem Bild ist die Beweglichkeit und Leichtigkeit der Gestalt und Gangart deutlich reduziert (was sicher nicht bei allen übergewichtigen Frauen zutrifft), es überwiegt etwas Festes und Schweres. Dies betrifft nicht nur die Beweglichkeit der Gestalt, sondern auch die Schwingungsfähigkeit der Wesensglieder im Zyklus ist stark reduziert.

Ohne direkt an Hormonwerte und Ultraschall zu denken, ist es hilfreich, zuerst die Gesamtgestalt und die Erscheinungen sprechen zu lassen. Dadurch wird oft schon die Richtung klar, in der der eigentliche Heilbedarf und somit die Therapie zu suchen ist.

Bei Frauen mit dem PCOS kann man den Eindruck bekommen, dass eine gewisse Dichte und Undurchlässigkeit überwiegt. Es fehlt sowohl in der äußeren Erscheinung als auch in dem Wesensgliedergefüge und letztendlich auch in den hormonellen Vorgängen eine rhythmische Beweglichkeit. Der typische hormonelle Status bei PCOS (LH/FSH-Ratio > 1, erhöhtes Testosteron und/oder DHEA-S, niedriges E2) muss nicht als Ursache der

Erkrankung, sondern kann ebenso als Folge einer tieferliegenden Störung verstanden werden.

So kennen wir die Hyperandrogenämie mit Androgenisierungszeichen wie Hirsutismus, Alopezie und seborrhoischer Akne. Bei Männern gibt es kein so bewegliches Verhältnis zwischen den Wesensgliedern, keine rhythmische Schwingungsfähigkeit. Es handelt sich bei PCOS um einen gewissen Verlust der Weiblichkeit oder um ein Zuviel an Männlichkeit.

Auch die typische Adipositas bei Frauen mit PCOS ist eine stammbetonte Fettzunahme (männlich) im Gegensatz zu der eher weiblichen Ansammlung von Fett an Hüfte und Oberschenkel.

Die Neigung zur diabetischen Stoffwechsellage ist auch als eine reduzierte Schwingungsfähigkeit zu verstehen. Der Körper ist nicht ausreichend in der Lage, die Zuckerangebote und den Zuckerbedarf entsprechend auszugleichen. Der Astralleib und das Ich regulieren und gestalten die Stoffwechselvorgänge ungenügend.

Der erhöhte LH/FSH-Quotient ist Ausdruck eines unausgeglichenen Versuchs, über die gestaltende Kraft der Kopforganisation die Ovarien anzuregen. Dies führt aber eher zu mehr Druck von oben und weniger zu einer befreienden Beweglichkeit im unteren Menschen.

Auch die Dichte des Ovarienepithels bildet ab, dass die Durchlässigkeit für die Follikel stark reduziert ist.

Zusammenfassend erscheint die Seele wie eingeengt zwischen einer Undurchlässigkeit zum Physischen und zur geistigen Welt (fehlende oder reduzierte Empfänglichkeit) zu sein.

3.2 Therapie

3.2.1 Therapeutisches Ziel

Zentrales Anliegen ist die Verstärkung der aufbauenden rhythmischen Funktion der Ovarien sowie allgemeine Rhythmisierung und Förderung der Durchlässigkeit oder Schwingungsfähigkeit.

Immer sollte versucht werden, die krankheitsorientierten therapeutischen Hinweise mit der Behandlung der individuellen Konstitution oder Problematik zu verbinden.

Bei der Behandlung einer Patientin mit PCOS ist es wichtig, das Gespräch zu suchen, zu klären, ob und wo gegebenenfalls biografische Hemmungen oder Traumata im Zusammenhang mit der Erkrankung vorhanden sind. Gibt es Verletzungen oder Ängste, die ein gesundes Aus- und Einatmen im Seelischen und Geistigen erschweren? Oder die eine Identifikation mit der eigenen Weiblichkeit oder einen Bezug zu den weiblichen Fortpflanzungsorganen verhindern?

Sinnvoll ist auch eine Lebensstilberatung im Sinne einer Rhythmisierung mit der Empfehlung zu täglichen Spaziergängen sowie eine Ernährungsberatung (drei normale Mahlzeiten, nichts zwischendurch, reichlich gekochtes Gemüse, nicht zu viel Rohkost, biologische Qualität, gemäßigt Vollwert) und bei Übergewicht eine klare Gewichtsreduktion.

Oft wird argumentiert, dass der Verzicht auf eine hormonelle Behandlung die Unfruchtbarkeit fördern würde. Dies konnte in der Praxis nicht bestätigt werden, zumal es sich dabei nicht um eine Heilung der Erkrankung handelt.

3.2.2 Medikamentöse Therapie

In der Basistherapie werden sowohl die Hypophyse als auch die Ovarien angesprochen:

- *Ovaria comp.* Ampullen (WALA) — 2 x wöchentlich 1 Amp. s. c.

oder

- *Ovaria comp.* Globuli velati (WALA) — abends 10 Glb.
  (Zusammensetzung: siehe Arzneimittelporträt auf Seite 50)

im Wechsel mit:

- *Hypophysis/Stannum* Ampullen (WALA) — 2 x wöchentlich 1 Amp. s. c.

oder

- *Hypophysis/Stannum* Globuli velati (WALA) — morgens 10 Glb.
  Enthält:
  - Hypophysis bovis D7
  - Stannum metallicum D14 (Zinn)

Wenn Rhythmusprobleme und Verkrampfung im Vordergrund stehen:

- *Cardiodoron/Magnesium phosphoricum acidum D6 aa* Dilution (Weleda) — 2 x täglich 15 Trpf.
  Enthält:
  - Hyoscyamus niger (Bilsenkraut, Kraut)
  - Magnesium phosphoricum acidum D6
  - Onopordum acanthium (Eselsdistel, Blüte)
  - Primula veris (Schlüsselblume, Blüte)

Wenn Stoffwechselträgheit im Vordergrund steht:

- *Chelidonium comp.* Dilution (Weleda) — 3 x täglich 15 Trpf.
  Enhält:
  - Carduus marianus D1 (Mariendistel, Frucht)
  - Chelidonium (Schöllkraut, Wurzelstock)
  - Dryopteris filix-mas (echter Wurmfarn)
  - Onopordum acanthium (Eselsdistel)
  - Phyllitis scolopendrium (Hirschzungenfarn)
  - Polypodium vulgare (Tüpfelfarn)
  - Salix alba/purpurea/viminalis (Silberweide)
  - Taraxacum (Löwenzahn)
  - Urtica dioica (große Brennnessel)

3.2.3 Heileurythmie

Bei dieser tiefgreifenden Erkrankung ist die Heileurythmie, wenn sie lange genug geübt wird, sehr wirksam. Folgende Laute kommen hier als Lautreihe L M O R I A in Betracht:

- Der Laut L, in dem sich der ganze Kreislauf von Keimen, Entfalten, Aufleuchten und Welken ausdrückt, regt Schöpferisches an und soll so aus der undurchlässigen Verdichtung der Erkrankung führen.
- M regt den Ausatmungsprozess an, es ist der Ausatmungslaut unter den Konsonanten. Die zweite Zyklushälfte, die mit der Ovulation eingeleitet wird, ist wie eine Ausatmung zu verstehen.
- O wird empfohlen bei „dicklichen" Personen: „die O-Stimmung ist diejenige des Umfassens, des In-sich-Aufnehmens" (Steiner 1990, 127).
- R ist der Laut, der das Innere mit dem Äußeren sorgfältig verbindet und den Entleerungsrhythmus regelt, wenn dieser nicht in Ordnung ist. Dies bezieht sich hier auf die zurückgehaltenen Ovulationen.
- I, auch als „große I-Übung", ist besonders indiziert bei diabetischer Stoffwechsellage.
- A soll eingesetzt werden, wenn die „Kräfte im Menschen, die ihn gierig machen, die ihn nach dem Animalischen hin organisieren" (Steiner 2003b, 47), die also auf organischer (!) Ebene zu selbstbezogen sind und zu wenig dienende Empfänglichkeit beinhalten, überwiegen. Dies ist eine Signatur beim PCO-Syndrom.

4. Gynäkologische Infektionen

4.1 Einführung

Infektionskrankheiten bringen wir selbstverständlich mit Erregern in Zusammenhang. Manche dieser Erkrankungen tragen den Namen des Erregers oder auch umgekehrt. Aber wie verhält es sich eigentlich mit der Kausalität zwischen Erreger und Erkrankung? Die selektive Empfänglichkeit für Erreger, die als hochinfektiös angesehen werden, ist weiterhin ein ungelöstes Problem. Warum sind früher viele Mitarbeiter der Tuberkulosekliniken nicht erkrankt? Warum ist das Humane Immundefizienz-Virus gar nicht so ansteckend? Was ist entscheidender, das Milieu (der Organismus mit seinem Immunsystem) oder der Erreger? Ist der Kuhstall dreckig, weil es viele Fliegen gibt, oder umgekehrt?

Insbesondere an dem Verlauf einer Infektion mit Humanen Papillomaviren wird die Rolle des Milieus gut sichtbar. So kann es sein, dass die Viren nach absehbarer Zeit wieder verschwinden, ohne dass irgendetwas zu Schaden gekommen ist; auch ist es möglich, dass sie lange bleiben, ohne dass viel passiert; oder es treten bei einer Persistenz dysplastische Zellveränderungen auf. Einige der Faktoren, die dieses Persistieren fördern, sind bekannt: Rauchen, Pilleneinnahme, geschwächte allgemeine Verfassung, andere chronisch-rezidivierende vaginale Infektionen. Die Frage, die wir uns stellen müssen, ist: Warum bekommt diese Frau jetzt diese Infektion? Und was sollte dann behandelt werden? Hilft es dem Kuhstall, wenn alle Fliegen vernichtet werden?

Wenn jemand eine leichte oder mittelschwere Infektion hat, was ist dann mittel- und langfristig gesehen unsere therapeutische Aufgabe? Wir wissen, dass viele Infekte „von selbst" vorbeigehen. „Von selbst" steht hier aber für die sehr wertvolle Leistung des Organismus mit seinem Immunsystem. Jede „von selbst" ausgeheilte Infektion beinhaltet eine Stärkung oder Reifung dieses Immunsystems.

Manchmal kann unsere ärztliche Leistung darin bestehen, dem Organismus ausreichend Zeit zu geben, selbst wieder gesund zu werden.

Rudolf Steiner formulierte in diesem Zusammenhang einmal, dass es außerordentlich wichtig ist, wenn die Ärzte nicht so furchtbar viel heilen wollen. Es sei manchmal besser, „wenn man ein wenig in dem Menschen das Bewusstsein hervorrufen würde, dass die meisten eigentlich gar nicht so krank sind als sie glauben“ (Steiner 1999c, 146). Natürlich gibt es andere Patientinnen, die eindringlich darauf hingewiesen werden müssen, endlich ihre Krankheit oder bedrohte Gesundheit ernst zu nehmen.

Entscheidend ist, dass wir uns immer wieder davor hüten sollten, nicht zu sehr in das Erreger-Denken mitgeschleppt zu werden. Grundsätzlich beinhaltet eine Therapie deshalb an erster Stelle die Stärkung des Organismus, und abhängig vom Schweregrad des Infekts sowie vom Leidensdruck kann unter Umständen eine antibiotische oder antimykotische Therapie indiziert sein.

4.2 Vaginale Infektionen

Die Vagina als Organ hat viel mit innen und außen sowie mit Offenheit und Abgrenzung zu tun. Eigentlich gehört die Vagina zur Innenwelt, aber wirklich innen ist erst der Bereich nach dem Grenzorgan Zervix. Ganz offensichtlich hat die Vagina auch Grenzwächteraufgaben, welche von der Schleimhaut mit ihren Drüsen sowie von der Scheidenflora getragen werden. Als warmer, feuchter und gut zugänglicher Innenraum wäre die Vagina für das Gedeihen vieler Erreger ein idealer Ort. Dies verhindert sie mit Säure, genauer gesagt mit der Döderleinflora. Denkbar wäre vielleicht auch gewesen, dass sie säuresezernierende Drüsen wie im Magen hätte, aber so ist es nicht. Sie schützt sich auch nicht mit einem basischen Milieu, sondern mit der Säure von Bakterien. Diese Besonderheiten – Säure, Flora und eigene Drüsentätigkeit – weisen auf einen intensiven Bezug zum Astralleib. Der Astralleib fördert die Drüsenabsonderung, er lebt in dem Element der Säure, bietet einen Lebensraum für Flora und hat etwas zu tun mit Innenraumbildung und Verbindung. Selbstverständlich spielt dieses Engagement des Astralleibes auch eine zentrale Rolle bei der sexuellen Funktion der Vagina. So versteht sich auch, dass diese Situation im vaginalen Bereich nur in dieser Ausprägung für die Zeit von der Pubertät bis zu den Wechseljahren zutrifft. Danach vermindern sich die Drüsentätigkeit und die Döderleinflora, deshalb nimmt auch der Säuregrad ab.

Wenn Störungen in diesem Milieu auftreten, sind die Symptome meistens Juckreiz, Brennen sowie verstärkter Fluor. Die Untersuchung zeigt eine empfindliche, gerötete Vagina und veränderten Fluor. Juckreiz, Rötung und verstärkte Absonderung sind Zeichen für ein zu starkes und damit vitalitätshemmendes, abbauendes Eingreifen des Astralleibes, welches wie verhakt festsitzt.

Selbstverständlich ist es sinnvoll, mikroskopisch den Erreger zu bestimmen, dessen gezielte antibiotische Behandlung aber oft nicht nötig ist und auf jeden Fall keine umfassende Therapie wäre.

Anamnestisch sollte eruiert werden, ob ein Zusammenhang mit Problemen in der Partnerschaft oder anderweitig in Bezug auf Abgrenzung, Erschöpfung oder Überforderung besteht oder ob wechselnde Sexualkontakte stattfinden. Gegebenenfalls bedarf es bei Problemen in diesem Bereich der Unterstützung.

Auch sollte gezielt auf den Wärmehaushalt geachtet werden, insbesondere den der Füße. Es besteht eine direkte Korrelation zwischen oft zu kalten Füßen und chronisch-rezidivierenden Vaginalinfekten. Wer gut bis in seine Füße inkarniert und präsent ist, hat warme Füße und ein wachsames Immunsystem.

4.2.1 Juckreiz

Häufig wird bei Juckreiz im Genitalbereich ein Infekt vermutet. Aber auch wenn ein Infekt oder andere Ursachen (z.B. Lichen sclerosus, siehe Kap. IV.7) ausgeschlossen wurden, gibt es Frauen mit immer wieder auftretendem Juckreiz. Was ist Juckreiz, was drückt sich darin aus?

Juckreiz kann verstanden werden als zu viel Bewusstsein an falscher Stelle.

Im gesunden und ausgeglichenen Zustand nehmen wir unseren Körper wenig wahr. Erhöhte Wahrnehmung oder gesteigertes Bewusstsein an bestimmten Körperstellen können externe (z.B. Candida), organische (z.B. Lichen sclerosus) und/oder psychosomatische Ursachen haben. Normalerweise dient die Wahrnehmungsfähigkeit der Haut dazu, die Außenwelt wahrzunehmen. Bei Juckreiz wird die entsprechende Hautregion zu viel selbst wahrgenommen. Ein gesunder Genitalbereich ohne Infektion oder sonstige Reizung spürt sich selbst nicht in dem Maße, dass es stört. Was könnten Anlässe für eine solche gesteigerte und irritierende Selbstwahrnehmung sein? Die Haut ist ein Grenzorgan, sie begrenzt die Innenwelt und trennt sie von der Außenwelt. Vulva und Vagina erfüllen teilweise diese abgrenzende Funktion, aber auch eine öffnende und aufnehmende. Wer in diesem Bereich nicht ausgeglichen in sich ruhen kann, z.B. durch Schwäche, Ängste oder Traumata, könnte eher Beschwerden wie primären Juckreiz bekommen, aber auch empfänglicher für Infektionen sein. So kann das Symptom Juckreiz ein Hinweis für verschiedene Störungen sein.

4.2.2 Basisbehandlung

Bei einem gestörten Wärmehaushalt ist es manchmal möglich, nur über die Behandlung der kalten Füße die chronisch wiederkehrenden Infekte zu beenden. Dazu braucht es:

- ganz banale Bekleidungsberatung, dies scheint heute manchmal nötig zu sein (Wollsocken, Strumpfhose unter der Jeans, Wolle-Seide-Unterwäsche),
- täglich mindestens 20 min spazieren gehen (nicht zu ersetzen durch Fahrrad fahren),
- Ernährungsberatung: nicht zu viel Rohkost, dafür mehr Gekochtes und warme gewürzte Suppen. Zucker und Weißmehl stark reduzieren.
- Tägliche Fußeinreibung mit:

  ■ *Kupfer Salbe rot* (WALA)

  oder

  ■ *Cuprum metallicum 0,4 %* Salbe (Weleda).

Es geht *nicht* um die Wärme einer Wärmflasche, sondern um die selbst erzeugte Wärme.

4.2.3 Medikamentöse Therapie

Zur systemischen Behandlung einer Abwehrschwäche im Unterleib eignet sich:

- *Argentum nitricum comp.* Globuli velati (WALA) — 2 x täglich 7 Glb.

  Enthält:
  - Argentum nitricum D19 (Silbernitrat)
  - Chlorophyceae D2 (Grünalgen)
  - Echinacea pallida D2 (Sonnenhut, ganze blühende Pflanze)
  - Eucalyptus globulus (Eukalyptus, Blatt)
  - Thuja occidentalis D2 (Lebensbaum, Triebspitzen)

Zur lokalen Therapie:

- *Majorana Vaginalgel* (WALA) — 1 x täglich abends ca. 1/3 Applikatorfüllung einführen

  (Zusammensetzung: siehe Arzneimittelporträt auf Seite 64)

Bei ausgeprägterer Schwächung und Dysfunktion mit chronisch-rezidivierenden Entzündungen:

- *Rosmarinus/Prunus comp., Gelatum* (WALA)

  Enthält:
  - Anus bovis D4
  - Anus bovis D8
  - Conchae D8 (Austernschale)
  - Cutis feti feminini bovis D4
  - Cutis feti feminini bovis D8
  - Funiculus umbilicalis bovis D4
  - Lavendulae aetheroleum (Lavendelöl)
  - Pars fetalis, Placenta bovis D4
  - Prunus spinosa (Schlehe, Frucht)
  - Pudendum femininum bovis D4
  - Pudendum femininum bovis D8
  - Rosmarini aetheroleum (Rosmarinöl)
  - Salviae officinalis aetheroleum (Salbeiöl)
  - Stannum metallicum D8 (Zinn)
  - Urtica urens D2 (große Brennnessel, blühendes Kraut)

Bei fehlender Döderleinflora gegebenenfalls in Kombination mit Joghurtbehandlung oder einem Döderleinpräparat, z. B:

- *Vagisan Milchsäure-Bakterien* Vaginalkapseln (Dr. Wolff).

Bei HPV-Infekten mit Dysplasie (siehe auch VI.5.4) oder größerer Ektopie:

- *Antimonit/Formica/Viscum* Vaginalovula (Apotheke an der Weleda) — 2 x wöchentlich für 10 Wochen

  Enthält:
  - Antimonit D6 (10 %) (Grauspießglanz)
  - Formica D1 (1 %) (Waldameise)
  - Viscum Mali D1 (5 %) (Mistel)

4.2.4 Heileurythmie

Bei chronisch-rezidivierenden Infektionen hilft auch die Heileurythmie. Die Offenheit für oder der reduzierte Widerstand gegen Infektionen kann gut mit der großen A-Übung oder auch mit der Übung A-H behandelt werden, bei der sich der ganze Organismus auf das Gefühl der Verehrung einstellt.

„Das A wirkt der tierischen Natur im Menschen entgegen." (Steiner 2003b, 34) Es festigt die Autonomie des Ichs über die animalische Kräfte. Bei der Übung A-H spricht Rudolf Steiner ganz konkret davon, dass hierdurch die Widerstandsfähigkeit des Organismus gestärkt wird (Steiner 2003b, 73).

Arzneimittelporträt *Majorana Vaginalgel* (WALA)

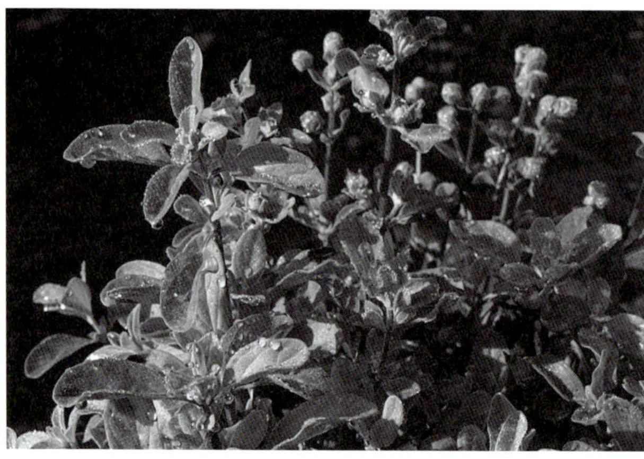

Majorana.
Foto: Weleda AG, Schwäbisch Gmünd

Dies ist ein sehr wertvolles und wirksames Arzneimittel, welches oft verordnet oder empfohlen werden kann, insbesondere bei Frauen vor dem Klimakterium, denn postmenopausal kann es manchmal unangenehm brennen.

Zusammensetzung:

- Acidum lacticum, Milchsäure
- Argentum colloidale D4, Silber als wichtiges entzündungshemmendes Medikament
- Calendula officinalis, Ringelblume (blühendes Kraut), antientzündlich und heilend für Haut und Schleimhaut
- Echinacea pallida, Sonnenhut (ganze blühende Pflanze), zentrales phytotherapeutisches Mittel bei Infektionen

- Kreosotum D4, Buchenholzteer
- Lilium lancifolium D1, Tigerlilie (blühendes Kraut mit Brutzwiebeln), wirkt antientzündlich
- Origanum majorana, Majoran (blühendes Kraut), durchwärmend und belebend
- Thuja occidentalis D1, Lebensbaum (beblätterte Triebspitzen), insbesondere bei viralen Infekten indiziert
- Ätherische Öle wie Thymianöl, Eucalyptusöl, Rosmarinöl, Salbeiöl

Indikation:

- Bei beginnenden Beschwerden sofort einsetzen, oft kann dann verhindert werden, dass der Infekt sich durchsetzt, meistens reicht in diesem Falle eine Behandlung über 3–4 Tage, immer nur 1 x täglich abends einführen.
- Bei bakterieller Vaginose im täglichen Wechsel mit einem Döderleinpräparat über vier Wochen lang.
- Bei akuter Candida vaginalis oder auch als Nachbehandlung nach antimykotischer Therapie über 7 Tage lang.
- Bei vaginaler Mischflora ca. 7 Tage lang.

4.2.5 Spezifische Infektionen

- *Candida albicans*

Hefepilze sind eukaryotische Lebewesen (d.h. mit eigenem Zellkern und Kernmembran), sie besitzen Fibrillen wie bei den Pflanzen und pflanzen sich in der Regel vegetativ durch Sprossung fort, obwohl die generative Fortpflanzung auch möglich ist. Als Erscheinungsform kennen wir die Blastosporen und das Pseudomycel. Sporen der Candida albicans sind ubiquitär, es handelt sich um opportunistische Infektionen, was beinhaltet, dass eine geschwächte Abwehr entscheidender ist als die Ansteckung. Die Abwehr verläuft fast immer zellulär, also ohne den humoralen Weg über Antikörperbildung. Es besteht nur eine relativ niedrige Virulenz.

Es macht den Eindruck, dass Pilze gewisse von den oberen Wesensgliedern „uneingebundene" Ätherkräfte brauchen, um sich ansiedeln und vermehren zu können.

Therapie: Bei ausgeprägtem Befall hat die Dynamik der Infektion ein Eigenleben bekommen, das oft mit antimykotischer Hilfe reduziert und eingedämmt werden muss, um dann durch eine Stärkung der Präsenz der strukturierenden und abwehrenden oberen Wesensglieder eventuell noch vorhandenen Sprossen keine Gelegenheit für erneute Vermehrungen zu bieten.

Hierzu eignet sich:

- *Majorana Vaginalgel* (WALA) — 7 Tage 1 x täglich abends 1/3 Applikatorfüllung
  (Zusammensetzung: siehe Arzneimittelporträt auf Seite 64)

Bei fehlender Döderleinflora soll diese auch wieder aufgebaut werden.

Bei rezidivierenden Infekten muss sorgfältig auf den Wärmehaushalt und die Ernährung geachtet werden.

- *Bakterielle Vaginose*

Die Symptomatik bei der bakteriellen Vaginose ist verstärkter vaginaler Fluor, eigenartiger Geruch (fischähnlich), manchmal mit brennenden Beschwerden, sowie eine erhöhte sonstige Infektanfälligkeit. Die Döderleinflora ist nicht vorhanden, stattdessen anaerobe Gardnerellen, die kein saures Milieu erzeugen, sondern viel basischer sind.

Bakterien sind im Gegensatz zu Pilzen prokaryot, besitzen also keinen Zellkern. Das genetische Material umfasst wesentlich weniger Basenpaare als bei den Pilzen, es befindet sich als DNA-Strang frei im Zytoplasma, meist als Nucleoid ohne Kernmembran zusammengeknäuelt. Die Vermehrung geschieht ausschließlich vegetativ. Bakterien sind im Organismus in der Lage, Toxine und Enzyme zu produzieren, diese bestimmen die Virulenz. Sie erzeugen eine humorale Abwehrreaktion, können ganze Organe oder Organsysteme beeinflussen und Fieber verursachen.

Bei der bakteriellen Vaginose scheint nicht, wie bei einer Candida-Infektion, zu viel unstrukturierte Ätherkraft brachzuliegen, sondern sie ist eher wie eine unzureichende Abgrenzung und Abwehr zu verstehen. Die Döderleinflora ist eigentlich Bestandteil des gesunden Organismus, so wie die Coli-Bakterien zu einem gut funktionierenden Darmsystem gehören. Wenn diese säureproduzierende und schutzbringende Flora nicht mehr vorhanden ist und stattdessen eine Flora vorliegt, die keinen Schutz bietet und unangenehm riecht, ist dies Ausdruck einer geschwächten Präsenz des Astralleibes und des Ichs.

Therapie: Aus den genannten Gründen wird eine Behandlung nur mit Döderleinbakterien oder Antibiose langfristig wenig helfen, was auch unsere Erfahrung deckt.

Hilfreicher ist eine längere Behandlung (4–8 Wochen) mit:

- *Majorana Vaginalgel* (WALA) 1 x täglich abends 1/3 Applikatorfüllung
  (Zusammensetzung: siehe Arzneimittelporträt auf Seite 64)

im Wechsel mit einem Döderleinpräparat, z.B.:

- *Vagisan Milchsäure-Bakterien* Vaginalkapseln (Dr. Wolff)

und

- *Argentum nitricum comp.* Globuli velati (WALA) 2 x täglich 8 Glb.
  Enthält:
  - Argentum nitricum D19 (Silbernitrat)
  - Chlorophyceae D2 (Grünalgen)
  - Echinacea pallida D2 (Sonnenhut, ganze blühende Pflanze)
  - Eucalyptus globulus (Eukalyptus, Blatt)
  - Thuja occidentalis D2 (Lebensbaum, Triebspitzen)

sowie abendliche Unterleibseinreibungen mit:

- *Kupfer Salbe rot* (WALA)

oder auch

- *Solum Öl* (WALA)
  Enhält:
  - Aesculus hippocastanum (Rosskastanie, Samen ohne Schale)
  - Equisetum arvense (Schachtelhalm, Kraut)
  - Lavandulae aetheroleum (Lavendelöl)
  - Solum uliginosum (Moorextrakt)

- *Chlamydien*

Chlamydien sind Bakterien, die Schleimhäute befallen, obligat intrazellulär leben und sich auch nur innerhalb der Wirtszelle vermehren können. Die im Urogenitaltrakt auftretende Chlamydia trachomatis wird sexuell übertragen und kann eine akute oder chronische lokale, aber auch systemische Erkrankung hervorrufen. Die Abwehr ist primär humoral.

Genitale Chlamydien-Infektionen können lokale Beschwerden wie Urethritis oder Zervizitis verursachen, aber ebenso ist es möglich, dass ohne eine solche Symptomatik mittel- oder langfristig Infertilität, Schwangerschaftskomplikationen (vorzeitige Wehen) und neonatale Infektionen auftreten, weshalb die Screening-Untersuchung eingeführt wurde.

Ein zusammenschauendes Bild der Erkrankung gibt den Eindruck einer überaktiven abbauenden Astralwirkung bei einer geschwächten ätherischen Grundlage.

Therapie: Neben einer antibiotischen Behandlung, die meist unumgänglich scheint, bei akuter Infektion:

- *Argentum D30/Echinacea D6 aa* Ampullen (Weleda) — 1 x täglich oder 3 x wöchentlich 1 Amp. s. c. in den Unterleib über einen Zeitraum von 2–4 Wochen

und

- *Mercurius vivus naturalis D6* Tabletten (Weleda) — 3 x täglich 1 Tabl. (GAÄD 2010, 112)

4.2.6 Virale Infekte

Viren sind keine eigenständigen Lebewesen, sondern hauptsächlich aus RNA oder DNA bestehende Fragmente ohne eigene Organellen (Mitochondrien) oder Enzyme. Für ihre Existenz und Fortpflanzung sind sie auf Wirtszellen angewiesen. Sie haben einen geometrischen Bau (z.B. Ikosaeder). Im Gegensatz zu Bakterien, die eher zu fieberhaften Erkrankungen gehören, haben virale Erkrankungen mehr mit Verhärtung, Kälte und Onkogenität zu tun. Im Genitalbereich kennen wir z.B. den Gegensatz zwischen der formauflösenden bakteriellen Ulkusbildung und den übermäßig stark geformten viralen Warzen. Bei der viralen Infektion erscheint eine Eigendynamik in der Gestaltung, die der Ich-Organisation und dem Astralleib unterliegen sollte.

- *Herpes Genitalis*

Der Herpes-simplex-Virus Typ 2 verursacht beim Primärinfekt eine schmerzhafte Bläschenbildung meistens mit regionalen (schmerzhafte inguinale Lymphknotenschwellung) oder generalisierten (Fieber und Kranksein) Begleiterscheinungen. Nach Abklingen der Symptome persistieren die Viren in den Wurzelzellen der Sakralnerven und können bei Schwäche und unzureichender Vitalität endogene Sekundärinfekte erzeugen, die meistens etwas milder und nur lokal verlaufen.

Aciclovir ist das gängige Mittel der Wahl bei Herpes-simplex-Infektionen. Es handelt sich um ein hochselektives Virostatikum, das die intrazelluläre virale DNA-Replikation hemmt. Es ist nicht in der Lage, die Viren zu eliminieren oder die Krankheit ausheilen zu lassen, sondern kann nur ihre Vermehrung hemmen. Angewandt bei primärem Herpes reduziert Aciclovir das Ausmaß der Infektion sowie die systemischen Symptome und verkürzt die Krankheitsdauer. Bei sekundärem oder rezidivierendem Herpes soll es die Rezidivintervalle verlängern und die Krankheitsdauer verkürzen. Während der Schwangerschaft ist es kontraindiziert.

Bei sekundärem Herpes sind die Ergebnisse mit den unten genannten Arzneimitteln zumindest vergleichbar wie mit dem Einsatz von Aciclovir. Bei der Erstinfektion hängt es von der individuellen Situation ab, ob zweigleisig gefahren werden soll.

Therapie im akuten Stadium:

- *Rhus toxicodendron* (Giftsumach, Blatt) D6 Dilution (Weleda) 3 x täglich 10 Trpf.

und

- *Herpes simplex Nosode* Ampullen (Heel) 1 x 1 Amp. bei Krankheitsbeginn.

Zur Rezidivprophylaxe:

- *Mezereum* D6 (Seidelbast, Zweigrinde) Globuli (DHU) 1 x täglich 7 Glb. 4–8 Wochen lang.

Zur lokalen Behandlung (Girke 2010, 140):

- Honig mehrfach täglich auftragen ca. 2–3 Tage,

anschließend:

- *Wecesin* Salbe (Weleda) 2–3 x täglich

  Enthält:
  - Arnica (blühende Pflanze)
  - Calendula (blühende Pflanze)
  - Echinacea purpurea (blühende Pflanze)
  - Quarz
  - Stibium metallicum praeparatum (Antimon)

- *Condyloma acuminata*

Das Humane Papillomavirus Typ 6 und 11 wird u.a. als Verursacher der Feigwarzen angesehen. Es handelt sich um dysplastische Wucherungen mit Streuungstendenz, aber mit einer Spontanregression von über 65 %.

Therapie:
Zur Stärkung des ätherischen Widerstands hilft der Lebensbaum:

- *Thuja occidentalis 10 %* Salbe (Weleda)
- *Thuja comp. N* Trituration (Weleda) — 2 x täglich 1 Msp.
  Enthält:
  - Argentum metallicum D3 (Silber)
  - Mercurius vivus D6 (Quecksilber)
  - Thuja occidentalis D6 (Lebensbaum, junge Triebe)

Zur spezifischen Abwehr bei HPV-Infekten (siehe auch S. 64):

- *Antimonit/Formica/Viscum* Vaginalovula (Apotheke an der Weleda) — 2 x wöchentlich über 10 Wochen.

Zusammenfassend erkennen wir unterschiedliche Eigenschaften bei den Infektionserregern. Viren sind potenziell onkogen, Bakterien können generalisierte Entzündungen mit Fieber verursachen, Pilze bewirken eher lokale Entzündungen.

4.3 Zystitis

Was bei den vaginalen Infekten über den Wärmehaushalt sowie über generelle Erschöpfung geschrieben wurde, trifft ähnlich auch bei den rezidivierenden Zystitiden zu.

Bei der akuten Zystitis ist es meistens möglich, auf eine antibiotische Therapie zu verzichten, wenn die Patientin bereit ist, eine Pause zu machen und sich mit einer Kanne Tee und mit einem Unterleibswickel ins Bett zu legen.

- *Argentum metallicum praeparatum 0,4 %* Salbe (Weleda) — auf den Unterleib.

Innerlich:

- *Cantharis Blasen Globuli velati* (WALA) — 3–6 x täglich 7 Glb. Nach 4–5 Tagen wieder absetzen oder 3 Tage Therapiepause.
  Enthält:
  - Achillea millefolium D2 (Schafgarbe, blühendes Kraut)
  - Cantharis D5 (Spanische Fliege)
  - Equisetum arvense D2 (Ackerschachtelhalm, grüne sterile Sprosse)
  - Vesica urinaria bovis D7

Bei starken Schmerzen oder Fieber:

- *Erysidoron 1* Dilution (Weleda) — 3 x täglich 15 Trpf.
  Enthält:
  - Apis mellicifa D2 (Honigbiene)
  - Belladonna D2 (Tollkirsche, ganze Pflanze am Ende der Blütezeit)

Insbesondere in der Schwangerschaft wird bei der Zystitis (oder auch bei der asymptomatischen Bakteriurie) sehr häufig antibiotisch übertherapiert. Wenn sonst keine Risikofaktoren vorliegen, wie z.B. Frühgeburtsbestrebungen, kann die hier genannte Therapie auch bei Schwangeren angewandt werden.

Vor einer eventuellen antibiotischen Therapie empfiehlt es sich, eine Kultur anfertigen zu lassen.

4.4 Adnexitis

Bei der Entstehung einer Adnexitis ist die Grenzüberschreitung schon deutlich fortgeschritten. Die Umstände, die bei der vaginalen Infektion beschrieben sind, müssen in diesem Fall ausgeprägter vorliegen. Diese Grenzüberschreitungen können auch sexueller Art sein, gewollt, zugelassen oder ungewollt. Wenn außerdem die Abwehr und der Wärmeorganismus geschwächt sind, kann eine akute oder chronische Adnexitis entstehen.

Die Tuben sind im Grunde das letzte Organ, welches die Bauchhöhle der Frau gegen aufsteigende Infektionen schützen kann. Dabei riskieren sie gegebenenfalls ihre eigene Existenz und Funktionsfähigkeit. Adhäsionen unterschiedlichster Ausprägung, bis hin zur Abszessbildung können die Folge sein.

Wahrscheinlich war der entzündungsbedingte beidseitige Tubenverschluss in früheren Zeiten für viele Frauen eine zwar ungeplante, jedoch nicht immer unwillkommene Verhütung, wenn die ersten Kinder schon geboren waren.

Zuerst sollte natürlich die Diagnostik gesichert werden (Labor, Bakteriologie, gegebenenfalls Laparoskopie). In schweren Verläufen ist eine stationäre Aufnahme und meistens eine antibiotische Behandlung ratsam.

Unter stationären Bedingungen mit engmaschigen Kontrollen ist aber auch ein Therapieversuch möglich mit:

- *Erysidoron 1* Dilution (Weleda) — 4 x täglich 20 Trpf.
  Enthält:
  - Apis mellicifa D2 (Honigbiene)
  - Belladonna D2 (Tollkirsche, ganze Pflanze am Ende der Blütezeit)

und täglich eine Infusion mit jeweils einer Ampulle

- *Argentum metallicum praeparatum* D12 (Weleda)
- *Stibium metallicum* D12 (Weleda).

Äußere Anwendung:

- *Stibium metallicum praeparatum 0,4 %* Salbe (Weleda) — 2 x täglich auf den Unterleib auftragen.

In der ambulanten Praxis oder auch begleitend zu der stationären Infusionstherapie:

- *Argentum D30/Echinacea D6 aa* Ampullen (Weleda) — 1 x täglich 1 Amp. s. c.

und

- *Antimonit/Echinacea comp.* Dilution (Weleda) 3 x täglich 20 Trpf.

  Enthält:
  - Antimonit D6 (Grauspießglanz)
  - Apis mellifica D6 (Honigbiene)
  - Argentum metallicum praeparatum D30 (Silber)
  - Astragalus exscapus D3 (Erdtragant, Blüte, Blatt und Samen)
  - Echinacea (Sonnenhut, blühende Pflanze)
  - Tuba uterina bovis D6

4.5 Mastitis nonpuerperalis

Die meistens akut beginnende Mastitis der nicht stillenden Brust ist keine große Seltenheit. Die akute, schmerzhafte und geschwollene Rötung mit zum Teil flinker Induration wird viel weniger von Fieber begleitet als die Wochenbettmastitis. Prädisponierende Faktoren sind Rauchen, Pilleneinnahme sowie ausgeprägte Erschöpfung. Bei baldigem Therapiebeginn kommt es fast nie zur Abszessbildung. Eine antibiotische Behandlung ist meistens nicht nötig.

Es sollten einige Tage Ruhe verordnet werden, allein schon um eine Behandlung mit Quarkwickeln zu ermöglichen.

- Quarkwickel
  Eine ca. 1–2 cm dicke Schicht biologischen Magerquark auf einem Stofftaschentuch oder einer Stoffwindel über eine Fläche von ca. 10 x 10 cm ausbreiten, das Tuch zuklappen und ca. 15–30 Minuten im Liegen auf die Brust legen. Dies mehrfach am Tag wiederholen.

- *Apis/Belladonna cum Mercurio* Globuli velati (WALA) 3–6 x täglich 8 Glb.

  Enthält:
  - Apis mellifica D4 (Honigbiene)
  - Atropa belladonna D3 (Tollkirsche, Frucht)
  - Mercurius solubilis Hahnemanni D14 (Quecksilberamidonitrat)

Es kann 2–3 Wochen dauern, bis die Induration nach Abklingen der Entzündung sich gelöst hat. Sonographische Nachkontrolle (und im Zweifel eine Mammographie) ist notwendig zum Ausschluss eines Karzinoms.

5. Endometriose

5.1 Einführung

Endometriose, versprengtes Endometrium, ist der Name eines laparoskopisch gestellten Befundes und dessen histologischer Bestätigung.

Bezogen auf die Patientin gibt es keine deutliche typische Konstitution. Die meisten Patientinnen sind normalgewichtig bis schlank, eher etwas lang gewachsen, vorwiegend stark in den Bewusstseinskräften (wach und präsent statt verschlafen träumend). Aber diese Beschreibung trifft sicher nicht immer zu.

An Endometriose muss immer gedacht werden bei jeder Form der chronischen und/oder zyklischen und/oder prämenstruellen Bauchschmerzen, insbesondere dann, wenn ein Kinderwunsch nicht in Erfüllung geht.

Das Lästige bei dieser Diagnose ist, dass die Übereinstimmung zwischen Befund und klinischer Symptomatik nicht immer überzeugend ist. So gibt es symptomfreie Frauen mit einem ausgeprägten Zufallsbefund, andere haben trotz typischer Symptome kaum einen Befund.

Pathophysiologisch handelt es sich um einen sehr merkwürdigen Vorgang, der sonst im Körper bei gutartigen Erkrankungen nicht bekannt ist: Einigermaßen normal funktionierende Endometriumschleimhaut befindet sich im Peritoneum des kleinen Beckens oder infiltriert dortige Organe wie Tuben, Ovarien oder auch Darm oder Blase, sehr selten ist eine Endometriose auch an entlegener Stellen zu finden. Im Gegensatz zu Tumormetastasen gibt es keinen „Primärtumor“ und ist das Gewebe nicht (oder kaum) entdifferenziert. Gerade das bereitet die Probleme, weil es zu monatlichen Blutungen kommt. Hierdurch entstehen entweder chronische Entzündungsprozesse mit Adhäsionen und Fibrosierungen in Darm- oder Tubenwand oder es bilden sich die klassischen Schokoladenzysten. Obwohl die zugrunde liegende Pathophysiologie bei beiden Arten gleich ist, gibt es nicht oft Mischformen. Es scheinen sich doch unterschiedliche Vorgänge abzupielen, und es scheinen auch unterschiedliche Menschen zu sein, die die Verwachsungsform oder die Zystenform bekommen.

Die Pathogenese ist weiterhin nicht eindeutig geklärt. Es rivalisieren die retrograde Transplantations- oder Verschleppungstheorie mit der der Metaplasie. In jüngster Zeit wird eine Kombination beider Modelle angedacht, durch den Nachweis endometrialer Stammzellen. Dabei sollen diese Stammzellen retrograd in die Bauchhöhle gelangen, dort sich implantieren und dann metaplastisch zu Endometriose differenzieren (Schweppe 2011).

5.2 Die Geste der Endometriose

Das Erscheinungsbild der Endometriose ist unruhig, sowohl räumlich als auch in der Zeit. Der operative Befund zeigt eine (partielle) Zerstörung der schönen, glatten, harmonischen Architektur des kleinen Beckens. Adhäsionen, punktförmige Peritonealeinblutungen, Fibrosen oder Schokoladenzysten, alle wirken mehr oder weniger unruhig, destruktiv und können bleibende Schäden verursachen. In dem meistens in sich ruhenden Myometrium kommt es bei der Endometriose oft zu einer erhöhten pathologischen und unkoordinierten Kontraktibilität.

Wer versucht sich vorzustellen, was organisch bei der Endometriose vorliegt, kann zu dem folgenden Bild kommen: Der Uterus und insbesondere das Endometrium sind normalerweise nicht dem eigenen Organismus zugewendet, sondern stehen der „Umwelt“ oder besser noch der nächsten Generation zur Verfügung, sind also eher nach außen statt nach innen orientiert. Das umgebende Myometrium bietet eine umhüllende Oase der Ruhe, mitten in einem Bereich der Bewegungen. Nur kurze Zeiten der gezielten Kontraktionen bei der Menstruation und der Geburt unterbrechen diese Ruhe.

Bei der Endometriose werden Teile des Endometriums an viel mehr nach innen gelegenen Stellen „zurückgehalten“ und „zerstreut“ und stehen für nichts und niemanden mehr zur Verfügung. Auch die ständigen unkoordinierten Kontraktionen des Myometriums bewirken, dass kein Ort der behutsamen Empfänglichkeit bereitgestellt wird. Die Folge ist das Ausbleiben einer Schwangerschaft, eine Dysfunktion in Form von Schmerzen und eine Schädigung der Struktur von einer oder mehreren Organen meist im Unterleib.

So wird nach innen zurückgehalten, was für die Außenwelt (Nachwelt) zur Verfügung stehen oder mit der Menstruation nach außen abgeschieden werden sollte.

Dabei wird die Innenwelt anatomisch und funktionell angegriffen, was den Fertilitätsverlust zur Folge hat sowie den Schmerz als gesteigertes Bewusstsein am falschen Ort erzeugt. Dies ist das Bild der Dynamik der Endometriose.

Es handelt sich um Teile eines gesunden Organs an falscher Stelle, die aber an diesen Stellen destruktiv wirken. In der anthroposophischen Onkologie wird Krebs als Sinnesorganwirkung an falscher Stelle beschrieben (siehe Seite 175). Das Endometrium ist kein Sinnesorgan, dient aber trotzdem dazu, etwas von außen aufzunehmen, was nicht für den Stoffwechsel benötigt wird. So gibt es doch einige Übereinstimmungen mit der Krebserkrankung: Neigung zur Metastasierung, Organinfiltration, Destruktion, aber auch Neoangiogenese (Ferreor, Ragni, Remorgida 2006). Im Unterschied zu Krebs gibt es bei der Endometriose keine Dysplasie oder kaum Zellentartung, ein geringeres destruktives Potenzial, meistens beschränkt auf den Unterleib, und sie ist selbstlimitierend, indem sie spätestens nach den Wechseljahren inaktiv wird (siehe Seite 78). Nur das endometroide Ovarialkarzinom steht in Zusammenhang mit Endometrioseherden am Ovar.

Wie bei dem Karzinom ist die Endometriose eine schleichende Erkrankung, die sich lange im Verborgenen entwickeln kann.

5.3 Therapie

Die gängige primäre Therapie ist die operative Laparoskopie, die auch Voraussetzung für die Diagnosestellung ist. Da die Endometrioseherde das Endergebnis einer pathologischen Dynamik sind, beinhaltet ihre operative Entfernung zwar, dass gegebenenfalls die Beschwerden geringer werden, aber eine Heilung kann damit nicht erreicht werden. Bei ausgeprägter Symptomatik oder großen Endometriosezysten in der Sonographie kann die Operation unumgänglich sein, sollte aber auch mit den unten ausgearbeiteten Therapien nachbehandelt werden.

Medikamentös ist die hormonelle Standardbehandlung (orale Gestagentherapie, GnRH-Analoga, Aromataseinhibitoren) selbstverständlich wirksam, da sie die Endometriumaktivität unterdrückt. Abhängig von der Ausprägung der Beschwerden und des Befundes sowie der Einstellung der Patientin kann dieser Weg gegangen werden. Aber auch hiermit wird die Erkrankung selber nicht therapiert. Der Krankheitsimpuls des nach innen halb metastasierenden Zurückhaltens dessen, was für die Außenwelt zur Verfügung stehen soll, wird durch die externe Steuerung des Hormonhaushalts nicht geheilt.

Oft ist es notwendig, in biografischen Gesprächen die Lebenssituation zu besprechen, da diese doch unter Umständen sehr von der Erkrankung geprägt sein kann oder möglicherweise auch umgekehrt.

Um die Endometriumfunktion wieder dahin zu lenken, wo sie gesunderweise hingehört, ist eine Behandlung mit dem Endometrium-Organpräparat sinnvoll. Um die Teilverwandtschaft mit Krebs zu therapieren, wird dies mit einem Mistelpräparat kombiniert.

Statt mit der Mistel kann auch mit *Helleborus niger* (Christrose, siehe Arzneimittelporträt auf Seite 75) behandelt werden.

Stibium metallicum praeparatum D6 (Weleda) fördert den Anschluss an der Peripherie und gleichzeitig die innere Geschlossenheit der Organsysteme.

- *Endometrium Gl* D12 Ampullen (WALA) — 2 x wöchentlich 1 Amp. s. c.

zusammen mit

- *Helleborus niger aquos.* D6 Ampullen (Helixor) — 2 x wöchentlich 1 Amp. s. c.

oder

- *Helleborus niger e planta tota* D6 Ampullen (WALA) — 2 x wöchentlich 1 Amp. s. c.

oder statt Helleborus ein Mistelpräparat, z. B.:

- *Helixor M* 1 oder 10 mg Ampullen (Helixor)

und

- *Stibium metallicum praeparatum* D6 Trituration (Weleda) — 2 x täglich 1 Msp.

Äußerlich unterstützen *Kupfersalbe* oder *Solum Öl*:

- *Kupfer Salbe rot* (WALA)
- *Cuprum metallicum praeparatum 0,4 %* Salbe (Weleda)
- *Solum Öl* (WALA)
  Enhält:
  - Aesculus hippocastanum (Rosskastanie, Samen ohne Schale)
  - Equisetum arvense (Schachtelhalm, Kraut)
  - Lavandulae aetheroleum (Lavendelöl)
  - Solum uliginosum (Moorextrakt)

5.3.1 Heileurythmie

Bei Patientinnen mit Endometriose tritt ein Ansatz zur Organbildung an falschen Orten in Erscheinung. Dies wird oft von Schmerzen begleitet und reduziert die Empfänglichkeit. Diese Bildungstendenzen am falschen Ort müssen wieder im richtigen Sinne eingegliedert werden. Aus dem Grund kann hier sehr gut die Lautreihe empfohlen werden, die Rudolf Steiner ursprünglich bei einer Krebspatientin angegeben hat. Mit dieser Reihe wird der Wärmeorganismus gestaltend und eingliedernd ergriffen. Es handelt sich um die Reihe: O E M L Ei B D. Wichtig bei dieser Reihe sind die Reihenfolge und der Wechsel zwischen Vokalen und Konsonanten.

- Das O bringt sämtliche Stoffwechselprozesse wieder miteinander in Zusammenhang und wirkt auf diesem Wege autonomen Wachstumsprozessen entgegen.
- Auch das E fügt zusammen und festigt die Autonomie des Ichs gegenüber wuchernden ätherischen Prozessen.
- Mit dem M bringt der Patient seine organischen Prozesse wieder in Einklang mit dem Seelisch-Geistigen. M ist ein Ausatmungslaut, was besonders zu der Endometriose passt.

- Das L bringt in lebendige Bewegung und verhindert die Erstarrung.
- „Sie werden leicht begreifen, dass ei, der Doppelvokal, so etwas wie ein liebevolles Anschmiegen bedeutet." (Steiner 1990, 69)
- B umhüllt und schützt den eigenen Innenraum gegen Fremdbestimmung und unterstützt so die Kraft, Eigenes statt Fremdes walten zu lassen.
- Mit dem D schließt diese Lautreihe ab, indem ihr durch den Organismus hindurch ein Boden gegeben wird.

Arzneimittelporträt *Helleborus niger* (Christrose)

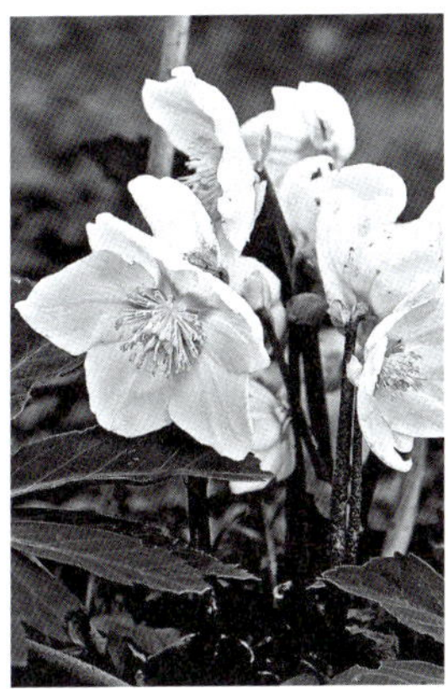

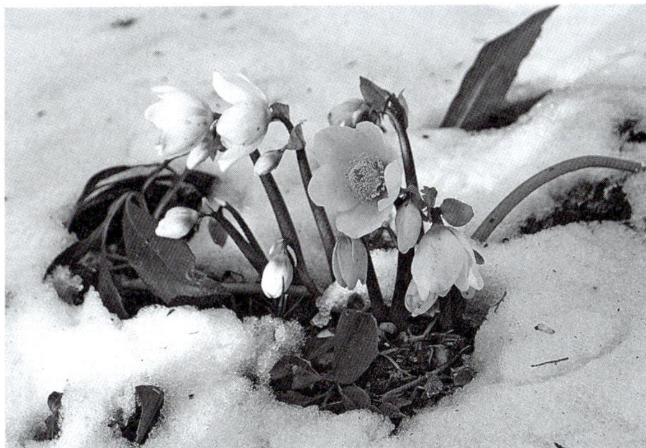

Helleborus niger (Christrose). Fotos: Helixor Heilmittel GmbH, Rosenfeld, R. Mandera

Die Christrose gehört zur Familie der Ranunculaceae (Hahnenfußgewächse). Sie ist, wie die Mistel auch, ein Winterblüher und stellt sich damit gegen den üblichen Jahreslauf. Die Hauptachse der Pflanze liegt als Rhizom im Boden. Aus ihm entspringen sowohl die Wurzeln als auch die Blätter. Die Blätter kommen direkt mit ihren Blattstielen aus der Erde, die Anordnung der ziemlich derben fünf bis neun Blättchen wird „gussförmig" genannt. Gegen November werden die ersten Blütenstängel aus den Blattachseln mit ihren Knospen sichtbar. Diese Knospen öffnen sich bald und blühen mit einem strahlenden Weiß, die Blütenblätter sind aber streng botanisch genommen keine Blütenblätter, sondern Kelchblätter. Die eigentlichen Blütenblätter sind zu kleinen, schlauchförmigen Nektarblättern umgebildet. Die weißen Kelchblätter bleiben ausgebreitet stehen und verfärben sich grün, wenn in den nächsten Monaten die Balgfrüchte in ihrer Mitte anschwellen. Die Blüten verwelken nicht, sondern bleiben noch monatelang etwas unscheinbar und grün erhalten.

Als Geste vermittelt diese besondere Dynamik Folgendes: Erst lassen sich die Kelchblätter seelisch berühren und dadurch weiß verfeinern, dann steigt das Vegetative, das Fruchtende hoch und bleibt aber nicht an seinem richtigen Ort – nämlich in den Früchten –, sondern breitet sich erstaunlicherweise auch in den Kelchblättern aus. Es „überschwemmt" die Kelchblätter mit aufbauenden, vegetativen Fruchtimpulsen. „Der Charakter des Beseelten schwindet im Verlauf der Blühzeit von Helleborus niger." (Soldner 2010)

Rudolf Steiner erwähnt Helleborus niger in Polarität zur Mistel, indem die Mistel, die die Erde scheut, auf Bäumen wächst und in sich kosmische Verhältnisse (kugelrunde Gestalt) zeigt, eher einen Bezug zum weiblichen Kräftesystem hat, während die Christrose, die sehr erdennah wächst, mehr zum Männlichen gehört. So soll Helleborus bei Geschwulstbildung bei der „Mannesnatur" und Mistel bei den Frauen eingesetzt werden (Steiner 1999c, 255).

Soldner verbindet Helleborus mit Patienten mit einem länger zurückliegenden Trauma, möglicherweise im Bereich „der Sexualität, der eigenen *Verfügbarkeit*", in dessen Folge eine „sich *verselbständigende Unruhe* und *Rückzugstendenz* auftritt" (Soldner 2010).

Das Endometrium hat insbesondere mit der *Verfügbarkeit*, mit dem Zur-Verfügung-Stellen zu tun, und gerade dieses Organ zeigt bei der Endometriose *Rückzugstendenzen*, wird nach innen gezogen, sodass die weibliche Empfänglichkeit durch die *verselbstständigende Unruhe* in Raum und Zeit gestört wird. Damit wird ein Aspekt der Endometriose, der gerade der weiblichen Natur widerspricht und damit der *Männernatur* näher steht, charakterisiert.

In Anlehnung an das Herstellungsverfahren der Mistelpräparate wird das Helleboruspräparat der Firma Helixor auch aus Sommer- und Winterernte zubereitet, die in einem speziellen Mischverfahren zu einem Arzneimittel verbunden werden.

Zur Verfügung als:

- *Helleborus niger aquos.* (D3, D4, D5, D6, D12, D20, D30) Ampullen (Helixor)
- *Helleborus niger e planta tota* (D3, D6, D12, D30) Ampullen (WALA)
- *Helleborus niger e planta tota* (D6, D12) Globuli velati (WALA).

6. Myombildung

6.1 Einführung

Myome sind gutartige, runde Wucherungen des Myometriums. Sie kommen häufig vor und sind oft symptomlos. Vor der Ultraschallära wurde deshalb die Diagnose wesentlich seltener gestellt. Myome wachsen vor allem in der Lebensphase zwischen 30 und 50 Jahren. Nach dem Klimakterium wachsen sie nicht weiter und werden in der Regel etwas kleiner. Es besteht keine überzeugende Korrelation mit Konstitutionstypen, ebenso wenig mit der Parität. Es gibt Myome sowohl bei langen, schlanken Frauen, die nie schwanger waren, sowie bei übergewichtigen Vielgebärenden.

Myome können sehr unterschiedliche Beschwerden hervorrufen:

- Blutungsstörungen, vor allem wenn Myome Cavum-nah liegen,
- Dysmenorrhoe, bei intramuralen Myomen,
- Fertilitätsstörungen, vor allem wenn Myome die Tubendurchgängigkeit und die Implantation beeinträchtigen,
- Störungen im Schwangerschaftsverlauf wie häufigere Aborte oder vorzeitige Wehen,
- bei entsprechender Lage und gewisser Größe Probleme für umliegende Organe (z. B. Harnblase).

Manchmal können Myome extrem groß werden (30 cm und mehr), ohne dass deutliche Beschwerden geäußert werden. Kleine, nicht schnell wachsende Myome, die keine Störungen verursachen, brauchen meistens keine Behandlung, vor allem wenn keine Schwangerschaft in Aussicht steht.

6.2 Uterus und Herz

Der Uterus ist ein Hohlorgan mit einer dicken Muskelwand, insofern besteht eine Ähnlichkeit mit dem Herzen. Auch in dem Muskelfaserverlauf ist diese Verwandtschaft zu erkennen.

Etwas außergewöhnlich ausgedrückt könnte man sagen, dass es eine Aufgabe des Herzens ist, das venöse Blut zu empfangen, es kurz zur Ruhe zu bringen und es dann wieder zu entlassen. Genauer formuliert: Das venöse Blut wird in dem Vorhof aufgenommen und von dort in die Herzkammer weitergeleitet, wo es ganz umschlossen und zur Ruhe gebracht wird. Nachdem die AV-Klappen geschlossen sind und bevor die Aorta- und Pulmonalklappen sich öffnen, ist dies der einzige Moment und Ort im Kreislaufgeschehen, wo das Blut nicht vorwärtsströmt, sondern ganz kurz „zu sich" kommen kann. So gesehen ist das Herz dasjenige Organ, das das Blut zum Stillstand bringt. Es ist vorstellbar, dass das Blut in dieser Ausnahmesituation neu impulsiert wird. Rudolf Steiner hat oft darauf hingewiesen, dass die Herzfunktion nicht verstanden werden kann, solange wir das Herz als Pumpe betrachten. Es ist vielmehr als Stauungsorgan und als Sinnesorgan zum inneren Wahrnehmen desjenigen, was aus dem oberen und dem unteren Menschen zusammenkommt, zu verstehen (Steiner 1999c, 37).

Das Herz ist ein Organ der Mitte, es verhindert, dass die beiden Pole (Nervensystem und Stoffwechselsystem) sich direkt berühren. Es bildet eine eigenständige Qualität, indem es zwischen den beiden einen pulsierenden Freiraum schafft, es hält die beiden auseinander, sodass dazwischen etwas Neues entstehen kann. Die Mitte ist nicht grau als eine Mischung von Weiß und Schwarz, sondern es entstehen Farben in der Begegnung zwischen Licht und Finsternis.

Was macht der Uterus? Er ist auch ein Hohlorgan und empfängt das, was von außen und was von innen kommt. Eigentlich empfängt er diese beiden in einem „Vorhof", nämlich in der Ampulla der Tube, da werden sie zusammengebracht und erst weitergeleitet bis in die Gebärmutterhöhle.

Dort wird das Neuentstandene in eine Ausnahmesituation gebracht, in der es ganz umschlossen von der Gebärmutter und von den eigenen sich entwickelnden Hüllenorganen ist. In diesem Freiraum, wo äußere Einflüsse so weit wie möglich ferngehalten werden, kann eine neue Impulsierung stattfinden. So lässt sich eine faszinierende Beziehung zwischen Herz und Uterus herleiten, die für ein wesentliches Verständnis dieser Organe hilfreich ist.

Der Uterus ist also geneigt, kosmische Impulse aufzunehmen. Bei der Myombildung handelt es sich um runde, undifferenzierte Wucherungen. In einem vor Ärzten gehaltenen Vortrag arbeitete Rudolf Steiner aus, dass durch die weibliche Kraft die neue menschliche Organisation zur Kugelbildung strebt, und von der männlichen Seite stammt der Impuls zur Spezialisierung und Gliederung hin zu den einzelnen Organen (Steiner 1999c, 207).

Wenn diese weiblichen Gestaltungskräfte zu sehr allein gelassen werden, wenn sie ungenügend von den eigenen oberen strukturierenden Kräften gebändigt werden, dann ist es denkbar, dass dies Anlass zur Myombildung wird.

6.3 Myombildung und Endometriose

Bei organischen Neubildungen ist immer ein Zusammenspiel zwischen undifferenziertem, ins Runde gehendem Wachstum und einem wachstumshemmenden, ausgestaltenden, wie von Außen kommenden Impuls wahrzunehmen. Sehr bildhaft ist dies z. B. in der Blattgestaltung verschiedener Pflanzen zu sehen.

Es gibt bei der Myomerkrankung, ebenso wie wir das auch bei der Endometriose gesehen haben, Ähnlichkeiten mit dem Krebs. Es handelt sich um Neubildungen mit autonomem Wachstum und Gewebsentdifferenzierung. Aber es findet keine Gewebsinfiltration statt, Organschädigungen können nur durch Verdrängung auftreten. Von Metastasierung kann kaum die Rede sein.

In Bezug auf ihre Verwandtschaft wie auch ihre Unterschiede zum Krebs stellen Myombildung und Endometriose Gegensätze dar.

Letztere nämlich zeigt keine Entdifferenzierung (das versprengte Endometrium ist funktionsfähig, im Gegensatz zum Myomgewebe); sie infiltriert Peritoneum, Darmwand und Blase (Myome verdrängen nur); und sie neigt viel stärker zur Metastasierung als Myome.

Es gibt nicht oft Frauen, die sowohl Myome als auch Endometriose haben, obwohl beides für sich sehr häufig vorkommt.

Weiter charakterisierend lässt sich sagen, dass die Endometriose mit ihren Schmerzen und destruktiven Neubildungen etwas zeigt von zu tief eingreifenden überformenden Sinneseinflüssen (Schmerz als übersteigerte Wahrnehmung und übersteigertes Bewusstsein) an falscher Stelle. Myombildung repräsentiert ein anderes Element. Das Myom kann eine erstaunliche Größe erreichen, ohne ins Bewusstsein zu geraten. Die Myombildung vertritt eher eine zu starke, vegetative und ungeformte Wucherung, der die Begrenzung der oberen Wesensglieder fehlt.

Therapeutisch lässt sich daraus ableiten, dass Frauen mit Endometriose eher etwas Lösendes brauchen sowie eine Verstärkung der aufbauenden Vitalität. Frauen mit Myombildung brauchen mehr Formkraft, mehr Engagement der wachstumshemmenden Gestaltung. Bei diesen Frauen ist auch die Frage zu stellen, ob es etwas in ihrer Biografie gibt, das sie unbewusst dazu veranlasst, sich aus dem Unterleibsgeschehen zurückzuziehen.

Karzinom	Endometriose	Myombildung
Neoangiogenese	+	-
autonomes Wachstum	+	+
Entdifferenzierung	(-)	+
Infiltration	+	-
Metastasierung	(+)	-
keine geschlechtliche Zuordnung	Eher „männliche“ Natur	Eher „weibliche“ Natur
keine natürliche zeitliche Begrenzung	zeitliche Begrenzung durch Klimakterium	zeitliche Begrenzung durch Klimakterium

Tabelle 2: Bezüge und Unterschiede von Endometriose und Myombildung zum Karzinom

6.4 Therapie

6.4.1 Therapeutische Ziele

Wann müssen Frauen mit Myomen behandelt werden und wann ist es nicht nötig? Wenn Myome nicht zu groß sind, günstig liegen (subserös), nicht schnell wachsen, sonographisch unauffällig aussehen und keine Beschwerden verursachen wie Blutungsstörungen, Schmerzen oder Druck auf umliegende Organe und wenn keine Schwangerschaft geplant oder gewünscht ist, dann brauchen Myome meistens nicht (operativ) behandelt zu werden. Trotzdem ist das Myomwachstum eine Störung des Systems, eine Einseitigkeit, die zu Deformationen und unkoordiniertem Wachstum führt. Deshalb scheint es doch sinnvoll, auch dann, wenn keine zwingende Behandlungsnotwendigkeit vorliegt, den Organismus therapeutisch anzuregen, diese Einseitigkeit zu beheben.

Weder mit einer operativen Myomenukleation oder Hysterektomie noch mit der Embolisation oder der GnRH-Behandlung wird dieses Therapieziel erreicht oder angestrebt.

Trotzdem kann es natürlich manchmal dringend notwendig sein, ein großes oder beschwerliches Myom zu entfernen. Aber auch dann ist eine medikamentöse Behandlung mit dem Ziel, die Veranlagung zur Myombildung zu beheben, indiziert.

6.4.2 Medikamentöse Therapie

Zur Behandlung der Myombildung, um das Wachstum zu stoppen und gegebenenfalls die Myome kleiner werden zu lassen, und zur Linderung der Hypermenorrhoe wird eine intensive Injektionsbehandlung empfohlen mit

- *Berberis e fructibus comp.* Ampullen (WALA) — 2–3 x wöchentlich
  (Zusammensetzung: siehe Arzneimittelporträt auf Seite 80) — 1 Amp. s. c. in die Bauchdecke

Wenn keine Blutungsstörungen vorliegen, sondern nur die Myombildung behandelt werden soll:

- *Berberis, Fructus* D2 Ampullen (Weleda) — 2–3 x wöchentlich s. c.

Es ist möglich, dass ein wenig Fieber und an der Einstichstelle ein Brennen mit lokaler Rötung entsteht, was als Begleitwirkung zu begrüßen ist, wenn es nicht zu ausgeprägt ist. Ansonsten muss die Dosis reduziert werden. Diese Therapie soll über eine längere Zeit fortgesetzt werden, aber immer wieder mit Pausen, z. B. vier Wochen behandeln, dann vier Wochen Pause etc.

Wenn die Myome kleiner sind und eine weniger intensive Behandlung brauchen, ist auch eine orale Therapie möglich:

- *Berberis e fructibus comp.* Globuli velati (WALA) — 2 x 10 Glb.
  (Zusammensetzung: siehe Arzneimittelporträt auf Seite 80)

oder

- *Berberis, Planta tota/Urtica urens* Tabletten (Weleda) — 2 x 1 Tabl.
  (Zusammensetzung: siehe Arzneimittelporträt auf Seite 80)

Oft kann mit diesen Therapien das Wachstum zum Stillstand gebracht oder auch eine meist nur geringe Verkleinerung erreicht werden. Myombedingte Beschwerden wie Hypermenorrhoe oder Dysmenorrhoe werden oft gelindert.

6.4.3 Heileurythmie

Wie auch bei der Endometriose liegen bei der Myombildung eine Eigendynamik des Wachstums und eine Überschreitung der Organgrenzen vor, aber nur selten stehen Schmerzen im Vordergrund. Heileurythmisch muss diese Wachstums- und Verhärtungstendenz eingegrenzt werden. Hierzu kann folgende Lautreihe angewandt werden: L O U M.

- L steht für die materieüberwindende Formkraft.
- Mit dem heileurythmischen O setzt die Patientin die Tendenz des Rundenden, des Aufplusternden aus sich heraus und befreit oder entlastet dadurch den Organismus.

- Das U erinnert an die ursprüngliche Architektur des Organismus bis tief in den Organismus hinein.
- M bekräftigt die Kraft, auf alles einzugehen, ohne die eigene Form zu verlieren, was als Urbild für eine gesunde Gebärmutter verstanden werden kann.

Arzneimittelporträt *Berberis/Urtica urens*

Rudolf Steiner hat für die Behandlung einer Patientin mit Myomen und Blutungsstörungen ein Kombinationspräparat aus den roten Beeren des Sauerdorns *(Berberis vulgaris)* und der ganzen blühenden Pflanze der kleinen Brennnessel *(Urtica urens)* empfohlen (Pelikan 1999, Band III, 154). Dabei soll die Berberis vor allem gegen die Myomgeschwulst wirken und Urtica urens gegen die Blutungsstörungen.

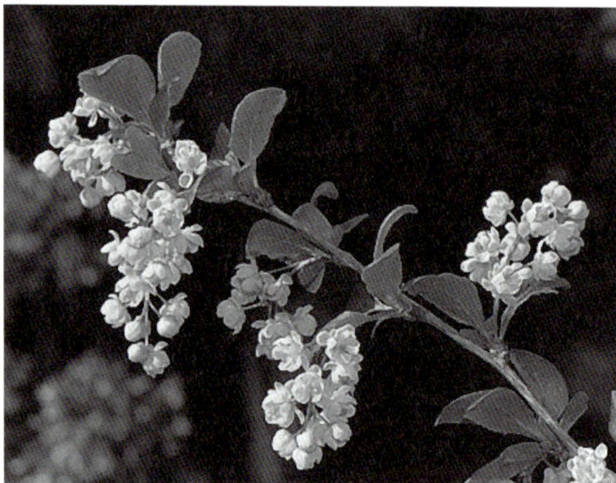

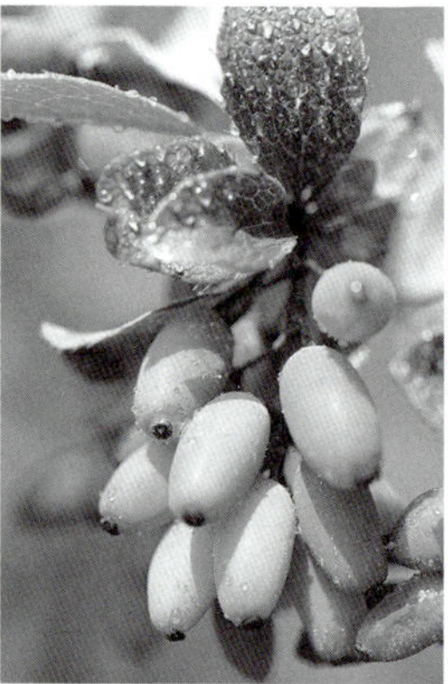

Berberis vulgaris (Sauerdorn) blühend (links), mit Früchten (rechts). Fotos: W. Arnold, Weleda AG, Schwäbisch Gmünd

Berberis vulgaris (Sauerdorn, Berberitze, Familie der Berberidaceae) ist ein sehr widerstandsfähiger Strauch, der wild vor allem in den Kalkgebieten Süddeutschlands vorkommt. Er erträgt sehr gut Trockenheit und steigt in den Alpen bis 2000 m hoch. Die Hecken in den Vordergärten sind nahe verwandte Arten, meist aus Japan, ihre Blätter und Beeren sind nicht so saftig und sauer. Die Hauptblätter der Zweige sind zu dreiteiligen Blattdornen zusammengezogen, die im Alter oft abbrechen. Aus ihren Achseln entspringen jedes Frühjahr kleine frischgrüne, sauer schmeckende Blattrosetten. Aus ihrer Mitte wachsen im Frühsommer die herabhängenden reichen gelben Blütentrauben, sie verbreiten einen schweren starken Duft. Die Astralisierung ergreift so sehr die ganze Pflanze, dass die charakteristischen Gifte (die verschiedenen Alkaloide wie Berberin in höheren Konzentrationen) vor allem in der Rinde der Wurzel vorkommen. In den sauren roten kleinen Beeren dagegen sind sie nicht mehr zu finden, diese enthalten Apfel-, Wein- und Zitronensäure. Trotz der Sonnenwärme bilden die Sauerdornfrüchte keinen Fruchtzucker, wie das andere Früchte tun (Madaus 1979, 702). Die Berberitze hält Säuren und Alkaloide so weit wie möglich auseinander, in den Blättern sind allerdings beide Substanzgruppen vereinigt.

In ihrer Gestalt zeigt diese Heilpflanze eine überstarke Formkraft (Dornen, kleine Blätter, äußerst geformte Blüten, kleine längliche Beeren), der jegliche Wucherung fern ist. Trotzdem muss sie ätherisch so stark sein, dass sie in kargen, trockenen Gegenden gedeihen kann.

In der Homöopathie wird überwiegend die Wurzelrinde der Berberis vulgaris benutzt. Diese Rinde galt auch lange Zeit als hervorragendes Mittel, um Wolle gelb zu färben. Es ist das Alkaloid Berberin, das gelb ist und auch in dem gelb-orangen Milchsaft von Chelidonium vorkommt.

In der Anthroposophischen Medizin wird sowohl die Wurzel (radix) als auch die Beere (fructus) oder die ganze Pflanze (planta tota) verwendet.

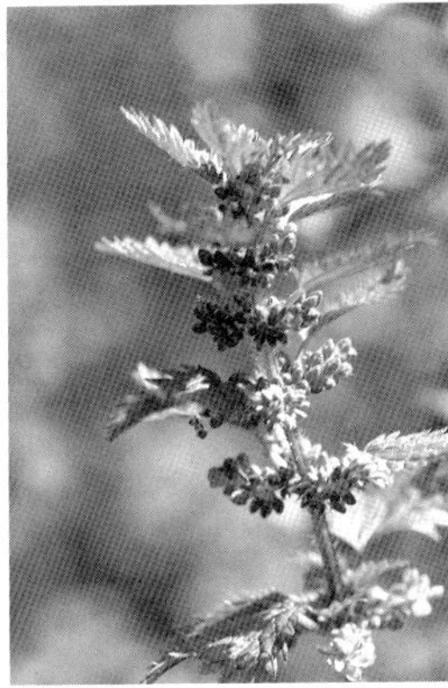

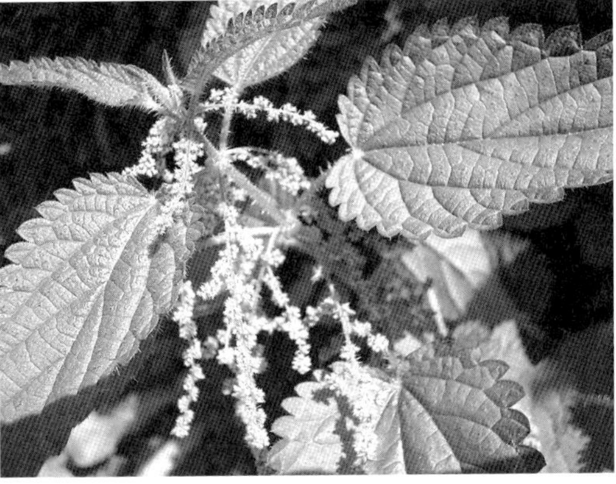

Urtica urens (kleine Brennessel), Urtica dioica (große Brennessel).
Fotos: WALA Heilmittel GmbH, Bad Boll, Michael Gasperl

Urtica urens (kleine Brennnessel). Obwohl die kleine Brennnessel auch einheimisch ist, bekommt man sie heutzutage kaum noch zu sehen. Sie hat nicht die gewaltige Vitalität von Urtica dioica – ihr Stängel ist zwar auch viereckig, aber ihre Blätter sind klein und eiförmig. Die Pflanze ist im Gegensatz zu dem größeren „Bruder" nur einjährig, zierlich, formt keine unterirdischen Ausläufer aus und verteilt ihre männlichen und weiblichen Blüten nicht auf zwei Pflanzen, sondern bleibt einhäusig. Stattdessen ist sie viel „brennender", daher der Name „urens".

Die Hauptsubstanzen des Nesselgiftes sind Histamin, Acetylcholin und Serotonin, sie enthalten Stickstoff und stammen aus dem Eiweißabbau.

Die Brennnessel vereinigt in sich einen Kieselprozess (Kieselhaare an Blättern und Stängel), den Stickstoff aus dem Eiweißabbau (jedoch nicht so weit getrieben bis zu einem Alkaloid) und einen Eisenprozess (wofür er auch als Mittel bei Anämie eingesetzt wird) (Vogel 1994, 212).

Zur Verfügung als:

- *Berberis, Planta tota/Urtica urens* Ampullen (D2/D3) und Tabletten (D1/D2) (Weleda)
  Enthält:
  - Berberis vulgaris (ganze blühende Pflanze)
  - Urtica urens (ganze blühende Pflanze)
- *Berberis e fructibus comp.* Ampullen und Globuli velati (WALA)
  Enthält:
  - Berberis vulgaris D1/Ampulle, Ø/Globuli (Frucht)
  - Urtica dioica D2 (ganze blühende Pflanze)
- *Berberis/Urtica urens* Ampullen und Globuli velati (WALA)
  Enthält:
  - Berberis vulgaris D1/Ampulle, Ø/Globuli (Wurzel)
  - Urtica urens D2 (blühendes Kraut)
- *Berberis/Uterus comp.* Ampullen und Globuli velati (WALA)
  Enthält:
  - Berberis vulgaris D1/Ampulle, Ø/Globuli (Wurzel und Kraut)
  - Granit D9
  - Magnesium sulfuricum D5 (Magnesiumsulfat)
  - Ovaria bovis D5
  - Oxalis acetosella D2 (Waldsauerklee)

- Urtica urens D2
- Uterus bovis D5
- Viscum album (Mali) D3 (Mistel)

Leider gibt es kein Präparat mehr mit der Beere des Sauerdorns und der blühenden kleinen Brennnessel, obwohl dies laut Pelikan die Angabe Rudolf Steiners für die Myombehandlung ist (Pelikan 1999, Band III, 154).

Getrennt kann gegeben werden:

- *Berberis, Fructus* D2 Dilution und Ampullen (Weleda)
- *Urtica urens ex herba* D6 Ampullen (WALA)
- *Urtica urens ex herba* D2/D4/D6 Globuli velati (WALA)

7. Lichen sclerosus

7.1 Einführung

Lichen sclerosus ist eine rätselhafte Hautkrankheit, die viele Beschwerden verursachen kann.

Sie ist nicht selten, wird oft recht spät diagnostiziert und betrifft überwiegend den weiblichen anogenitalen Bereich. Lichen sclerosus kann auch bei Männern auftreten, das Inzidenzverhältnis Frauen:Männer beträgt 10:1. Auch gibt es diese Erkrankung gelegentlich extragenital. Die Gesamtinzidenz wird auf 2% geschätzt. Sie kann alle Altersgruppen betreffen, auch präpubertäre Mädchen und Jungen, kommt aber gehäuft postmenopausal vor (O´Connell et a. 2008, Goldstein et al. 2005)·.

Auch hier tritt oft eine Diskrepanz zwischen dem Befund und dem Befinden auf. Bis zu 20% der betroffenen Frauen haben keine Beschwerden, manchmal erzeugen gering ausgeprägte Befunde starken Pruritus.

Das Hauptsymptom ist der Juckreiz und im späteren Stadium kommen oft schwere Dyspareunie durch Risse und Stenose sowie gegebenenfalls Beschwerden bei der Defäkation dazu. Außerdem gibt es das Risiko der malignen Entartung. Lichen sclerosus gilt zwar nicht als obligate Präkanzerose, aber wahrscheinlich besteht aufgrund der chronischen Reizung ein Entartungsrisiko von 3 bis 5% (Maclean, Jones 2009). Heute geht man davon aus, dass ein Vulvakarzinom entweder HPV-assoziiert ist (in 30 bis 40%) und sich dann über eine VIN (vulvar intaepithelial neoplasia) entwickelt oder auf der Basis eines Lichen sclerosus (Akerman, Dussour 2007) entsteht.

Der Befund zeigt eine dünne, glänzende Haut, später weißlich-blass und verdickt, starr, manchmal mit Purpura, Rissen und Stenosierung.

Der Verlauf ist meistens chronisch-progredient, typisch ist aber auch eine Dynamik mit Phasen der Verbesserung und Verschlimmerung.

Die Ursache ist unbekannt, sehr wahrscheinlich spielt eine Autoimmunkomponente eine Rolle (mindestens 20% der Frauen mit LS haben eine Autoimmunerkrankung, insbesondere der Schilddrüse). Auch wird eine stärkere genetische familiäre Veranlagung vermutet als bisher angenommen (Sherman, McPherson 2010).

Therapeutisch wird zurzeit vor allem hochdosierte lokale Kortisonsalbe empfohlen.

Eine Krankheit, die ein dauerndes Jucken im äußeren Genitalbereich verursacht, die durch Verengung und Risse den Geschlechtsverkehr erschwert, schmerzhaft oder unmöglich macht, die keine Infektion ist, sondern eine endogene Ursache hat, die unabhängig vom Alter auftreten kann und die unter Umständen in Krebs ausartet: Was spricht sich dadurch aus?

Was ist Juckreiz? Man könnte es umschreiben als zu viel Bewusstsein an einem bestimmten Ort, gesteigerter Juckreiz ist schon Schmerz. Normalerweise haben wir kaum ein Bewusstsein von unseren Stoffwechsel- und Gliedmaßenorganen, außer wenn es darum geht, die Außenwelt damit wahrzunehmen oder die eigene Bewegung und Haltung. Ich fühle meine Haut erst dann, wenn ich von außen berührt werde. Eine gesunde Haut, d. h. ohne Ekzem, ohne Mückenstich oder Verletzung, spürt sich selbst nicht.

Die Wahrnehmungsfähigkeit der Haut ist für die Außenwelt, sie soll nicht sich selbst wahrnehmen. Eine gesteigerte Wahrnehmung ist Juckreiz, dieser wiederum wird zum Schmerz.

So wie wir die Autoimmunreaktion kennen als krankhafte Reaktion eines Systems, das die Außenwelt wahrnehmen und darauf reagieren soll statt auf sich selbst, so ist Juckreiz wie eine ungesunde „Selbstwahrnehmung" zu verstehen. Wahrnehmung hat mit dem Nerven-Sinnes-System des Menschen zu tun, also mit dem oberen Pol, der im Gegensatz zu dem Stoffwechselbereich die Neigung zur Verhärtung, Überformung und Entvitalisierung hat. Die Hautveränderungen bei Lichen sclerosus werden charakterisiert durch Vitalitätsverlust, Verhärtung und Verengung. Das erhöhte Risiko der Krebsentstehung hängt ebenso mit einem Wahrnehmungs- oder Sinnesorgan an falscher Stelle wie mit der Verhärtung zusammen (siehe S. 175).

Es handelt sich also um einen zu starken Einschlag des Nerven-Sinnes-Systems, begleitet von einer Auto-Wahrnehmung, hauptsächlich im anogenitalen Hautbereich der Frau.

Warum speziell dort? Hat das etwas mit der Sexualität zu tun? Hat es eine psychosomatische Genese? Es gibt Hinweise, dass sexueller Missbrauch im Kindesalter in der Anamnese von Patientinnen mit LS gehäuft vorkommt (Warrington, de San Lazaro 1996). Allein entscheidend ist es jedenfalls nicht. Das Vorkommen in allen Altersgruppen, die familiäre Häufung und auch der fehlende oder nur schwache Hinweis auf psychosomatische Faktoren lässt noch viele Fragen offen.

7.3 Therapie

Das vorrangige therapeutische Ziel ist die Linderung des Juckreizes, die Vitalisierung der Haut sowie die Reduktion des Entartungsrisikos. Mit der lokalen Kortisontherapie wird der Pruritus erheblich gelindert, der Befund und das Krebsrisiko ändern sich kaum. Viele Patientinnen möchten sich nicht dauerhaft oder immer wieder mit Kortison behandeln.

Eine anthroposophische Therapie sollte sowohl eine konsequente lokale Salbentherapie umfassen als auch eine systemische Behandlung der Autoimmunneigung und einen Versuch, mit Heileurythmie die „Verhakung" des oberpolgeprägten Astralleibes aus der betroffenen Region zu lösen.

7.3.1 Lokal

Neben den Inhaltsstoffen der Salben bringt wahrscheinlich auch das tägliche Einreiben mit einer geeigneten Salbengrundlage eine spürbare Linderung. Es soll am Anfang etwas experimentell gesucht werden, welche Salben (gerne auch morgens und abends im Wechsel) von welcher Frau am besten beurteilt werden. Manche der hier genannten Salben helfen bei manchen Frauen sehr gut, andere wiederum bei anderen Frauen. Eine Ratio für dieses unterschiedliche Ansprechen konnte ich noch nicht entdecken.

- *Wecesin* Salbe (Weleda)
  Enthält:
  - Arnica (blühende Pflanze)
  - Calendula (blühende Pflanze)
  - Echinacea purpurea (blühende Pflanze)
  - Quarz
  - Stibium metallicum praeparatum (Antimon)

- *Viscum Mali e planta tota 3 %, Unguentum* (WALA)

- *Echinacea/Viscum comp., Gelatum* (WALA)
  Enthält:
  - Argentum metallicum D10 (Silber)
  - Calendula officinalis (Ringelblume, Blüte)
  - Cuprum aceticum D6 (Kupferacetat)
  - Cutis feti bovis D4
  - Echinacea pallida (Sonnenhut, blühendes Kraut)
  - Funiculus umbilicalis bovis D4
  - Placenta bovis D4
  - Rosmarini aetheroleum (Rosmarinöl)
  - Terebinthina laricina (Lärchenharz)
  - Viscum album (Mali) D2 (Mistel, ganze Pflanze)

- *Rosmarinus/Prunus comp., Gelatum* (WALA)
  Enthält:
  - Anus bovis D4
  - Anus bovis D8
  - Conchae D8 (Austernschale)
  - Cutis feti feminini bovis D4
  - Cutis feti feminini bovis D8
  - Funiculus umbilicalis bovis D4
  - Lavendulae aetheroleum (Lavendelöl)
  - Pars fetalis, Placenta bovis D4
  - Prunus spinosa (Schlehe, Frucht)
  - Pudendum femininum bovis D4

- Pudendum femininum bovis D8
- Rosmarini aetheroleum (Rosmarinöl)
- Salviae officinalis aetheroleum (Salbeiöl)
- Stannum metallicum D8 (Zinn)
- Urtica urens D2 (große Brennnessel, blühendes Kraut)

■ *Heilsalbe* (Weleda)
Enthält:
- Balsamum peruvianum (Perubalsam)
- Calendula officinalis (Ringelblume, blühende Pflanze)
- Mercurialis perennis (Bingelkraut, blühende Pflanze)
- Resina Laricis (Lärchenharz)
- Stibium metallicum praeparatum (Antimon)

■ *Propolis* Salbe (verschiedene Anbieter)

oder

■ *Aloe Vera Propolis* (verschiedene Anbieter)

■ *Imlan Creme Plus* (Birken AG)
Enthält:
- Birkenrinde

7.3.2 Systemisch oral

Zur Stärkung der Lebertätigkeit und damit der Unterscheidungsfähigkeit zwischen Selbst und Nichtselbst (Autoimmunbehandlung) eignen sich:

■ *Chelidonium comp.* Dilution (Weleda) 2 x 15 Trpf.
Enhält:
- Carduus marianus D1 (Mariendistel, Frucht)
- Chelidonium (Schöllkraut, Wurzelstock)
- Dryopteris filix-mas (echter Wurmfarn)
- Onopordum acanthium (Eselsdistel)
- Phyllitis scolopendrium (Hirschzungenfarn)
- Polypodium vulgare (Tüpfelfarn)
- Salix alba/purpurea/viminalis (Silberweide)
- Taraxacum (Löwenzahn)
- Urtica dioica (große Brennnessel)

- *Vitis comp.* Tabletten (Weleda) — 3 x 1 Tabl.
  Enthält:
  - Calcarea formicica D2 (Calcium und Ameisensäure)
  - Fragaria vesca (Walderdbeere, Blatt)
  - Stibium metallicum praeparatum D5 (Antimon)
  - Vitis vinifera (Weintraube, Blatt).

Zur Linderung des schmerzenden Juckreizes und zur Lösung der Verhakung des Astralleibes aus der erkrankten Region:

- *Rhus toxicodendron comp.* Globuli velati (WALA) — 2 x täglich 10 Glb.
  Enthält:
  - Aconitum napellus D3 (Eisenhut, Rhizom)
  - Gelsemium sempervirens D2 (Wilder Jasmin, Rhizom)
  - Granit D9 (Quarz, Feldspat und Glimmer enthaltendes Urgestein)
  - Leontopodium alpinum D3 (Edelweiß, blühende Pflanze)
  - Mandragora officinarum D3 (Alraune, Wurzel)
  - Toxicodendron quercifolium D3 (Giftsumach, Blätter)

7.3.3 Lokal s. c. injiziert

Bei ausgedehnten, ausgeprägten oder suspekten Befunden kann eine lokale Injektionsbehandlung hilfreich sein:

- *Senecio comp.* Ampullen (WALA)
  Enthält:
  - Olivenit D5 (nat. Kupferarsenat)
  - Senecio jacobaea D2 (Jacobs-Kreuzkraut, blühende Pflanze)
  - Spinacia oleracea D2 (Spinat, Wurzel)
  - Stannum metallicum D7 (Zinn)

oder

- *Mistel*, z.B. *Helixor P* 1 mg - 5 mg (Helixor) — 1 x wöchentlich 1 Amp. s. c.

zusammen mit

- *Formica* D6 (Rote Waldameise) Ampullen (Weleda)

7.3.4 Heileurythmie

Heileurythmisch soll angestrebt werden, die Auto-Wahrnehmung und Auto-Immunität zu behandeln und die abbauende Verhärtung aus dem Unterleib zu lösen. Dies kann z.B. mit folgenden Lauten geübt werden: S M H O L I.

- Mit dem S soll die abbauende Verhärtungsneigung wieder unter Kontrolle und in den Dienst der Ganzheit gestellt werden.

- Das M mildert die Schärfe der S-Übung und leitet über zum H.
- Mit dem H wird eine Lösung, eine Lockerung aus der Verfestigung und der Auto-Immunität bewirkt.
- Dann folgt das O, in dem die Seele sich offenbaren darf: „Das O offenbart den Menschen als Seele." (Steiner 2003b, 34)
- Das L sorgt für einen Ausgleich zwischen oben und unten sowie zwischen Auf- und Abbau.
- Abgeschlossen wird die Reihe mit dem I, das die eigene persönliche Existenz anspricht und zum Ausdruck bringt. Es reguliert das Verhältnis zwischen Innen- und Außenwelt.

8. Sexualität und Verhütung

8.1 Einführung

Die Geschlechtsorgane befinden sich im Bereich des Stoffwechsel- und Gliedmaßensystems. Aber sind es echte Stoffwechselorgane, wie es z.B. die Leber ist? Sicher nicht, denn sie stehen nicht im Dienste der eigenen Stoffwechselvorgänge, sondern höchstens (und das nur bei der Frau) derer der nächsten Generation. Von den Vorgängen in den Stoffwechselorganen (z.B. in der Leber) haben wir wenig Bewusstsein, wir merken sie kaum (und wenn, dann nur im Krankheitsfall). Vieles von dem, was sich in den Geschlechtsorganen abspielt, ist uns dagegen sehr bewusst. Bei der Frau gilt das sowohl für den Zyklus mit der unterschiedlichen Verfassung in der ersten und zweiten Zyklushälfte als auch für die oft schmerzhafte Menstruation (wo gibt es sonst regelmäßig wiederkehrende physiologische Schmerzen?) und natürlich für die eigentliche sexuelle Funktion. Bei Männern gilt dies noch mehr, der Sexualtrieb ist oft ausgeprägter und organgebundener als bei Frauen. So ist die „Freigabe" der Spermien mit dem Orgasmus ein zentraler Bestandteil der sexuellen Funktion, während sich die Ovulation viel unbewusster und unabhängig von der sexuellen Regung vollzieht.

Neben dieser Bewusstseinsverbindung der Geschlechtsorgane (im Gegensatz zu den echten Stoffwechselorganen wie der Leber) fällt auf, dass sie sehr krankheitsanfällig sind. Obwohl es ein recht kleines Organsystem ist, finden wir bei Frauen über 40% der Malignomerkrankungen in den Geschlechtsorganen (inkl. der Mammae), bei Männern sind es über 30%. Ebenso gibt es häufig chronische (und krebsverwandte) Krankheiten wie Endometriose, Myombildung, Prostatahypertrophie, und dann natürlich die große Gruppe der Infektionskrankheiten.

Frauen		Männer	
Mammakarzinom	29%	Prostatakarzinom	27%
Endometriumkarzinom	6%	Hodenkrebs	3%
Ovarialkarzinom	5%	Peniskarzinom	1%
Zervixkarzinom	3%		
Vulvakarzinom	1%		
Geschlechtsorgane	44%	Geschlechtsorgane	31%

Tabelle 3: Prozentualer Anteil der Geschlechtsorgane an der Gesamtinzidenz der Malignitäten

Warum ist dieses Organsystem so krankheitsanfällig? Dies ist bei Stoffwechselorganen nicht üblich. Um eine mögliche Antwort auf diese Frage zu geben, brauchen wir einen kleinen Exkurs.

Die Embryologie zeigt uns, dass die Gonaden recht hoch im Abdominalraum angelegt werden, fast am Zwerchfell angrenzend. Bei beiden Geschlechtern vollzieht sich dann ein Deszensus, der aber bei den Mädchen eher aufhört und sich bei den Jungen bis nach außerhalb des Bauchraumes fortsetzt. Stammen die Keimdrüsen ursprünglich aus einem Bereich, der dem Rhythmischen viel näher liegt als dem des Stoffwechsels?

Die typischen Organe des Rhythmischen Systems sind Lunge und Herz. Charakteristisch für dieses Organpaar ist:

- Beide haben einen eigenen Rhythmus, der sich in einem Verhältnis von 1:4 zueinander verhält, sie sind aufeinander angewiesen und arbeiten eng zusammen.
- Beide haben als Aufgabe, zwei Welten miteinander zu verbinden, ohne sie zu vermischen. Die Lunge verbindet Außen- und Innenwelt, aber mit der Alveolenwand wird letztendlich eine Trennung aufrechterhalten. Das Herz verbindet den kleinen mit dem großen Kreislauf, aber es darf nicht zu einer Verbindung zwischen den beiden Herzhälften kommen.
- Beide Organe bilden in gewisser Hinsicht ein polares Gespann. Die Lunge lebt im Luft-Element, das Herz im Flüssigen; die Lunge ist dem Kopf und dem Bewusstsein näher, das Herz dem unbewussten Bauchraum; die Lunge offenbart sich in einer schier unendlichen Vielzahl von Alveoli, das Herz konzentriert sich auf ein Zentrum.
- Beide Organe haben zwar einen engen Bezug zum Astralleib und damit zum Gefühlsleben, wobei das Herz mehr dem Ätherischen (Flüssigen) und die Lunge dem Astralen nahesteht. Jeder kennt den direkten Bezug zwischen den Gefühlen und der Funktion von Herz und Lunge.

Wie sieht dies bei den Geschlechtsorganen aus?

Bei den weiblichen Geschlechtsorganen liegt es nahe, sie als rhythmische Organe zu erkennen: wegen des Vierwochenrhythmus und des Uterus als herzverwandtem Hohlmuskel.

Bei Männern erscheint zunächst wenig Rhythmisches. Doch wie sieht die Zeitgestalt der männlichen Gonaden aus? Die Lebensdauer der reifen Spermien beträgt maximal eine Woche. Die Spermiogenese ist zeitlich konstant und dauert 63 bis 64 Tage (neunmal eine Woche), dies könnte man die „Schwangerschaft der Spermien“ nennen.

Der Rhythmus orientiert sich bei Männern an der Woche, bei Frauen am Monat (oder besser gesagt an vier Wochen).

> So klingen die Rhythmen der männlichen und weiblichen Gonaden in einem Verhältnis von 1:4 zusammen und erinnern damit an die Beziehung zwischen Lunge und Herz.

Wie diese bilden auch die Geschlechtsorgane ein Gespann der Gegensätze, denken wir allein schon an die unendliche Vielzahl der Spermien und die Konzentration auf monatlich nur eine Eizelle. Auch haben beide einen engen Bezug zum Astralleib, wobei auch hier das Weibliche mehr mit dem Ätherischen und das Männliche mit dem Astralischen verbunden ist.

Aber Herz und Lunge befinden sich in enger räumlicher Nähe, liegen direkt in- und umeinander im Brustkorb. Das Paar der Geschlechtsorgane dagegen ist nicht (mehr) zusammen. Während der ersten Embryonalwochen waren sie noch kurze Zeit zusammen, dann sind sie getrennte Wege gegangen. Sie sind in die Schwere auseinandergefallen, getrennt und dadurch unvollkommen geworden. Nur in ganz bestimmten Momenten sind die beiden Geschlechtsorgane ganz nah zusammen und liegen direkt in- und umeinander. Diese Organe können nicht alleine jedes für sich ihre Aufgabe erfüllen, genauso wenig wie Lunge und Herz nicht ohne einander funktionieren können.

Kann dieses Unvollständig-Sein vielleicht eine Erklärung dafür sein, dass die Geschlechtsorgane so krankheitsanfällig sind?

Auf jeden Fall ist es nachvollziehbar, dass die männlichen und weiblichen Geschlechtsorgane einander brauchen und dass dieses Getrennt-Sein mit der Sehnsucht nach Vereinigung sowohl auf körperlicher als auch auf seelischer Ebene zu tun hat.

In der Art der Sexualität, sowohl physiologisch wie seelisch, ist auch etwas von den Gegensätzen der rhythmischen Organe zu erkennen. So könnte man die männliche Sexualität systolisch und die weibliche diastolisch nennen.

Wenn eine Vereinigung stattfindet, können diese beiden Organe ihre Aufgabe erfüllen und mit der Befruchtung zwei Welten, die sehr weit voneinander entfernt sind, nämlich die kosmische und die irdische Welt, miteinander verbinden, so wie Herz und Lunge zusammenarbeiten und im Kleineren Außen- und Innenwelt verbinden.

Heute können wir viel einfacher und sicherer als früher die Sexualität von der Fortpflanzung trennen. Die Funktion der Geschlechtsorgane dient primär der Erfüllung einer sexuellen Vereinigung, die manchmal eine Schwangerschaft zur Folge haben kann.

Zwei sich liebende Menschen suchen intime Nähe und Vereinigung, weil sie dazu ein tiefes Bedürfnis und eine natürliche Sehnsucht haben, und manchmal wird das begleitet von dem Wunsch, zusammen ein Kind empfangen zu wollen.

In sehr alten Märchen wird beschrieben, wie die Vereinigung von Mann und Frau sich im Schlaf vollzog. In dem Wortgebrauch „miteinander schlafen" ist das noch zurückzuverfolgen. Heute ist das nicht mehr der Fall, es fordert jetzt das wache, bewusste Erlebnis.

Die Trennung von Sexualität und Fortpflanzung liegt in der Natur der Sache, sie hängt einerseits mit der Trennung der Geschlechter zusammen, andererseits damit, dass der Astralleib sich in den rhythmischen Organen viel freier und selbstständiger (d.h. ungebundener von den physisch-ätherischen Vorgängen) bewegen kann als das in den Stoffwechselorganen der Fall ist. Diese Trennung ist nicht durch das moderne Verhütungsangebot zustande gekommen. Sie war schon vorher da, aber steht heute fast jedem zur Verfügung und ermöglicht eine selbstbewusstere Sexualität.

8.2 Hormonelle Verhütung

8.2.1 Geschichtliches

In früheren Jahrhunderten waren es vor allem die klassischen Geschlechtskrankheiten (Gonorrhoe und Syphilis), die durch die Tubenadhäsionen für eine bleibende Unfruchtbarkeit der Frauen verantwortlich waren. Die Verwendung von Schwämmchen oder auch Kondomen aus Tierdarm wurde nur sporadisch beschrieben und hat keine breite Anwendung gefunden.

Auch die Gliederung des weiblichen Zyklus in fruchtbare und unfruchtbare Tage ist erst seit ca. 1950 so weit bekannt geworden, dass daraus eine Verhütungsmethode entwickelt werden konnte.

Die Popularisierung der Verhütung ist mit der interessanten Biografie Margaret Sangers (1878–1966) verbunden (Asbell 1996). Sie arbeitete in den Zwanzigerjahren als Sozialarbeiterin in den armen Hafenvierteln New Yorks. Dort musste sie immer wieder miterleben, wie Frauen, von ihren sporadisch heimkehrenden Ehemännern schwanger geworden, sich illegalen Abtreibungen unterzogen, daran häufig starben und viele Kinder hinterließen. Da sie viele solcher Situationen hautnah miterlebt und -erlitten hatte, wuchs in ihr der starke Impuls, diesen Frauen zu helfen. Aus diesem sozialen Engagement entstand der Entschluss, dass ein Mittel entwickelt werden sollte, das Schwangerschaften verhindert und so „harmlos wie Aspirin" eingenommen werden kann.

Mithilfe einer sehr vermögenden, frauenpolitisch aktiven Freundin (Katharine McCormick) wurde 1951 ein namhafter medizinischer Forscher (Gregory Pincus) mit dieser Aufgabe beauftragt. Fünf Jahre später fanden die ersten „Feldversuche" auf der Insel Puerto Rico statt. 1960 kam die erste Antibabypille unter dem Namen *Enovid* auf den amerikanischen Markt, ein Jahr später wurde *Anovlar* der Firma Schering in Deutschland zugelassen. Was aus der sozialen Not geboren wurde für Frauen, die sich sonst nicht vor einer weiteren Schwangerschaft schützen konnten, wurde in Europa als Durchbruch für die sexuelle Befreiung gefeiert – und ebenso stark kritisiert.

Es ist einmalig, dass rein aus persönlichem sozialem Engagement und privater Finanzierung ein so wichtiges Pharmaprodukt entwickelt wurde. Keine wirtschaftlichen Kalkulationen, sondern Idealismus, geboren aus der Betroffenheit und dem Mitgefühl mit den Frauen, die der sexuellen Übermacht ihrer Männer ausgeliefert waren, stand Pate bei der Geburt der Pille. Sehr rasch nach dieser Geburt wurde sie aber von den Pharmafirmen vereinnahmt und gekonnt vermarktet.

Selbstverständlich hatte die Einführung der Pille einen großen Einfluss auf die gesellschaftliche Entwicklung, insbesondere auf die sogenannte sexuelle Revolution oder sexuelle Befreiung der Frau.

Die übermäßig strenge und prüde Tabuisierung der Sexualität außerhalb oder vor der Ehe sowie die einseitige sexuelle Machtposition der (Ehe-)Männer konnte durch die Pille durchbrochen oder zumindest gelindert werden. Dies muss anerkannt werden.

Ob das wachsende (nicht nur sexuelle) Selbstbewusstsein der Frauen durch die Pille zum Erwachen kam (was oft behauptet wird) oder schon vorher dabei war, aufzuwachen und nur durch die Pille etwas beschleunigt wurde, bleibt wohl unbeantwortet.

Der Jubiläumssatz „Die Pille, 50 Jahre Selbstbestimmung" hat aber eine Schattenseite, die Pille ist auch für 50 Jahre (hormoneller) Fremdbestimmung verantwortlich. Die Freiheit und das Selbstbewusstsein gab es nicht umsonst, dafür wurde die Preisgabe der individuellen hormonellen Gestaltung des weiblichen Organismus verlangt.

8.2.2 Die „Pille"

Bei der Betrachtung der Wirkungen und Auswirkungen der hormonellen Verhütung konzentrieren wir uns zunächst auf die Pille, da diese am weitesten verbreitet ist (schätzungsweise nehmen 70 Millionen Frauen weltweit die Pille, in Deutschland sind es 50 % der Frauen zwischen 14 und 24 Jahren) und die Wirkungsweise der anderen hormonellen Verhütungsmethoden (Pflaster, Stäbchen, Spritze) sich nicht wesentlich von der der Pille unterscheidet.

Die Einnahme der gängigsten Einphasenpille hat zur Folge, dass über drei Wochen ein fast gleichbleibender Östrogen- und Gestagenspiegel vorhanden ist, der einerseits den ovulationsauslösenden LH- und FSH-Peak verhindert und andererseits die hormonelle Tätigkeit der Ovarien nahezu vollständig unterdrückt, das heißt, die Ovarien produzieren dann kaum noch körpereigenes Östrogen und Progesteron.

Was sich im natürlichen Zyklus zeitlich getrennt als östrogenbetonte erste und dann als gestagenbetonte zweite Zyklushälfte abspielt, mit den entsprechenden Folgen für die Proliferation und Differenzierung des Endometriums, ist während der Pilleneinnahme ungetrennt und kontinuierlich gleichzeitig.

Der weibliche Zyklus hat drei wesentliche Merkmale, die ein typischer Ausdruck des weiblichen Organismus in der fruchtbaren Lebensphase sind:

- Ein beweglicher, individuell variabler Rhythmus, der mal 26 oder auch 31 Tage betragen kann, abhängig von inneren und äußeren Umständen.
- Zwei polare Zyklushälften, die ähnlich wie z.B. bei der Ein- und Ausatmung zusammengehören, aber zeitlich versetzt sind wie bei einer Sinuskurve.
- Aus physiologischen Gründen hat jede Frau mal eine stärkere, mal eine schwächere Menstruationsblutung. Damit hat sie die Möglichkeit, ihren Eisenhaushalt und die Eisenausscheidung zu individualisieren.

Wenn eine Frau die Pille einnimmt,

- wird der bewegliche Rhythmus zum extern bestimmten Takt und damit berechenbar und vorhersagbar; es ist keine individuelle Variation mehr möglich,
- wird sowohl im Körperlichen wie im Seelischen der Zyklus egalisiert und in einen Zustand gebracht, der eher der Lutealphase gleicht; es finden also keine Atem- oder Wellenbewegungen mehr statt,
- wird die Menstruationsstärke und damit die Blutausscheidung konstant gehalten und dem Organismus wird diese individuelle Regulationsmöglichkeit genommen.

Zusammenfassend bedeutet dies, dass die individuelle Prägung des Zyklus durch die Pille blockiert und den oberen Wesensgliedern die Gestaltung des Menstruationsvorganges sowie ein rhythmisches Sich-Verbinden mit und Wieder-Lösen von dem unteren Menschen verwehrt wird.

Die Atembewegung der Wesensglieder im Monatsrhythmus wird verhindert. Dies ist als wichtigste Nebenwirkung der Pille zu betrachten. Die Folge davon ist nicht nur eine Vitalitätsabnahme der Funktion der Geschlechtsorgane, auch die bewusst erlebte rhythmische Veränderung in der seelischen Verfassung wird gedämpft. Der Wechsel von dem Weiten der Seele (1. Hälfte) und dem Wieder-Hineinholen (2. Hälfte) kann nicht mehr stattfinden.

Die organische Fruchtbarkeit auf Basis der Eizellreifung sowie der Vorbereitung des Endometriums wird verhindert. Ebenso kann man sich vorstellen, dass auf seelischer Ebene eine Art Unfruchtbarkeit eintritt, ein Verlust der seelischen Schöpferkraft, indem die biologische Anregung für die Atembewegung der Seele (erst in die Welt hinausgehen, danach in sich hineinnehmen) nicht mehr gegeben ist.

Schauen wir auf einige der sonstigen Nebenwirkungen und ihre Folgen für die Wesensglieder:

- Die erhöhte Anfälligkeit für vaginale, aber auch systemische Infekte ist Ausdruck einer herabgesetzten immunologischen Abwehr, welche eine Aufgabe der oberen Wesensglieder ist. Es können zum Teil ausgeprägte rezidivierende Infekte auftreten.
- Das erhöhte Thromboserisiko aufgrund eines Anstieges der Gerinnungsfaktoren VII und VIII und Absinken von fibrinolytischen Faktoren wie Antithrombin III

(Keck et al. 2002, 135) ist Ausdruck einer Hemmung der Wirkung der Ich-Organisation im Blut. Im Organismus hindert die Ich-Organisation fortdauernd die Gerinnung des Blutes, in der Außenwelt gerinnt das Blut spontan (Steiner, Wegman 2000, Kap. 16); bei erhöhter Gerinnungsneigung ist dieser Ich-Einfluss zu schwach und/oder sind die Außenwelteinflüsse (Fremdbestimmung) zu stark. Beides trifft bei der Pilleneinnahme zu. Bei nicht rauchenden Pilleneinnehmerinnen ist das relative Risiko, eine Thrombose zu bekommen, drei- bis fünfmal höher als bei gleichaltrigen gesunden Frauen ohne Pille (Trenor, Chung, Michelson 2011). Bei Raucherinnen, die die Pille nehmen, ist es um ein Siebenfaches erhöht.

- Die Beeinflussung zahlreicher Leberfunktionen wie Globulinsynthese, Fettstoffwechsel und Verminderung der Verfügbarkeit der B-Vitamine deuten auf eine Änderung/Hemmung im körpereigenen, von den oberen Wesensgliedern geprägten Substanzhaushalt. So kann ein Folsäure- und Vitamin-B-Mangel und in dessen Folge eine Anämie entstehen, was wiederum die Infektabwehr schwächt.
- Die Zunahme der Insulinresistenz (Leidenberger et al. 2005, 231), die zwar gering ist und nur selten klinisch relevant, wird primär einer Gestagenwirkung zugeschrieben. Auch dies deutet auf eine Hemmung der Wirkung der Ich-Organisation im Bereich des Zuckerstoffwechsels.
- Die immer wieder auftretenden seelischen Veränderungen bei Frauen, die die Pille nehmen, wie Müdigkeit, Libidoverlust (Wallwiener et al. 2010) und Neigung zu depressiver Verstimmung, weisen auf eine zu starke Beeinflussung des Astralleibes durch den unteren Menschen hin sowie auf ein zu geringes Engagement des Ichs auf den Astralleib.

Die Auflistung dieser Nebenwirkungen lässt erkennen, wie hauptsächlich das Einwirken der Ich-Organisation auf den unteren Menschen und auch auf den Astralleib durch die Einnahme der Pille erschwert wird. Welche Folgen dies für eine Frau, die viele Jahre die Pille nimmt, haben kann, ist nicht bekannt. Welche Folgen könnte es z.B. haben, wenn Frauen in der Lebensphase, in der sie ihr Ich entfalten und eine Ich-Du-Beziehung zu einem anderen Menschen aufbauen wollen, pillenbedingt eine erschwerte Präsenz ihres Ichs hätten?

Eine ganz andere Auswirkung der Pille ist die, dass vermittelt wird, dass Verhütung Frauensache sei. Sowohl die körperliche Belastung als auch die tägliche Verantwortung für die Einnahme gehen auf das Konto der Frau. Hiermit nimmt sie unter Umständen dem Mann die Möglichkeit, sich für die Verhütung mitverantwortlich zu fühlen. Dies kann insbesondere bei jugendlichen Männern negative Folgen für die Entwicklung eines angemessenen Verantwortungsbewusstseins in der Partnerschaft haben.

8.2.3 „Pille" und Freiheit

Die sogenannte „Befreiung der Sexualität" durch die Pille – in den ersten Jahrzehnten nach der Zulassung der Pille wurde sie von vielen als Mittel zur sexuellen Befreiung der Frau gefeiert – hat zwei Seiten. Einerseits ist die Befreiung von der Angst vor den Folgen der Sexualität – nämlich einer Schwangerschaft – gemeint, andererseits auch die Befreiung von den erdrückenden sittlichen gesellschaftlichen Normen und Tabus.

Wie ist der Gebrauch des Freiheitsbegriffs in diesem Zusammenhang zu verstehen? In seinem Buch „Die Philosophie der Freiheit", in dem R. Steiner die erkenntnistheoretische

Grundlage für die Entwicklung der anthroposophischen Geisteswissenschaft ausgearbeitet hat, formuliert er u. a. Folgendes:

„Eine Handlung wird als eine freie empfunden, soweit deren Grund aus dem individuellen Teil meines individuellen Wesens hervorgeht; jeder andere Teil einer Handlung, gleichgültig, ob er aus dem Zwange der Natur oder aus der Nötigung einer sittlichen Norm vollzogen wird, wird als unfrei empfunden." (Steiner 2011b)

Wenn die Befreiung von der sittlichen Norm sowie von dem Zwang der Natur zu einer Handlung führt, die aus dem „individuellen Teil meines individuellen Wesens" hervorgehen kann, ist dies in der Auffassung Steiners als Freiheitszunahme zu würdigen.

Ist die Verhütung mit der Pille deshalb als Befreiung zu verstehen? Durch die Verhütung wird die Verbindung zwischen Fortpflanzung und Sexualität getrennt, diese Verbindung ist aber keine zwingende. Der Seele wird ein „freier" Zugang zu der Sexualität ermöglicht. Wie oft ist aber erlebbar und erkennbar, dass die Sexualität ab einem gewissen Stadium eine zwingende Natur hat. Es ist nicht selbstverständlich, unter Umständen sogar nur scheinbar, dass die Sexualität freier – in dem Sinne, dass sie aus dem „individuellen Teil meines individuellen Wesens hervorgeht" – wird, wenn mit der Pille verhütet wird. Es ist sicherlich möglich, in diesem Sinne von Freiheit in Bezug auf Sexualität zu sprechen, dies erfordert aber einen hohen Reifungsgrad der Individualisierung des eigenen Gefühls- und Trieblebens.

Der Preis für die Verhütung mit der Pille ist einer, der die Physiologie des Organismus durch extern zugeführte Hormone in eine ihm fremde Gestalt zwingt, die weniger Variation und Beweglichkeit zulässt. An die Stelle tritt mechanisierender Takt. Dies ist mit einem Begriff aus der Geisteswissenschaft Rudolf Steiners als ahrimanischer Einfluss zu charakterisieren. Eine in die Scheinfreiheit gehende Sexualität, wobei einem der verführerische Gedanke vermittelt wird, dass die Taten keine Folgen (im Sinne einer Schwangerschaft) haben werden, ist stark von luziferischem Einfluss geprägt.

Es gibt viele Beispiele, wo in der Kulturentwicklung versucht wird, luziferische Erwartungen mithilfe von ahrimanischer Technik zu ermöglichen. Auch gibt es wertvolle Fortschritte, die dank eines überlegten Einsatzes der Technik zustande kommen konnten. Bei der Pille ist der Unterschied, dass es sich hierbei um einen manipulierenden Eingriff in den menschlichen Organismus selbst handelt, der über viele Jahre hindurch fast täglich durchgeführt wird. Der Körper als Instrument für Seele und Geist wird dadurch undurchlässiger für deren Wirkungen. Die Pille entindividualisiert die Funktion der weiblichen Geschlechtsorgane und kann auf diese Weise unter Umständen die Orientierung eines jungen Menschen in der Welt, insbesondere auch im Sozialen, erschweren.

Viele Frauen, die jahrelang die Pille genommen haben und dann absetzen, berichten über eine Art innerer Befreiung aus einer Einschränkung, die sie während der Pilleneinnahme nicht oder kaum wahrgenommen haben.

8.2.4 Ärztliches Handeln

Bei der Pille handelt es sich nicht um ein Medikament, sondern um ein Lifestyle-Produkt. Das hippokratische Prinzip des „Primum ni nocere" beinhaltet, dass wir weder durch das Weglassen noch durch das Geben eines Rezepts den Patienten schaden dürfen. Wenn die Pille rezeptiert wird, kann nicht (oder nur selten) von einem therapeutischen Handeln die Rede sein. Durch die oben genannten Nebenwirkungen der Pille ist die Möglichkeit des unnötigen Schadens durchaus gegeben. Wenn eine junge Frau in die Praxis kommt und die Pille wünscht, kommt sie manchmal trotzdem aus einer gewissen Not. Wenn der betreffende Arzt es ablehnt, ihr die Pille zu verordnen, gibt es für die Frau nichts Leichteres, als zu einem der vielen anderen Frauenärzte zu gehen. Der betreffende Arzt könnte dann seine Hände in Unschuld waschen ... oder doch nicht?

Ähnliches trifft auch zu, wenn der Arzt gründlich aufklärt und erwartet, dass die junge Frau selber die Entscheidung für oder gegen die Pille trifft und sie dies alleine für sich verantwortet. Auch dann kann der Arzt meinen, die Verantwortung abgegeben zu haben. Bei einer erwachsenen Frau, die zu einem reflektierenden Gespräch über das Ziel und die Folgen der Pille in der Lage ist und die sich dann bewusst für diesen Weg entscheidet, kann er hoffen, dass diese Entscheidung in einem gewissen Maß in Freiheit getroffen wird und der Arzt dies mit dem Rezept respektieren kann, jedoch ohne die Patientin mit dieser Entscheidung alleine zu lassen. Wenn aber eine junge Schülerin in die Praxis kommt, die unter dem Druck ihrer sozialen Gruppe, ihres Freundes, der Gesellschaft und der sexuellen Medienberieselung steht und nicht in der Lage ist, die Konsequenzen einer Pilleneinnahme für ihre innere Verfassung und weitere Reifung ihres Ichs zu erkennen, dann ist plötzlich doch eine Situation eingetreten, die therapeutisches Handeln erfordert. Es gibt dann für den Arzt keine Möglichkeit mehr, sich der Frage zu entziehen, da er weder mit gutem Gewissen die Verantwortung der Schülerin noch einem anderen Kollegen abgeben kann.

Die eingetretene Notlage der jungen Frau ist für den Arzt eine pädagogisch-medizinische Aufgabe geworden, der er sich stellen muss.

8.2.5 Andere Methoden der hormonellen Verhütung

Ist Verhütung nur mit Gestagenen (Gestagenpille, -spirale, -stäbchen) weniger eingreifend in die weibliche Physiologie als mit der üblichen Östrogen/Gestagen-Kombination? Dass nur in den „Gestagenbereich" eingegriffen wird, würde dafür sprechen; auch die Tatsache, dass meistens keine Ovulationshemmung stattfindet und die Verhütung in erster Instanz durch die Blockade des Zervixschleims erzielt wird. Auch die Nebenwirkungen bezüglich des Gerinnungssystems sind bei der reinen Gestagenverhütung nicht vorhanden. Trotzdem sind die vermehrt auftretenden subjektiven Nebenwirkungen sowie das Ausbleiben oder Unregelmäßigwerden der Blutung ein Nachteil. Eine eindeutige Antwort auf die gestellte Frage nach der Gestagenverhütung ist deshalb nicht zu geben.

Parenterale Verhütung mit z. B. dem Verhütungsring oder -pflaster ist vom Wirkungsansatz und Nebenwirkungsspektrum vergleichbar mit der Pille, die Hormonkonzentrationen im Blut unterscheiden sich nicht wesentlich. Der Ring (wie auch die Hormonspirale) wirkt ebenso wenig „lokal" wie das Pflaster.

Die „Pille danach" als Notfallverhütung wird in der heutigen niedrigen Dosierung recht gut vertragen, trotzdem ist nicht auszuschließen, dass eine Befruchtung schon stattgefunden hat und es sich um eine sehr frühe Form der Abtreibung handelt. Meistens wird aber die Befruchtung verhindert. Wenn es um das sogenannte Restrisiko des Kondomunfalls geht, kann man mit ziemlicher Sicherheit sagen, dass es für den Organismus der Frau wesentlich schonender ist, ein- (oder auch zwei-)mal im Jahr die Pille danach zu nehmen als täglich die Pille.

In Hinblick auf sämtliche Verhütungsmethoden können drei Gruppen unterschieden werden:

- Methoden, die in die Natur des Organismus eingreifen (hormonelle Verhütung, Sterilisation und IUP),
- Methoden, die die Natur des Zyklus und die fruchtbaren Tage berücksichtigen und den Umgang mit der Sexualität einschränken (natürliche Familienplanung, NFP, mit oder ohne Computer),
- Barrieremethoden (Kondom, Diaphragma).

8.3.1 Sterilisation

Bei der Tubenligatur und der Vasektomie handelt es sich um einen operativen Eingriff, bei dem ein Organ (oder Bestandteil eines Organs) verletzt, durchtrennt und damit in seiner anatomischen Struktur geändert wird. Im Gegensatz zu z. B. der Appendektomie, bei der ein krankes Organ entfernt wird, sind die Tuben oder Samenleiter nicht erkrankt. Zu bedenken ist auch, dass es sich um Organbereiche mit einer vermittelnden, verbindenden Aufgabe handelt. Insbesondere bei der Frau sind es die Tuben, die eine direkte, fast offene Verbindung zwischen der Außenwelt und dem Peritonealraum erlauben. Nach der Ligatur und Durchtrennung ist diese Offenheit nicht mehr gegeben.

Bei der Frage, ob eine Vasektomie oder eine Tubenligatur zu bevorzugen ist, kann es eine Überlegung sein, dass die Samenleiter wenig Vitalität aufweisen und eher einer funktionellen „Verbindungsleitung" ähneln, während die Eileiter sehr vital sind und eine äußerst differenzierte Anatomie und Physiologie haben.

8.3.2 Spirale

Die Spirale ist ein mechanischer Fremdkörper, der über lange Zeit in dem besonderen Innenraum der Gebärmutter verweilt und dort eine leichte Irritation oder Reizung verursacht. Bei der Kupferspirale werden durch die Kupferwirkung sowohl die Beweglichkeit der Spermien gehemmt als auch die Verfassung des Endometriums gereizt. Die primär verhütende Wirkung ist die Hemmung der Beweglichkeit und der Kapazitation der Spermien und damit die Verhinderung der Befruchtung. Weiter bewirkt die Spirale eine Implantationsverhütung, wenn doch eine Befruchtung und die ersten sechs Tage der embryonalen Entwicklung haben stattfinden können, dies kann deshalb als früher Abbruch beurteilt werden. Neben den Nachteilen wie Hypermenorrhoe, erhöhtem Infektionsrisiko, erhöhtem Risiko für Tubargravidität, ist für manche Frauen die Vorstellung, einen Fremdkörper in ihrer Gebärmutter zu haben, sowie die Tatsache der Implantationsverhütung Anlass, sich gegen die Spirale zu entscheiden.

Für die Gestagenspirale ist nach Angaben des Herstellers die Befruchtungsquote sehr viel niedriger (sodass es auch seltener zur Implantationsverhütung kommt). Ansonsten gelten ähnliche Überlegungen wie bei der Gestagenpille und der Kupferspirale beschrieben.

Als Vorteil wird oft erwähnt, dass eine Frau mit der Spirale sich fünf Jahre lang gar nicht um die Verhütung zu kümmern braucht. Ähnliches gilt natürlich auch für die Sterilisation. Ob es wirklich ein Vorteil ist, wenn kein Bewusstsein mehr für die Verhütung aufgebracht werden muss, sei noch dahingestellt.

8.3.3 Die Zyklusmethode

Die Biologie der weiblichen Geschlechtsorgane ermöglicht nur maximal sechs bis sieben fruchtbare Tage pro Zyklus. Die Dauer dieses Fruchtbarkeitsfensters wird von der Qualität (Lebensdauer) der Spermien bestimmt. Bei kurzlebigen Spermien gibt es pro Zyklus womöglich nur einen bis zwei fruchtbare Tage kurz vor oder während der Ovulation.

Zur Bestimmung dieser fruchtbaren Phase (eigentlich nur der Ovulation, um dann daraus zu schließen, dass gerade die fruchtbaren Tage beendet werden) stehen heute verschiedene Methoden zur Verfügung. Klassisch ist die symptothermale Methode (natürliche Familienplanung oder Rötzer-Methode), die die Temperaturmessung kombiniert mit der Beurteilung des Zervixschleims. Wird diese Methode sorgfältig angewandt, hat sie eine Sicherheit, die mit der der Pille vergleichbar ist (Pearl-Index 0,4). Sie respektiert die Integrität des Organismus und nutzt seine Gegebenheiten, sie wird auch die partnerschaftliche Verhütungsmethode genannt, da beide ein Zyklusbewusstsein haben müssen. Der einzige Nachteil ist, dass während der präovulatorischen Phase die Frau oft eine erhöhte Libido erfährt, sodass die natürliche Familienplanung in dieser Hinsicht „weniger natürlich“ ist. Ansonsten kann jedes Paar die Handhabung nach eigenem Bedarf mehr oder weniger sicher machen, indem z. B. in der fruchtbaren Zeit Kondome genutzt werden oder Abstinenz angesagt ist.

Für die Bestimmung der fruchtbaren Tage gibt es zwei computerisierte Verfahren: den Temperaturcomputer mit einem Pearl-Index 2 oder auf Basis einer Hormonbestimmung (z. B. im Urin) mit einem Pearl-Index 5. Beide sind damit wesentlich unsicherer als die „altmodische“ symptothermale Methode.

Zyklusmethoden sind weniger zuverlässig bei Frauen, die einen unregelmäßigen Zyklus haben, wie z. B. in der Zeit kurz vor und während der Wechseljahre oder bei unregelmäßigen Nachtdiensten.

8.3.4 Barrieremethoden

Der konkurrenzlose Vorteil des Kondoms bleibt die Verhütung vor sexuell übertragbaren Infektionskrankheiten. Außerdem wird es nur bei Bedarf genutzt, während die Pille an 21 Tagen im Monat genommen wird, auch wenn in der Zeit nur ein- oder zweimal tatsächlich Verhütungsbedarf besteht. Das Kondom lässt sich gut mit anderen Methoden kombinieren.

Das Diaphragma bietet nicht den gleichen Schutz gegen Infektionen und ist auch in der Sicherheit dem Kondom etwas unterlegen. Trotzdem ist es eine empfehlenswerte Methode bei Paaren, die in einer stabilen Beziehung leben und bei denen eine Schwangerschaft keine Katastrophe wäre. Als Diaphragmagel eignen sich die Produkte, die auf Basis von Milchsäure ohne Spermizide hergestellt sind, wie z. B.

- *Contracep grün.*

*

Zusammenfassend lässt sich sagen, dass das Angebot der Verhütungsmethoden solche enthält, die eine erhöhte Aufmerksamkeit und Präsenz direkt im Zusammenhang mit der Sexualität erfordern und fördern (symptothermale Methode, Barrieremethode) und solche, bei denen das Thema Verhütung aus dem Bewusstsein (Spirale und Sterilisation) oder aus dem direkten (zeitlichen) Zusammenhang mit der Sexualität (Pille) genommen werden kann.

Gleichzeitig sind die erstgenannten Methoden diejenigen, die die Integrität des Körpers respektieren und daran nichts ändern.

Eine Sexualität ohne erforderliche Aufmerksamkeit für die Verhütung erkauft diese sogenannte Entlastung mit einem Eingriff in die Physiologie oder Anatomie des Organismus.

Für die modernen Menschen, die nicht mehr im Schlafbewusstsein miteinander verkehren, ist ein bewusster Umgang mit Sexualität und Verhütung zeitgemäß.

8.4 Verhütungsberatung im Jugendalter

Mit der Menarche oder Pubarche sind die Mädchen zwar geschlechtsreif, aber nicht erwachsen. Das durchschnittliche Alter der Geschlechtsreife verfrüht sich seit ca. 150 Jahren kontinuierlich. Um 1900 fand die Menarche in Mitteleuropa durchschnittlich mit 15 bis 17 Jahren statt, heute in Schnitt mit elf bis zwölf Jahren. Gleichzeitig können wir eine Verzögerung der seelischen Reifung bemerken. So zogen um 1900 viele Jugendlichen mit 15 in die Lehrjahre, jetzt wollen viele Studierende auch mit 22 gerne noch zuhause wohnen. Durch diese früher werdende geschlechtliche und eher verzögerte seelische Reife verlängert sich die spannende, herausfordernde, aber auch vulnerable Lebensphase zwischen diesen beiden Ereignissen.

Mit der Geschlechtsreife erwacht auch die Libido. Seit den recht sicheren und gut zugänglichen Verhütungsmöglichkeiten liegt auch die Sexarche heute wesentlich früher als noch vor 50 Jahren, aber mit einer großen Streuung: Laut einer Studie der Bundeszentrale für gesundheitliche Aufklärung von 2006 haben 10% der 14-Jährigen schon ihren ersten Geschlechtsverkehr gehabt, aber 30% mit 17 Jahren noch nicht (BZgA 2006, 43). Sind die Jugendlichen in diesem Alter ausreichend in der Lage, selber verantwortungsvoll über die Art der Verhütung und deren Konsequenzen zu urteilen und sich zu entscheiden?

In einem pädagogischen Aufsatz (Steiner 2011a) führte Rudolf Steiner aus, nach welchen Gesetzmäßigkeiten die Entwicklung der Kinder und Jugendlichen verstanden werden kann. Dabei unterscheidet er unterschiedliche Reifestadien der Wesensglieder:

- Mit der Geburt wird eigentlich nur der physische Leib geboren.
- Mit ungefähr 7 Jahren, so Steiner, findet die Geburt des Ätherleibes statt, der bis dahin dem Wachstum diente und ab sieben auch für Bewusstseinsvorgänge zur Verfügung steht (deshalb geht intellektuelle Frühförderung auf Kosten der ätherischen Vitalität).
- Mit ungefähr 14 wird der Astralleib geboren (sodass wir für die Zeit von 7 bis 14 von der „Schwangerschaft des Astralleibes“ sprechen können), hiermit erscheint ein Spektrum an Gefühlen über mich selber, die anderen und über die Welt. Dies hat auch mit einer gefühlten Trennung sowie einer ersehnten Verbindung zwischen Innen- und Außenwelt zu tun. Gleichzeitig beginnt die Suche nach Antworten auf Fragen wie „wer bin ich“ und „was will ich“. Dies sind die Fragen, die auf die „Schwangerschaft des Ichs“ hinweisen, auf die Vorbereitung des Erwachsenwerdens.
- Mit ungefähr 18 bis 23 Jahren ist die Zeit, in der das Ich geboren werden kann. Dann tritt der Mensch erst als Körper-Seele-Geist-Wesen vollständig in Erschei-

nung, sein Ich wird geboren und kann in eigener Verantwortung und aufgrund eigener Urteilsbildung seinen Lebensweg gehen. Dies ist natürlich ein Ideal, manchmal dauert die Geburt des Ichs viel länger, und es kann erhebliche „Geburtskomplikationen“ geben.

Eltern und Pädagogen sind eigentlich Geburtshelfer zunächst für die Geburt des Ätherleibes, dann des Astralleibes und schließlich auch noch für die Geburt des Ichs.

Vor diesem menschenkundlichen Hintergrund ist ein Sexualkundeunterricht in einem viel umfassenderen Rahmen zu gestalten als nur als Aufklärung über sexuell übertragbare Infektionskrankheiten und gute, sichere Verhütung. Abhängig von der Entwicklungsstufe der Kinder/Jugendlichen sollten unterschiedliche Themen bearbeitet werden, die die Pubertätsentwicklung, die Beziehung zwischen Mädchen und Jungen, das Verhältnis zu den Eltern, aber natürlich auch die Sexualität und die Verhütung betreffen. Ein erstes Konzept für eine Sexualkunde in der Waldorfpädagogik mit ausführlicher Materialsammlung liegt in Buchform vor (Maris, Zech 2006).

Da ab dem Alter von 14 bis 16 Jahren eine gewisse äußerliche Reife vorliegt, könnten sowohl die Jugendlichen selber als auch die Eltern/Erzieher meinen, dass auch schon eine ausreichende innere Reife vorliege. Der manchmal schwierige Spagat dieser Lebensphase spielt auch in die Verhütungsberatung hinein.

Wer als Arzt einerseits den medizinisch-pädagogischen Hintergrund einer solchen Situation ernst nimmt und andererseits auch die ärztlich-hippokratische Verantwortung, wird bemerken, dass es nicht um die Frage geht, ob ein Pillenrezept ausgestellt wird, sondern wie Jugendliche bei ihrer eigenen Urteilsbildung und ihrem Umgang mit Partnerschaft, Sexualität und Verhütung unterstützt und begleitet werden können.

So kann es notwendig sein, ausführlich auf die in diesem Kapitel besprochenen Aus- und Nebenwirkungen der Pille einzugehen, wenn irgendwie möglich gemeinsam mit dem Freund. Es scheint mir angemessen, zu vermitteln, dass die Pille nicht eine harmlose und sichere Verhütung ist, sondern dass sie tief in die typisch weiblichen Funktionen des Organismus eingreift, welche Nebenwirkungen sie hat und dass sie eine tägliche pharmazeutische Fremdbestimmung bedeutet. In Anbetracht der weitreichenden Auswirkungen der Pille ist es notwendig, es den Jugendlichen nicht zu leicht zu machen, da es tatsächlich um eine schwerwiegende Entscheidung geht. Wer verantwortungsvoll in einer sexuellen Beziehung leben will, muss in der Lage sein, sich mit den Konsequenzen der verschiedenen Verhütungsmethoden auseinanderzusetzen und darüber ein eigenständiges Urteil zu bilden. Da aber in dem Alter von 14 bis 19 die Ich-Geburt noch aussteht, ist oft eine fundierte Urteilsbildung und Selbstverantwortung nur bedingt möglich. Das ist der Spagat, mit dem wir leben müssen und für den wir eine den Umständen entsprechende bestmögliche Lösung suchen.

9. Wechseljahre

9.1 Einführung

Im Leben einer Frau bedeuten die Wechseljahre eine einschneidende Änderung. Ein wesentliches Element ihres weiblichen Daseins gibt es nicht länger. Jahrzehntelang gehörte der Zyklus mit seinen Aufs und Abs zu ihrem Lebensfundament. Eng damit verbunden war ihre immer wiederkehrende Fruchtbarkeit, das Tor für vielleicht einige Schwangerschaften, oder auch das tragende Gefühl, ein Teil der großen fruchtbaren Natur zu sein. Ebenso eng damit verbunden war das Erleben ihrer weiblichen Besonderheit und eigenen Schönheit, diese konnten ihr beizeiten Selbstvertrauen insbesondere in der Partnerschaft bieten.

Wenn dies nun wegfällt oder sich ändert, können die Fundamente ins Wanken geraten. Ein Teil der so vertrauten Lebenssicherheit verschwindet. Was kommt an ihrer Stelle?

Wie ist die Zeit der Wechseljahre im Lebenslauf zu verstehen? Als ungefähr durchschnittliches Alter könnte man 49 Jahre angeben. Die Schwankungen sind sehr groß, bei manchen beginnen die Wechseljahre schon mit 42 Jahren, bei anderen erst mit 56. Auf jeden Fall ist eine Frau nach den Wechseljahren noch nicht alt, es dauert noch lange bis zur Rente. Schauen wir auf die Gesetzmäßigkeiten und Jahrsiebte in der Biografie (siehe Seite 32). Mit 49 ist das 7. Lebensjahrsiebt zu Ende, dieses wird auch die Marsphase genannt, hier liegt der Schwerpunkt auf dem Tätigsein in der Welt. Das 8. Jahrsiebt steht im Zeichen des Jupiters, der die Weisheit repräsentiert. Es geht also nicht um noch mehr nach auswärts orientierte Tätigkeiten, sondern um eine Zurücknahme und Verwandlung von Tätigkeit in Weisheit. Diese Jupiterweisheit ist primär nicht für einen selbst da, sondern zum Weiterreichen. So markiert dieses Alter von 49 Jahren sehr treffend das Charakteristische der Wechseljahre.

Um die Dynamik und das Problem der Wechseljahre zu verdeutlichen, schildere ich manchmal folgendes Bild: Ein Apfelbaum hat in der Blütezeit eine große Pracht von herrlich weiß-rosa leuchtenden Blüten. Sie strahlen in der Sonne und man kann meinen, so ist der Apfelbaum wie er sein muss, schöner und besser kann er nicht werden. Aber die Zeit schreitet fort, die Blüten verwelken und fallen herunter und der Baum hat zwar noch Blätter, aber nichts Strahlendes mehr. Man weiß nicht so recht, warum er so besonders war. Dann kommt der Herbst, es wachsen und reifen schöne und runde Äpfel an dem Baum. Was ist das Besondere der Frucht? Die saftigen Früchte haben oft wunderbar warme Farben, sie haben ein Aroma und darüber hinaus sind sie appetitlich und nahrhaft. Blüten ernähren Insekten wie Bienen, Käfer und Schmetterlinge; Früchte ernähren warmblütige Tiere und Menschen, so gibt es eine Steigerung von Blüte zu Frucht. Als nächste Stufe kommt als ganz neue Qualität der Samen im Innern, der Keime für die Zukunft trägt.

So ist die Zeit der Wechseljahre. Die schöne Blütezeit ist vorbei und von den Früchten ist noch nicht so viel zu sehen. Diese erscheinen erst nach der Übergangszeit, um dann verteilt zu werden.

9.2 Ein Leben nach der Fruchtbarkeit?

Bei sämtlichen Tierarten hört das Leben auf, wenn die Fruchtbarkeit versiegt. Dies ist nachvollziehbar, da die Fortpflanzung ein wichtiges Lebensziel der Tiere ist. Wenn dies nicht mehr möglich ist, geht das Leben konsequenterweise zu Ende. Nur Menschen, besser gesagt nur Frauen, haben ein Leben nach der Fruchtbarkeit. Frauen haben Wechseljahre, diese bedeuten das Ende der fortpflanzungsfähigen und der Beginn einer ganz anders gearteten Lebensphase. Von der Pubertät bis zu den Wechseljahren lebte die Frau eingebunden in den Zyklus der Natur der Fortpflanzung. Jeden Monat neu ging sie durch ein rhythmisches Auf und Ab, sowohl körperlich-biologisch als auch seelisch. Nach den Wechseljahren steht sie mit ihrem Organismus nicht mehr der Natur der Fruchtbarkeit zur Verfügung. Ist damit die Lebensaufgabe abgeschlossen? Das Lebensziel des Menschen beschränkt sich glücklicherweise nicht auf die biologische Fortpflanzung.

Die Tatsache, dass Frauen ein Leben nach der Fruchtbarkeit haben, bedeutet, dass sie während dieser verbleibenden oder geschenkten Zeit noch mehr als vorher der menschlichen Kultur und weniger der biologischen Natur zur Verfügung stehen können.

Damit wird ein wesentlicher Unterschied zwischen Mensch und Tier sichtbar, nämlich dass der Mensch in der Lage ist, über die Natur hinauszuwachsen und eine Kultur, eine aus seinem freien Geist heraus und nicht naturgeprägte Kultur zu erschaffen. Die Existenz der Wechseljahre der Frau drückt diesen Unterschied sehr deutlich aus. So gibt es nicht wenige Kulturen, bei denen die postmenopausalen Frauen in ihrem sozialen Ansehen steigen und z.B. zu Weisheits- und Entscheidungsträgerinnen werden.

9.3 Verlust oder Gewinn?

Die postmenopausale Lebensphase, die immerhin ca. ein Drittel der durchschnittlichen Lebenserwartung der Frau beträgt und etwa 15 Jahre vor dem Rentenalter beginnt, bietet der Frau die Möglichkeit, einen neuen Zugang zu ihrem Leben zu bekommen. Dieses „Angebot“ kann angenommen oder auch abgelehnt werden. Tatsache ist, dass viele der vitalen Funktionen reduziert werden. Sämtliche Veränderungen können als Verlust empfunden werden: Verlust der Fruchtbarkeit, der stabilen Knochen, der vitalen Vaginalschleimhaut, der faltenfreien Gesichtshaut, der „jungen“ Figur usw. Auch die Libido lässt nach oder ändert sich. Diese Verluste werden oft dem Hormonmangel zugeschrieben. Aber so wenig wie ein achtjähriges Mädchen einen Östrogenmangel hat, hat ihn eine 55-jährige Frau. Beide haben altersentsprechende niedrige Werte. Den Begriff „Mangel“ sollten wir in diesem Zusammenhang nicht benutzen. Er beinhaltet ein *zu* wenig, ein Defizit, das behandelt oder substituiert werden muss, wie bei einem Insulinmangel.

Das Selbstbild einer Frau wird sich während der Zeit des Wechsels ändern müssen. Wenn sie diese ganzen Veränderungen und Verluste (noch) nicht wahrhaben will, kann sie diese gegebenenfalls mit einem Hormonersatz behandeln. Der Verlust bietet aber gleichzeitig die Gelegenheit für Erneuerung, diese muss aber bewusst angegangen werden. Die Zeit des Wechsels ist entsprechend krisengefährdet oder krisenreich. Nicht selten ist vorübergehend therapeutische Unterstützung sinnvoll, um durch das Tal hindurchzukommen und Neuland zu erreichen.

Im gewissen Sinne handelt es sich tatsächlich um den Verlust einer bestimmten Seite des Frauseins. Es ist die Seite der Fruchtbarkeit, die sich aber auch in der Gestalt, in der Erscheinung und in der Sexualität ausdrückt. Im Klimakterium erreicht die Frau eine Existenzebene, die sogar über die Geschlechtertrennung (siehe Seite 20) hinauszugehen scheint. Man könnte es so formulieren, dass sie etwas weniger Frau und mehr allgemeiner Mensch wird. Auch dies können wir eine typisch menschliche Fähigkeit nennen (die allerdings bei Frauen deutlicher erscheint als bei Männern), nämlich dass die Geschlechtertrennung zwar nicht vollständig, aber doch im Ansatz aufgehoben werden kann. Der Mensch ist auch nicht in allen seinen Wesensgliedern Frau oder Mann, sondern nur in seinem physischen Leib. Der Ätherleib ist männlich-weiblich, aber so, dass jeweils bei Frauen und Männern ein anderer Bereich des Ätherleibes organisch gebunden ist oder der Denktätigkeit zur Verfügung gestellt wird. Das Ich ist weder männlich noch weiblich, sondern allgemein menschlich.

Der Mensch ist in seiner Entwicklung ständig auf dem Wege zum vollständigeren Menschsein.

Es gibt im menschlichen Organismus bis auf die Geschlechtsorgane keine anderen Organsysteme, die im letzten Drittel des Lebens so deutlich ihre Funktion reduzieren oder teilweise einstellen und atrophieren. Die Ovarien, der Uterus und teilweise auch die Vagina nehmen in ihrer Vitalität nach dem Klimakterium stark ab. Der ovarielle Zyklus erlischt nahezu vollständig. Was passiert mit den Wesensgliedern, was ist mit den Lebenskräften dieses Organsystems? Sie sind nicht plötzlich aufgebraucht. Es ist aber denkbar, dass sie metamorphosieren. Die Lebenskräfte, die die Geschlechtsorgane vital und funktionsfähig gehalten haben, werden jetzt freigesetzt. Sie werden nicht mehr organisch gebunden gebraucht, sie stehen möglicherweise einer neuen Aufgabe zur Verfügung.

Wie auf Seite 21 ausgeführt wurde, wird bei der Frau die männliche Hälfte der Ätherkräfte, die also nicht organisch gebunden und eingesetzt ist, freigestellt für die Denkfähigkeit. Die Frau denkt deshalb mit ihren männlichen Ätherkräften. Wenn nun mit den Wechseljahren auch die Ätherkräfte aus den weiblichen Geschlechtsorganen größtenteils freikommen, stehen auch diese dem Denkvermögen zur Verfügung. Bei der postmenopausalen Frau wird der Teil ihres Ätherleibes, der schon seit der Pubertät und auch schon davor nicht organisch verpflichtet ist und den geistigen denkerischen Fähigkeiten dient, nun ergänzt von den ätherischen Kräften, die bis dahin während über 30 Jahren die weiblichen Geschlechtsorgane haben funktionieren lassen.

So gesehen wird die Frau in Bezug auf ihre geistigen Fähigkeiten potenziell reicher und vollständiger.

Sie wird nicht weniger (im Sinne eines Verlustes), sondern mehr. Der Verlust auf der Organfunktionsebene wird zum Gewinn auf der Ebene der seelisch-geistigen Entfaltungsmöglichkeiten. Um die Chance, die hierdurch geboten wird, wahrzunehmen, bedarf es eines großen Einsatzes. Denn die organischen Kräfte, die auf dem Weg der Talfahrt sind, sind allseits gegenwärtig. Diese körperliche Reduzierung möchte nicht selten auch die seelischen Kräfte mit sich ziehen.

Eine therapeutische Begleitung, die dies als Hintergrund hat, kann sehr hilfreich sein, wenn jemand Unterstützung braucht, um die Chancen der Wechseljahre erkennbar, erlebbar und fruchtbar zu machen.

9.4 Wechseljahre des Mannes?

Wie steht es mit den Männern? Sind diese von einer solchen Entwicklung ausgeschlossen?

Männer haben nicht solche eindeutigen körperlichen Wechseljahre wie Frauen. Männer sind manchmal sogar bis ins hohe Alter zeugungsfähig. Trotzdem können auch bei Männern im Alter zwischen 45 und 55 verschiedenste Veränderungen auftreten wie verminderte Belastbarkeit, Konzentrationsschwäche, Schweißausbrüche, Schlafstörungen, depressive Stimmungsschwankungen, Libidoverlust etc. Aber diese „Störungen" sind in der Regel weniger heftig und weniger zwingend als bei Frauen, sie werden auch nicht von einem solch radikalen Hormonwechsel begleitet. Die Funktion der männlichen Geschlechtsorgane kann zwar mäßig oder stärker nachlassen, bleibt aber doch im Prinzip erhalten. Deshalb werden die Ätherkräfte seiner Geschlechtsorgane nicht so sehr freikommen und für die Erweiterung und Ergänzung der seelisch-geistigen Fähigkeiten zur Verfügung stehen.

Die Veränderungen beim Mann sind gleichwohl Warnhinweise mit der Botschaft „es kann nicht alles so weitergehen; ändere deinen Sinn". Männer sind aber besser in der

Lage, diese Botschaften zu überhören, da sie nicht mit einer so deutlichen bis ins körperliche gehenden Sprache ausgesprochen werden wie bei den Frauen. Männer können noch mal erneut Gas geben, um sich und der Welt zu zeigen, dass sie noch sehr „fähig" sind (gegebenenfalls mit einer jüngeren Freundin und einem schnelleren Auto). Andererseits kann die Konfrontation mit den jüngeren nachrückenden Kollegen so belastend sein, dass Depressionen und Fluchtreaktionen (z.B. in Alkoholabusus) auftreten.

Männer können aber auch aus eigener Einsicht oder aus Lebenserfahrung die Botschaft verstehen und den Lebensschwerpunkt von der äußeren Karriere hin zu der inneren Entwicklung verlegen.

Auf diese Weise steht auch den Männern der Weg offen, sich aus der einseitigen Geschlechtsbestimmung zu befreien und sich zum Allgemeinmenschlichen zu entwickeln.

Die von der Natur geleistete „Entwicklungshilfe" bei den Frauen haben Männer in dem Sinne nicht. Sie müssen dies mehr aus eigener Kraft aufbringen.

9.5 Wechseljahre der Partnerschaft

Wenn sich bei beiden Partnern eine Sinnkrise auftut, oder wenn der eine einen neuen Entwicklungsschub bekommt und der andere eine Antriebsschwäche, oder wenn beide Wege zu sehr auseinanderdriften, kann eine erhebliche Partnerschaftskrise entstehen. Dies wird oft noch verstärkt durch einen bei den meisten Frauen auftretenden Libidoverlust und Dyspareunie.

Dieser Lust-Verlust ist die logische Folge der eingestellten Reproduktionsfähigkeit. Wenn die Geschlechtsorgane nicht mehr fortpflanzungsfähig sind, lässt die organisch angeregte Lust selbstverständlich nach. Die Entstehung der Libido hat viele biologische Faktoren. So ist sie meistens am größten während der fruchtbaren Tage kurz vor dem Eisprung. Wenn es aber keine fruchtbaren Tage mehr gibt und die biologischen Funktionen der Geschlechtsorgane abnehmen, wird auch die Anregung der Libido nicht mehr da sein.

Oft ist es für betroffene Frauen (und ihre Männer) befreiend zu erfahren, dass es sich hierbei um einen normalen, „natürlichen" Vorgang handelt, der nicht mit einer schlechten Ehe oder gar Sexualstörung zu tun hat. Notwendig ist nur, dass beide Partner sehr offen über diese Veränderung miteinander sprechen können und auch die Männer verstehen, was im weiblichen Körper und in der weiblichen Seele vorgeht. Gegebenenfalls sind paartherapeutische Gespräche sinnvoll, manchmal hilft aber auch schon ein einmaliges Dreiergespräch in der Praxis.

Auch wenn es sich um einen „natürlichen" Vorgang handelt, muss das sicher nicht bedeuten, dass Sexualität nach den Wechseljahren nicht mehr möglich ist oder nicht mehr sein soll. Es braucht Zeit, sich auf die eigene neue Situation einzulassen und die Veränderungen bei dem Partner zu entdecken und zu respektieren. Am einfachsten ist noch die Behandlung der Dyspareunie. Bei einer Dyspareunie aufgrund einer Schleimhautatrophie und -trockenheit ist es auf jeden Fall notwendig, immer ein Gleitmittel und gegebenenfalls lokale Östrogensalbe zu nutzen (siehe auch S. 110).

Eine 49-jährige Frau formulierte es so: „Die Lust ist einfach nicht mehr da, aber ich leide nicht darunter, ich vermisse auch nichts. Es ist jetzt ganz klar etwas anderes dran! Auch in der Partnerschaft muss sich etwas ändern, ist etwas anderes dran, nur mein Mann hat das noch nicht ganz verstanden, aber das kommt schon."

Sicher ist nicht bei allen Frauen die Lage so geklärt. Viele leiden sehr wohl unter der nachlassenden Libido, andere sind weniger zuversichtlich in Bezug auf die Veränderungsfähigkeit des Partners. Tatsache ist, dass auch unabhängig von eventuell vorhandenen Beschwerden beim Verkehr bei den meisten Frauen in und nach den Wechseljahren die sexuelle Lust nachlässt oder auch fast erlischt.

Viele Paare schaffen es, ihre sexuelle Beziehung für beide befriedigend zu verwandeln oder gar zu steigern und sie unabhängiger von biologischer Lustanregung zu machen. Andere finden es passender, die Intimität anders, aber nun meistens ohne Geschlechtsverkehr neu zu entdecken und zu leben.

Auf jeden Fall bekommt die Sexualität einen ganz anderen Charakter, nachdem sie nun endgültig von der Fortpflanzung losgelöst ist.

9.6 Therapie

Da die Wechseljahre keine Krankheit sind, ist meistens auch keine Therapie oder Behandlung nötig. Manchmal kann es aber sinnvoll sein, die Seele in ihrer Suche nach der neuen Orientierung im Leben zu unterstützen oder körperliche Beschwerden zu behandeln.

Was ist besser geeignet als die *Kunsttherapie*, wenn es darum geht, gewordene, bestehende Strukturen aufzulösen und durch ein Wechselbad der Gefühle hindurch eine neue Gestalt zu erarbeiten? Eintauchen in die Welt der Farben und Formen, entstehen und vergehen lassen, Verwandlungen vollziehen, all dies ist in der Kunsttherapie übend möglich.

9.6.1 Heileurythmie

Die Heileurythmie bietet ein reiches Spektrum an Therapieansätzen, die verändernden Umstände im Körperlichen und Seelischen zu begleiten, um wieder neuen Halt unter die Füße zu bekommen. Wenn es darum geht, den Wechsel zu vollziehen, das Alte abzuschließen und einen Aufschwung für eine neue Lebensphase zu bekommen, d.h. auch einen neuen Rhythmus zu erarbeiten, sind folgende Laute geeignet:

- Das R wirkt auf das Rhythmische System. Da, wo ein neuer Rhythmus zwischen Innen und Außen gefunden werden muss, hilft das R. Es bringt Bewegung, wenn Stillstand droht.
- U bewirkt eine Vertiefung. „*Das U offenbart den Menschen als Mensch*“ (Steiner 2003b, 34) und erreicht damit eine Ebene, die nicht mehr so sehr von der Geschlechtlichkeit geprägt wird.
- Das T macht vor, wie die Geistigkeit von oben nach unten einstrahlen kann.

9.6.2 Blutungsstörungen in den Wechseljahren

Die in der fruchtbaren Lebensphase übliche rhythmische Funktion der Geschlechtsorgane, die von einer Art Atmungsprozess im Verhältnis zwischen dem physischen Leib und Ätherleib einerseits und dem Astralleib und der Ich-Organisation andererseits begleitet wird, wird in der Vorphase der Wechseljahre zuerst zunehmend unrhythmisch und es muss ein neues Verhältnis zwischen den Wesensgliedern entstehen.

Im Rahmen der Wechseljahre können sämtliche Rhythmusstörungen auftreten, zu schnell oder zu langsam, zu kurz oder zu lang, zu stark oder ganz schwach und mit allen erdenklichen Mischformen.

Wenn aus einem sinusartigen Rhythmus eine Konstante wird, kann die Kurve einfach stetig abflachen oder auch vorher noch mal kräftig ausschlagen. Während des normalen Zyklus sind die beiden Zyklushälften streng voneinander getrennt, und anschließend folgt die Menstruation. Wenn diese Trennung nicht mehr aufrechterhalten wird und die Proliferationsphase weitergeht, während auch die Differenzierung versucht sich durchzusetzen, wird auch der Anfang und das Ende der Blutung nicht mehr gut begrenzt sein. Überall wo es Rhythmen gibt, muss es gesunde Trennungen zwischen den Zyklusphasen geben. Wenn während der Systole auch ein bisschen Diastole auftritt oder umgekehrt, kann das Herz seine Aufgabe nicht gut erfüllen. Wenn der Schlaf in die Wachphase hineinragt und das Wachen den Schlaf stört, können beide nicht gut zur Geltung kommen. Dies passiert oft im Rahmen der Wechseljahre.

Das typische histologische Bild des perimenopausalen hyperplastischen Endometriums ist die Vermischung von Proliferation und Differenzierung. Das klinische Bild ist die Menometrorrhagie, die Dauerblutung mit Hypermenorrhoe, die leicht zu einer Anämie führen kann. Therapeutisch ist es nicht immer einfach, dies mit anthroposophischen Mitteln zu behandeln. Am Anfang muss es das Ziel sein, wieder einen Zyklus mit getrennten Phasen zu erlangen. Gleichzeitig soll die Hypermenorrhoe behandelt werden und bei Bedarf die Anämie. Bei einer zu ausgeprägten anämiebedingte Schwächung wird der Organismus immer weniger in der Lage sein, die Blutung in den Griff zu bekommen.

Bei Menometrorrhagie:

- *Ovaria comp.* Globuli velati (WALA) — abends 10 Glb.
  (Zusammensetzung: siehe Arzneimittelporträt auf Seite 50)

als Versuch den Zyklus wieder zu sortieren, zusammen mit:

- *Tormentilla comp.* Globuli velati (WALA) — morgens 10 Glb.
  (Zusammensetzung: siehe Arzneimittelporträt auf Seite 56)

zur Vorbeugung einer Hypermenorrhoe und zur Unterstützung des Eisenhaushalts oder

- *Melissa/Phosphorus comp.* Dilution (Weleda) — morgens 15 Trpf.
  (Zusammensetzung: siehe Arzneimittelporträt auf Seite 51)

wenn eine Lutealinsuffizienz mehr im Vordergrund steht.

Dies als Dauerbehandlung durchgehend über drei Monate.

Bei Hypermenorrhoe:

- *Tormentilla, ethanol. Decoctum Ø* (= D1) Urtinktur (Weleda) — 4 x 20 Trpf., nur während der Blutung

oder:

- *Marmor D6/Stibium D6 aa* Trituration oder Ampullen (Weleda) — 3 x 1 Msp., bei ausgeprägter Blutung gegebenenfalls 1 Amp. s.c. oder i.v. gespritzt.

Dies ist akut zu geben, nur während der Blutung.

Wenn diese Therapien erfolglos bleiben:

- *Sabina* D30 Globuli (DHU) 1 x täglich 7 Glb. durchgehend über 4 Wochen.

9.6.3 Bei Eisenmangelanämie (mikrozytär-hypochrom)

Bei einer Eisenmangelanämie aufgrund einer Hypermenorrhoe sollte zuerst auf diätetische Maßnahmen hingewiesen werden (siehe Anhang, Seite 232). Die Anämie ist meistens über längere Zeit entstanden, muss also nicht innerhalb kurzer Zeit behoben werden. Substanzielle orale Eisengaben scheinen manchmal notwendig, eine intravenöse Eisentherapie ist fast immer kontraindiziert, wenn keine Eisenresorptionsstörung vorliegt. Meistens sind eine Besserung der Anämiebeschwerden und eine Normalisierung des Blutbildes auch mit folgenden Eisenbehandlungen zu erreichen:

- *Ferrum ustum comp.* Trituration (Weleda) 2 x 1 Msp. über ca. 6–8 Wochen
  Enthält:
  - Anisi fructus (Anis)
  - Ferrum silicicum naturale D3 (Nontronit)
  - Ferrum ustum D3 (Eisen-Hammerschlag)
  - Urtica dioica D4 (große Brennnessel, blühendes Kraut)

Eisen-Hammerschlag ist oxidiertes Eisen, das bei stark erhitztem Eisen, welches wie beim Schmied mit einem Hammer bearbeitet wird, als Kruste abfällt. In dieser Komposition mit Anis, Brennnessel und Nontronit ist das Eisen gut vorbereitet, um entsprechend leicht aufgenommen werden zu können.

Oder:

- *Ferrum hydroxydatum 50 %* Trituration (Weleda-Apotheke) 2 x täglich 1/4 TL direkt vor dem Essen, über 6–8 Wochen mindestens
  - Ursubstanz hergestellt aus Eisen und Weinessig

Wenn ein Eisenmangel mit einem niedrigen Ferritinwert vorliegt:

- *Ferrum-Quarz-Kapseln* (Weleda) 2–3 x täglich 1 Kps.

Dies enthält eine hohe Dosis an substanziellem Eisen, welches in einem aufwendigen pharmazeutischen Prozess mit Honig, Wein und Quarz zu einem Heilmittel verarbeitet wird.

Zur Anregung der Eisenaufnahme und Eisenprozesse kann o. g. Therapie kombiniert werden mit:

- *Anaemodoron Rh D2* Dilution (Weleda) 2 x täglich 20 Trpf.
  Enthält:
  - Fragaria vesca D2 (Walderdbeere, Frucht)
  - Urtica dioica D2 (große Brennnessel, ganze blühende Pflanze)

Trotzdem kommt es immer wieder vor, dass eine starke Dauerblutung auf diese Weise nicht in den Griff zu bekommen ist, sodass andere Maßnahmen getroffen werden müssen. Manchmal hilft schon die einfache Abrasio, ansonsten scheint die Endometriumablatio bei dieser Indikation schonend zu sein und einer Hormontherapie vorzuziehen. Jede Hormontherapie (also auch die Gestagenspirale) greift tiefer in den Organismus ein, mit entsprechenden Nebenwirkungen, als ein einmaliger, kleiner operativer Eingriff.

9.6.4 Weitere klimakterische Beschwerden

Bei der Zielrichtung der medikamentösen Therapie sollte unterschieden werden, ob noch etwas von der sich schon abschwächenden zyklischen Tätigkeit unterstützt werden kann, oder ob geholfen werden muss, den Wechsel zu vollziehen. Als Hauptmittel für die erstgenannte Indikation gilt:

- *Ovaria comp.* Globuli velati (WALA) — 2 x täglich 8 Glb.
  - (Zusammensetzung: siehe Arzneimittelporträt auf Seite 50)

Als Hilfe, den Wechsel zu vollziehen:

- *Cimicifuga comp.* Dilution (Weleda) — 2–3 x täglich 15 Trpf.
  - (Zusammensetzung: siehe folgendes Arzneimittelporträt)

Arzneimittelporträt *Cimicifuga racemosa*

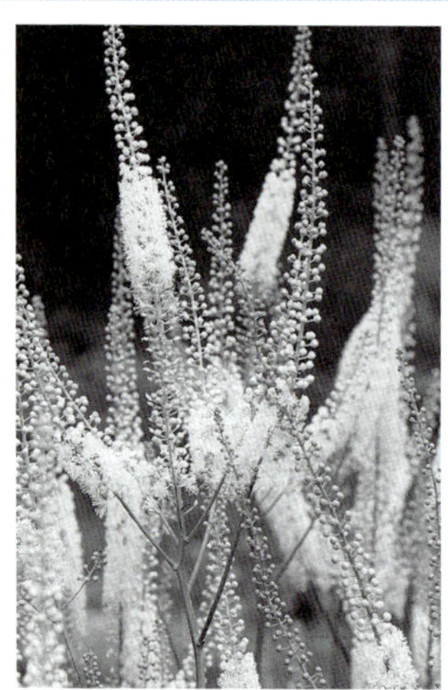

Cimicifuga rocemosa (Silberkerze).
Foto: WALA Heilmittel GmbH, Bad Boll

Exemplarisch für die Pflanzen, die eine Verbindung zu den Wechseljahren haben, sei hier die Cimicifuga (Silberkerze, Silbertraubenkerze, auch Wanzenkraut oder schwarze Schlangenwurzel genannt) beschrieben.

Es handelt sich um eine mehrjährige Pflanze aus der Familie der Hahnenfußgewächse (Ranunculacae). Sie wächst auf feuchtem Boden, meist im Halbschatten, auf Berghängen in Nordamerika. Aus einem großen, knolligen Wurzelstock (Rhizom) entspringen im Frühjahr als Erstes viele sehr große, mehrfach gefiederte Blätter. Ungewöhnlich ist, dass jeder lange Blattstiel sich in drei annähernd gleichwertige Fiederäste aufteilt, die gemeinsam eine dreiseitige und weiter aufgefiederte Schalenform bilden. So entsteht der Eindruck eines dichten Busches. Auffällig langsam erheben sich die zunächst ebenso beblätterten Stängel bis zu einer Gesamtlänge von 1,5–2 m. Sie enden in einem 50–80 cm langen, dichten Blütenstand, der stolz und gerade über das Blattwerk herausragt. Über viele Wochen sind nur die vielen weißen Blütenknospen zu sehen (daher der Name Silbertraubenkerze), die sich erst im Spätsommer allmählich öffnen. Die kugeligen Knospen werfen ihre Kelch- und Blütenblätter sofort ab und zeigen stattdessen rund um einen Fruchtknoten dichte Büschel aus hellweißen, strahlig versprühenden Staubfäden. Den intensiven charakteristischen Duft empfinden manche als unangenehm. Auch das Blütenstadium hält lange an, bis dann im Spätherbst die Früchte und Samen erscheinen und die Blätter schwarz-braun verdorren.

Bildhaft ist dieser Verwandlungsschritt von den runden, silbrigen Knospen zu den strahlenden Blüten wie der Übergang des Mond- zum Sternenhaften. Die Pflanze macht als Ganzes einen zierlichen, aber kräftigen Eindruck und zeigt deutlich den Wechsel einerseits vom vegetativen horizontalen Blattstadium zum aufstrebenden vertikalen Blütenstängel und andererseits von den in sich abgerundeten Knospen zu den weltoffenen, ausstrahlenden Blüten. So kann diese Pflanze als Vorbild für den Wechsel dienen von der mondenhaft geprägten Phase der zyklischen Fruchtbarkeit (Knospen) zu der leichteren sternenhaften, weltoffenen Phase nach den Wechseljahren (spätsommerliche Blütezeit).

Ein Auszug aus dem Rhizom dieser Pflanze wird medikamentös verwendet. Das Rhizom ist das unsichtbare, ernährende und mit der Erde verbundene Element der Pflanze.

Als Arzneimittel hat es eine Vorbildfunktion, den Wechsel zu vollziehen. Es versucht nicht, die abebbende, fast vergangene Lebensphase noch einmal zu unterstützen, sondern hilft, den Übergang in die nächste zu schaffen.

Auch bei einer anderen weiblichen Übergangsphase, nämlich bei der Geburt, wird dieses Mittel erfolgreich zur Wehenanregung eingesetzt. Auch hier bewirkt es, den Übergang zu fördern, die Phase der Schwangerschaft zu beenden, damit die Frau wieder mehr zu sich finden kann.

Zur Verfügung als:

- *Cimicifuga comp.* Dilution (Weleda)

  Dieses Kompositionspräparat enthält das klassische Herzrhythmusmittel *Cardiodoron*, bestehend aus

  - Onopordum acanthium (Eseldistel, Blüte)
  - Hyoscyamus niger (Bilsenkraut, Kraut)
  - Primula veris (Schlüsselblume, Blüte)

  und außerdem:

  - Bryophyllum D1(Keimzumpe)
  - Cimicifuga racemosa D5 (Silberkerze, Wurzel)
  - Leonurus cardiaca D2 (Herzgespann).

So ist dies ein ideales Mittel, einen neuen Rhythmus zu finden. Viele Frauen haben Störungen in ihrem Schlafrhythmus, Seelenrhythmus, aber auch Herzrhythmus. Die Geschlechtsorgane selber geben ihre rhythmische Aufgabe wieder ab (an das Herz?).

Sinnvoll ist auch, dass Cimicifuga hier in potenzierter Form (D5) aufgenommen ist (statt hoch dosiert substanziell wie in den vielen phytopharmazeutischen Präparaten), da es um die Förderung des Verwandlungsprozesses geht.

Viele der klassischen Wechseljahresbeschwerden haben mit einer neuen Rhythmussuche oder mit der Suche nach einem neuen Gleichgewicht zu tun. So weisen etwa Schlafstörungen und Herzrhythmusstörungen, aber manchmal auch Stimmungsschwankungen auf diese Suche nach einer neuen rhythmischen Grundlage hin.

Hitzewallungen und Schweißausbrüche kann man verstehen als ein plötzliches Eintauchen des Astralleibes in den physischen und ätherischen Körper. Zwischen den vier Wesensgliedern muss ein neues Gleichgewicht erarbeitet werden, die vertrauten monatlichen Schwankungen tragen nicht mehr. Manchmal braucht es viele Jahre, bis wieder Ruhe eingekehrt ist, mal geht es viel schneller.

Es ist schon bemerkenswert, wie unterschiedlich die Wechseljahre verlaufen, sowohl in der Länge, der Intensität als auch der Art der Beschwerden. Bei der Pubertät gibt es viel weniger individuelle Unterschiede.

Viele Frauen brauchen keine Hilfe oder Therapie, aber insbesondere bei ausgeprägten Hitzewallungen und depressiven Verstimmungen ist eine medikamentöse Behandlung sinnvoll.

9.6.5 Medikamentöse Therapie

Bei Beschwerden am Anfang der Wechseljahre, wenn es angebracht ist, den Zyklus noch etwas zu unterstützen:

- *Melissa/Phosphorus comp.* Dilution (Weleda) — morgens 15 Trpf.
  (Zusammensetzung: siehe Arzneimittelporträt auf Seite 51)
- *Ovaria comp.* Globuli velati (WALA) — abends 8 Glb.
  (Zusammensetzung: siehe Arzneimittelporträt auf Seite 50)

Bei Hitzewallungen, Kreislaufproblemen, innerer Unruhe, „Herzrasen":

- *Cimicifuga comp.* Dilution (Weleda) — 2–3 x täglich 20 Trpf.
  (Zusammensetzung: siehe Arzneimittelporträt auf Seite 106)
- *Spongia/Aurum/Pulsatilla comp.* Globuli velati (WALA) — 2 x täglich 10 Glb.
  Enthält:
  - Aurum metallicum D9 (Gold)
  - Euspongia officinalis D9 (Meerschwamm)
  - Pulsatilla vulgaris D4 (Blüte der Küchenschelle)
  - Saccharum candidum D9 (Kandiszucker)
  - Sepia officinalis e volimine bursae D7 (Sekret des Tintenfisches)
  - Testa ovorum D9 (Calciumcarbonat aus Eischale)

Wenn das Schwitzen im Vordergrund steht:

- *Sambucus comp.* Globuli velati (WALA) — 2–3 x täglich 7 Glb.
  Enthält:
  - Sambucus nigra e medulla D5 (Holunder, Mark der Zweige)
  - Sambucus nigra ex umbella D5 (Holunder, Blütenstände)
  - Terebinthina laricina D7 (Lärchenharz)

  gegebenenfalls in Kombination mit *Cimicifuga comp.* Dilution (s. o.)

oder

- *Salvia officinalis, ethanol. Infusum Ø* (= D1) Urtinktur — 3 x täglich 15 Trpf.
  (Apotheke an der Weleda)

Bei dazu auftretenden Stimmungsschwankungen und Erschöpfung:

■ *Aurum/Apis regina comp.* Globuli velati (WALA) 2–3 x täglich 7 Glb.

Enthält:

- Acidum phosphoricum D4 (Ortho-Phosphorsäure)
- Apis regina D5 (Zelle der Bienenkönigin)
- Aurum chloratum D6 (Tetrachloridogoldsäure)
- Avena sativum D2 (Hafer, Stängel, Blatt, Fruchtähre, Auszug mit Zucker)
- Hypericum perforatum D2 (Johanniskraut, blühende Pflanze)
- Strychnos ignatii e semine D4 (Ignatiusbohne, Samen)

oder:

■ *Kalium aceticum comp.* D6 Verreibungen (Weleda) 2 x täglich 1 Msp.

Ursubstanz auf spezielle Weise hergestellt aus:

- Acetum vini destillatum (Weinessig)
- Antimonit (Grauspießglanz)
- Corallium rubrum (rote Koralle)
- Crocus sativus (Safran)
- Kalium carbonicum (Pottasche)
- Spiritus e vino (Weingeist)

Bei depressiver Stimmungslage, Erschöpfung, Blässe und Schwäche:

■ *Neurodoron* Tabletten (Weleda) 3 x täglich 1 Tbl.

Enthält:

- Aurum metallicum praeparatum D10 (Gold)
- Ferrum Quarz D2 (Ursubstanz auf spezielle Weise hergestellt aus: Ferrum sulfuricum, Mel, Vinum, Quarz)
- Kalium phosphoricum D6 (Kaliumphosphat)

oder:

■ *Hypericum Auro cultum Rh D3* (Weleda) 3 x täglich 15 Trpf.

Bei Schlafstörungen, Erschöpfung, Reizbarkeit, Unruhe:

■ *Melissa/Sepia comp.* Globuli velati (WALA) 2 x täglich 7–10 Glb.

Enthält:

- Aconitum napellus e tubere D9 (Eisenhut, unterirdische Teile)
- Chamomilla recutita e radice D2 (Kamille, unterirdische Teile)
- Lachesis D11 (Buschmeister, Gattung der Grubenottern)
- Melissa officinalis ex herba D2 (Melisse, oberirdische Teile)
- Sepia officinalis e volimine bursae D7 (Sekret des Tintenfisches)

oder:

- *Avena sativa comp.* Dilution (Weleda) — 2 x täglich 10 Trpf.
  Enthält:
  - Avena sativa (Hafer)
  - Coffea tosta (geröstete Kaffeebohnen)
  - Humulus lupulus (echter Hopfen)
  - Passiflora incarnata (Passionsblume)
  - Valeriana (Baldrian)

oder:

- *Valeriana comp.* Globuli velati (WALA) — zur Nacht 10 Glb.
  Enthält:
  - Conchae D6 (Austernschale)
  - Phosphorus D24 (Phosphor)
  - Sulfur D24 (Schwefel)

Bei Frauen mit scheinbar therapieresistenten und lang anhaltenden klimakterischen Beschwerden, insbesondere Hitzewallungen und Schlafstörungen:

- *Quarz* D60 Ampullen (Weleda) — einmal im Monat 1 Amp. s. c.

Bei magerer Konstitution und familiärer Osteoporosebelastung neben Bewegungsanleitung und Ernährungsberatung zur Osteoporoseprophylaxe:

- *Agaricus comp./Phosphorus* Dilution (Weleda) — morgens 20 Trpf. im Frühjahr und im Herbst 8 Wochen lang.
  Enthält:
  - Agaricus D8 (Fliegenpilz, Fruchtkörper)
  - Argentum metallicum praeparatum D6 (Silber)
  - Aspidium filix-mas D3 (Wurmfarn, Spuren)
  - Conchae D7 (Austernschale)
  - Phosphorus D6 (Phosphor)

Bei klimakterischer Dyspareunie als Gleitmittel z. B.:

- Mandelöl (reines Mandelöl ohne Duftstoffe), z. B. *Primavera-Mandelöl* (Primavera)

oder:

- auf Milchsäurebasis, z. B. *Vagisan FeuchtCreme* (Dr. Wolff).

Zur regelmäßigen Pflege z. B.:

- *Rosmarinus/Prunus comp., Gelatum* (WALA).
  Enthält:
  - Anus bovis D4
  - Anus bovis D8

- Conchae D8 (Austernschale)
- Cutis feti feminini bovis D4
- Cutis feti feminini bovis D8
- Funiculus umbilicalis bovis D4
- Lavendulae aetheroleum (Lavendelöl)
- Pars fetalis, Placenta bovis D4
- Prunus spinosa (Schlehe, Frucht)
- Pudendum femininum bovis D4
- Pudendum femininum bovis D8
- Rosmarini aetheroleum (Rosmarinöl)
- Salviae officinalis aetheroleum (Salbeiöl)
- Stannum metallicum D8 (Zinn)
- Urtica urens D2 (große Brennnessel, blühendes Kraut)

Wenn keine ausreichende Besserung auftritt, gegebenenfalls kombinieren mit einer lokalen niedrig dosierten Behandlung mit Östriol (statt Östradiol)

- *Oekolp* Vaginalcreme (DR. KADE).

10. Operative und perioperative Behandlung

VERFASST VON ANGELA KUCK
UND BART MARIS

10.1 Einführung

Der operative Eingriff hat eine zentrale Stellung im Spektrum der gynäkologischen Behandlungen, von der diagnostischen und operativen Laparoskopie über die Hysterektomie und Senkungsoperationen bis zur Onkologie und noch vielem mehr. Eine Operation geht immer einher mit einer Verletzung des Organismus, aber in der Regel auch mit der Entfernung eines erkrankten Organs. Einerseits haben wir das berechtigte Bestreben, dem physischen Körper mit größtmöglichem Respekt entgegenzutreten und ihn als solchen in seiner Integrität vollständig zu belassen. Wir sollten keine Organe operativ entfernen, wenn es nicht unbedingt notwendig ist. Andererseits ist es ein Segen, dass wir in der Lage sind, erkrankte Organe operativ zu behandeln oder zu entfernen. Viele Frauen wehren sich gegen eine Hysterektomie, teilweise mit Recht, teilweise aber auch noch dann, wenn Myome mehr als den halben Bauchraum füllen und eine ausgeprägte Anämie verursachen. Was passiert, wenn ein Organ wie Uterus, Ovar, Milz oder auch Brust entfernt wird? Ein Organ ist der physische Ausdruck einer geistigen Wirkung. Diese geistigen Kräftewirkungen können nicht wegoperiert werden, sie bleiben auch nach der operativen Entfernung eines Organs vorhanden. „Es kann unter Umständen sogar sein, dass durch die Anwesenheit eines erkrankten physischen Organs ein viel größeres Hindernis eintritt für die Fortdauer der geistigen Wirkungen als durch die Herausnahme des betreffenden Organs." (Steiner 1991, 70) Diese Aussage würde bedeuten, dass die Entfernung eines ausgeprägteren Uterus myomatosus die ursprüngliche geistige Wirksamkeit einer gesunden Gebärmutter wieder ermöglichen würde. Der kranke Uterus wirkt wie ein „fortwährender Störenfried“ (Steiner 1991, 70) im Organismus und verhindert die genannte Wirksamkeit.

Selbstverständlich ist diese Aussage kein Freibrief für großzügiges Operieren, sie hilft auch nur bedingt bei der Beurteilung der Operationsindikation, denn die Frage bleibt: Wann ist ein Organ so krank, dass es wie ein fortwährender Störenfried wirkt und die geistige Wirksamkeit des Organs in ihrer Entfaltung behindert? Gilt das schon für einen Uterus mit einem 3 cm großen Myom, und wie verhält es sich mit einem kleinen Karzinom in der Brust (siehe auch die Überlegungen zur intraläsionalen Misteltherapie bei Brustkrebs Seite 189)? Die ärztliche Urteilsbildung bleibt sehr gefordert.

Neben der Frage der Operation selbst gilt es, die Vor- und Nachbereitung der Anästhesie zu beachten, auch da kann mit anthroposophischen Therapien viel erreicht werden.

10.2 Anästhesie

Die Allgemeinanästhesie bewirkt eine künstliche Trennung des Astralleibs und des Ichs vom Nerven-Sinnes-System und bei Intubation und Beatmung auch vom Rhythmischen System.

Dadurch fehlt den unbewussten Funktionen im Stoffwechsel-Gliedmaßen-System deren direkte steuernde und regulierende Einwirkung. Nach der Narkose kommt es in der Aufwachphase zu einem neuen Eingreifen der oberen Wesensglieder, die zunächst auch zu schwach, zu langsam oder unvollständig erfolgen kann. Je nachdem äußert sich die Aufwachphase problematisch oder gar pathologisch.

Entsprechendes gilt in eingeschränkterer Form bei größeren und kleineren Lokalanästhesien. Ich und Astralleib können für die Zeit der Anästhesie nicht in das Körpergeschehen, d. h. in die bewusste Steuerung eingreifen. Dieses wird anschließend von den Patienten und Patientinnen unterschiedlich wahrgenommen. Manche bemerken kaum einen Unterschied, andere fühlen sich „außer sich“, beschreiben ein verändertes Körpergefühl bis zu Missempfindungen in der unteren Körperhälfte oder verhaften in einem dauernden Benommensein und eingeschränkter Tatkraft. Die Beschreibung dieser Dissoziationen kann sehr variabel sein und es ist wichtig, darauf einzugehen und den betreffenden Menschen in der Wiedergewinnung seiner konstitutionellen Autonomie zu unterstützen.

10.3 Allgemeine perioperative Begleitung und Behandlung

Um eine Operation gut vorbereitet zu überstehen, gibt es einige allgemeine therapeutische Empfehlungen. Die vielleicht wichtigste Voraussetzung ist, dass die Patientin selber von dem Sinn und der Notwendigkeit des operativen Eingriffs überzeugt ist und ihn deshalb wirklich auch selber will. Praxiserfahrung ist, dass Frauen, die überrumpelt oder überredet wurden, sich schnell hysterektomieren zu lassen und sich deshalb nicht ausreichend darauf vorbereiten konnten, überdurchschnittlich häufig große emotionale Probleme, Depressionen oder psychosomatische Symptome entwickeln. Wenn Frauen sich unter Umständen mehrere Jahren auf den Eingriff vorbereiten konnten und nicht nur einsehen, sondern auch erleben, dass das die einzige Möglichkeit ist, dann entstehen solche Probleme sehr selten.

Auch sollte schon im Vorfeld darauf hingewiesen werden, was sie postoperativ für sich tun können, dass sie dann noch medikamentös begleitet werden, dass sie, wenn sie sich in einem konventionellen Haus operieren lassen, Medikamente mitnehmen können, die sie selber nehmen sollten. Auch sollte auf eine ausreichend lange postoperative Erholungszeit hingewiesen werden.

In der direkten Vorbereitung auf die Narkose und Operation hat sich die Heileurythmie bewährt, insbesondere die Lautreihe A U B D sowie das langsame dreiteilige Schreiten. Unter Umständen kann dadurch auf die übliche Prämedikation verzichtet werden, da die Patienten ruhiger und mit weniger vegetativen Beschwerden in die Operation gehen. Aber auch das Aufwachen nach der Anästhesie wird leichter. Postoperativ unterstützt die Heileurythmie die harmonische Reintegration der Wesensglieder in die Gesamtkonstitution. Hier hat sich bewährt, vor allem die Vokale I O E A zu üben, besonders mit den Beinen und Füßen, was bei geschwächten Patientinnen auch im Bett gut geht.

Als allgemeine medikamentöse „Standardbehandlung", die mithilfe der nachfolgenden Beschreibungen und Angaben individuell geändert oder ergänzt werden kann, gilt:

Präoperativ:

- *Cardiodoron 1 %* Ampullen (Weleda) — am Abend vor der Operation sowie am Morgen des Operationstages s. c. in den Oberarm.
  Enthält:
  - Hyoscyamus niger (Bilsenkraut, Kraut)
  - Onopordum acanthium (Eseldistel, Blüte)
  - Primula veris (Schlüsselblume, Blüte)

Gegebenenfalls schon eine Woche im Voraus:

- *Cardiodoron* Dilution (Weleda) — 3 x täglich 20 Trpf.
  (Zusammensetzung: s. o.)

Postoperativ:

- *Arnica e planta tota* D6 Ampullen (WALA) — 2 x täglich 1 Amp. s. c. ca. 5 Tage

oder:

- *Arnica, Planta tota Rh* D6 Ampullen (Weleda) — 2 x täglich 1 Amp. s. c. ca. 5 Tage

oder:

- *Arnica, Planta tota* D6 Globuli (Weleda) — 3 x täglich 8 Glb. ca. 5 Tage

und:

- *Cardiodoron 1 %* Ampullen (Weleda) — 1–2 x täglich 1 Amp. s. c. ca. 3–5 Tage

oder:

- *Cardiodoron Rh* Tabletten (Weleda) — 3 x täglich 2 Tabl. ca. 1–2 Wochen
  (Zusammensetzung: s. o.)

und bei schwächeren oder älteren Frauen:

- *Skorodit Kreislauf Inject* Ampullen (WALA) — 1–2 x täglich 1 Amp. s. c.,

anschließend:

- *Skorodit Kreislauf Globuli velati* (WALA) — 3 x täglich 8 Glb. ca. 2–4 Wochen.
  Enthält:
  - Camphora D3 (Campher, Extrakt aus dem Holz)
  - Hypophysis bovis D7
  - Prunus spinosa D5 (Schlehe, Blüten und junge Triebspitzen)
  - Skorodit D5 (nat. Eisenarsenat)
  - Veratrum album D3 (Weißer Germer, Wurzel)

10.4 Spezifische perioperative Therapieempfehlungen

- *Zur Behandlung von Narkosefolgen*

Zur Harmonisierung der dissoziativen Wirkung der Anästhesie:

- *Aurum metallicum praeparatum* D10 Ampullen (Weleda) — prä- oder direkt postoperativ 1 Amp. s. c.

Dies wirkt auch der dumpfen und bedrückenden Stimmung entgegen. Menschen, die Narkosen im Vergleich mit und ohne Medikation von *Aurum* D10 beschreiben können, berichten, sich mit *Aurum* wie von einem Schutzmantel umgeben gefühlt zu haben.

Bei verlangsamtem Erwachen aus der Narkose, verbunden mit Übelkeit oder rezidivierendem Erbrechen:

- *Arnica, Planta tota Rh* D6 Ampullen (Weleda)
- *Hypericum* D6 Ampullen (Weleda),

zusammen als Mischinjektion s. c.

Bei Erbrechen und Übelkeit beim sonst wachen Patienten:

- *Nux vomica e semine* D6 Ampullen (WALA) — 1–2 x täglich 1 Amp. s. c.

oder bei Nichtansprechen:

- *Anagallis, ethanol. Infusum Ø* (= D1) Urtinktur (Weleda) — 5 Trpf. auf einen Schluck Tee stündlich.

Bei Andauern von Benommenheit infolge der Narkose:

- *Arnica, Planta tota Rh* D6 Ampullen (Weleda)
- *Hypericum* D6 Ampullen (Weleda),

zusammen als Mischinjektion 3 x täglich s. c. über einige Tage.

Beim Gefühl, „sich selber weniger zu spüren“:

- *Ferrum sidereum* D12 Ampullen (Weleda) — morgens an mehreren Tagen s.c.

oder:

- *Meteoreisen Inject* (WALA) — morgens an mehreren Tagen s.c.

Auch morgens eine Tasse Wermuttee oder Bittermittel helfen bei dieser Indikation.
Bei Traumatisierung infolge intraoperativen Beinahe-Erwachens mit zum Teil äußerst unangenehmen Ohnmachts- und Angstzuständen:

- *Argentum metallicum praeparatum* D30 Ampullen (Weleda) — 1 x täglich 1 Amp. s.c.
- *Levico comp.* Ampullen (WALA) — 2 x täglich 1 Amp. s.c. über einige Tage.

Bei postnarkotischer vegetativer Dystonie:

- *Veratrum album, ethanol. Decoctum* D4 Dilution (Weleda) — 10 Trpf. kurz vor dem Aufstehen.

• *Perioperative Angst*

Bei plötzlichem Auftreten von Panik und Todesangst ohne verifizierbaren Grund und kalt werdenden Extremitäten:

- *Aconitum napellus Rh* D30 Ampullen (Weleda) — 1 Amp. s.c. als Einmalgabe

  Enthält:

  - Eisenhut, ganze blühende Pflanze

Bei Kreislaufdysregulation im Kontext einer Panikattacke:

- *Aconitum napellus Rh* D6 Ampullen (Weleda) — 2 x täglich 1 Amp. s.c.,

bei kräftigen Patienten:

- *Aconitum napellus Rh* D3 Ampullen (Weleda) — 2 x täglich 1 Amp. s.c.

Bei zusätzlicher Hyperventilation:

- *Ferrum sidereum* D20 Ampullen (Weleda) — 1 x täglich 1 Amp. s.c.

Bei oberflächlicher Atmung, innerem Rückzug, Verkrampfung und Kälte:

- *Arsenicum album* D12 Ampullen (WALA) — 1 x täglich 1 Amp. s.c.

Bei spastischer Komponente in der Atmung verbunden mit plötzlichen Zweifeln an der besprochenen Operation und innerer Leere:

- *Tartarus Stibiatus D4* Ampullen (Weleda) — 1–3 x täglich 1 Amp. s. c.
  Enthält:
  - Kaliumantimonyltartrat (Brechweinstein)

Präkordiale Schmerzen in Verbindung mit der Angst:

- *Aurum/Lavandula comp.* Creme (Weleda) — als Salbenlappen auf die Herzregion.
  Enthält:
  - Aurum metallicum praeparatum D4 (Gold)
  - Lavandulae aetheroleum (Lavendelöl)
  - Aetheroleum extractum e floribus recentibus Rosae damascenae et centifoliae (Rosenöl)

Eventuell noch unterstützt durch:

- *Aurum/Strophantus* Ampullen (WALA) — 1–2 x täglich 1 Amp. s. c. in den Oberarm.

10.4.1 Heileurythmie

Heileurythmie kann ängstlich geschwächten Patientinnen viel Halt geben und helfen. Ist die Patientin selber zu schwach oder durch die Angst wie gelähmt, kann die Heileurythmistin die Übungen selber vor- und für sie durchführen. Hierzu eignen sich die Vokale, speziell das I A O, oder auch E hinter dem Rücken sowie das dreiteilige Schreiten vorwärts und wenn möglich auch rückwärts.

10.5 Blutungsneigung

Bei jedem operativen Eingriff ist selbstverständlich eine sorgfältige Blutstillung notwendig. Trotzdem kennen die Operateure die Fälle einer vermehrten intra- und postoperativen Blutungsneigung bei normalen Gerinnungswerten. In solchen Fällen stehen folgende anthroposophische Arzneimittel zur Verfügung:

Bei erhöhter diffuser Blutungsneigung:

- *Stibium metallicum praeparatum* D6 10 ml Ampullen (Weleda) — per infusionem 5 Amp. auf 500 ml Infusionsflüssigkeit (40 ml/h).

Dies kann bis in die ersten postoperativen Tage fortgesetzt werden, besonders wirkungsvoll ist es intraoperativ und in den ersten postoperativen Stunden.

Nach kleineren Eingriffen reicht auch eine Ampulle mit 10 ml i. v.

Bei vaginalen Blutungen nach intrauterinen Eingriffen wie Abrasionen, Aborten, hysteroskopischen Operationen, vaginalen Myomenukleationen:

- *Marmor D6/Stibium D6 aa* Ampullen (Weleda) — 3–4 x täglich 1 Amp. s. c.

Bei akuter, stark anhaltender Blutung:

- *Marmor D6/Stibium D6 aa* 10 ml Ampullen (Weleda) 1 Amp. langsam i.v.,

oder wenn es weniger akut ist:

- *Marmor D6/Stibium D6 aa* Trituration (Weleda) bis stündlich 1 Msp.

Bei verstärkter oder verlängerter Blutung nach Abortabrasio:

- *Berberis, Fructus* D2 Ampullen (Weleda) 2 x täglich 1 Amp. s.c. in die Bauchdecke.

10.6 Postoperative Schmerzen

Postoperative Schmerzen können durch den Einsatz anthroposophischer Medikamente gut beeinflusst werden und dadurch den Gebrauch von Opiaten, allopathischen Schmerzmitteln und Antiphlogistica reduzieren. Dabei muss der behandelnde Arzt genau auf die Signatur, die Charakteristik und die Periodik der Schmerzen achten, um das passende Medikament anwenden zu können. Dies wird oft nicht viel geübt, ist jedoch mit den hier angeführten Hilfestellungen rasch zu erlernen.

Zur Vorbeugung und allgemeinen Linderung der Schmerzen hilft die auf S. 113 genannte Behandlung mit *Arnica* D6. Bei stärkeren Schmerzen soll *Arnica* D3 gegeben werden, oral oder s.c.

Bei erhöhter psychischer Unruhe und verminderter Schmerztoleranz:

- *Bryophyllum D5/Conchae D7 aa* 10 ml Ampullen (Weleda) 2 Amp. auf 500 ml Infusionslösung z.B. 0,9% NaCl (40–80 ml/h).

Bei dunkler, eher depressiver Stimmungslage in die oben genannte Infusionslösung noch hinzugeben:

- *Hypericum Rh* D6 Ampullen (Weleda) 2 Amp. in die Infusion

und:

- *Solum Inject* Ampullen (WALA) 2 Amp. à 1 ml. in die Infusion.

Bei Reizung des N. phrenicus nach Laparoskopien und Schmerzen in der Schultergegend:

- *Symphytum comp.* Ampullen/Globuli velati (WALA) 2–3 stündlich am 1. und 2. postoperativen Tag, danach 10 Glb. bei Bedarf, bis 2 stündlich.

Bei Schmerzen aufgrund intraoperativer Nervenläsionen oder Irritationen:

- *Aconit Schmerzöl* (WALA) in den schmerzenden Bereich und im jeweiligen Nervenwurzelbereich vorsichtig einmassiert.

Bei entzündlichen Infiltrationen im Operationsgebiet und guter Durchwärmung des Patienten:

- *Apis/Arnica* Ampullen (WALA) 3 x täglich 1 Amp. s. c.

Bei zusätzlichem beginnendem Fieber:

- *Argentum D30/Echinacea D6 aa* Ampullen (Weleda) 2 x täglich 1 Amp. s. c.

Bei Fieber > 38,5 °C:

- *Argentum metallicum praeparatum* D30 Ampullen (Weleda) 2–4 x täglich 1 Amp. s. c.

Bei Schmerzen, verursacht durch Meteorismus und Darmkrämpfe:
äußerlich Kümmelölwickel oder feucht-warmen Bauchwickel mit:

- *Oxalis, Folium 20 %* Tinktur (Weleda).

Bei stärkeren Beschwerden:

- *Oxalis comp.* Ampullen (Weleda) 2 x täglich 1 Amp. s. c.
  Enthält:
  - Belladonna D3 (Tollkirsche)
  - Chamomilla radix D3 (Kamille, Wurzel)
  - Gelsemium D3 (Wilder Jasmin)
  - Oxalis Folium D3 (Sauerklee)
  - Sanguinaria D3 (Kanadischer Blutwurzel)

10.7 Wundheilungsstörungen

Vorbeugend hilft die in 4.10.3. angegebene Behandlung mit Arnica D6.

Bei Hämatombildung oder venöser Stauung im Wundgebiet soll oral *Arnica* D3 gegeben werden, kombiniert mit:

- *Arnika-Gelee* (Weleda).

Bei Überwärmung, drohender Infektion und gerötetem Wundgebiet kühlende Auflagen mit:

- *Arnika-Essenz* (Weleda) 1:10 verdünnt mit 0,9 % NaCl oder vermischt mit einer Portion Magerquark, dies mehrfach täglich.

Bei zu langsamer, träger Wundheilung und mangelnder Kapillarsprossung (das Wundgebiet erscheint blass und wenig durchblutet):

- *Calendula ex herba* D3 Ampullen (WALA) 2–3 x täglich 1 Amp. s. c.

Bei Wundinfektionen mit beginnendem Fieber:

- *Apis Belladonna Inject* (WALA) 1–2 x täglich 1 Amp. s. c.

im Wechsel mit:

- *Echinacea/Argentum* Ampullen (WALA) 1–2 x täglich 1 Amp. s. c.

Bei putriden, sezernierenden Wunden:

- *Calendula-Essenz* (WALA) 1:10 mit 0,9 % NaCl verdünnt zur mehrmals täglichen Spülung und zum Feuchthalten nach dem chirurgischen Debridement.

10.8 Narbenbehandlung

Nach abgeschlossener Wundheilung bleibt die junge Narbe noch lange aktiv und ist weiterhin Veränderungen unterworfen. Die damit verbundenen Beschwerden und Missempfindungen sind für die Patientinnen häufig belastend. Durch lokale Behandlung können die Symptome gelindert und das kosmetische Ergebnis optimiert werden. An der Narbenbildung können konträre Heilungstendenzen beobachtet werden: Eine überschießende, keloidreiche Narbe deutet auf eine übermäßige Aktivität des Ätherleibes hin, eine retrahierte, bindegewebig verzogene Narbe auf eine zu starke astrale Differenzierungstendenz im Narbenbereich. Demnach sind auch die Behandlungsansätze unterschiedlich:

Als Basisbehandlung kann ca. 8 Tage postoperativ begonnen werden mit:

- *Narben Gel* (WALA) 1–2 x täglich in den direkten Narbenbereich leicht einmassieren, ca. 4–8 Wochen lang,

und gleichzeitig großflächig im Operationsgebiet leicht einreiben mit:

- *Solum Öl* (WALA)
  Enhält:
  - Aesculus hippocastanum (Rosskastanie, Samen ohne Schale)
  - Equisetum arvense (Schachtelhalm, Kraut)
  - Lavandulae aetheroleum (Lavendelöl)
  - Solum uliginosum (Moorextrakt)

Noch frische, rote, hyperämisierte Narben, die eine Neigung zu wetterabhängigen Schwellungen haben:

- *Apis mellifica 1 %* Salbe (Weleda) mehrmals täglich einreiben.

Bei Juckreiz mit lymphatischer Schwellung im Narbenbereich und zeitweiser Rötung:

- *Archangelica comp.* Salbe (Weleda) mehrmals täglich einreiben.
  Enthält:
  - Allium sativum D2 (Knoblauch)
  - Angelica archangelica radix (echte Engelwurz)
  - Cepa D3 (Zwiebel)
  - Mel (Honig)
  - Lavendel-, Kiefer- und Rosmarin-Öl

In manchen hartnäckigen Fällen lässt sich die Keloidneigung bessern durch

- *Formica ex animale Gl* D5 Ampullen (WALA) 1 x täglich Unterspritzen der Narbe.

Bei schmerzenden, zu Fibrose neigenden Narben:

- *Conium maculatum 5 %* Salbe (Weleda) 1–2 x täglich einreiben.

V

SCHWANGERSCHAFT

1. Einführung

Es bleibt ein Wunder, dass der weibliche Organismus in der Lage ist, ein Kind zu empfangen und die eigenen physiologischen Prozesse so zu modifizieren, dass dieses ungeborene Kind in der Gebärmutter nicht nur toleriert, sondern geschützt und ernährt wird. Das Wunderbare daran ist auch, dass diese ganze Umstellung des Organismus von den Impulsen des Kindes veranlasst wird.

Eine Grundbereitschaft zur Empfängnis bietet die weibliche Physiologie monatlich, aber die tiefergreifende Umgestaltung wird erst auf Veranlassung des Kindes in Gang gesetzt. Der fetomaternale Dialog beginnt schon sehr früh.

Das Verhältnis der Wesensglieder ändert sich mit Eintreten der Schwangerschaft erheblich. Schon im normalen Monatszyklus findet rhythmisch eine Lockerung der beiden oberen (Astralleib und Ich) von den beiden unteren Wesensgliedern (Ätherleib und physischer Leib) in der ersten Zyklushälfte statt sowie eine engere Verbindung in der zweiten Hälfte.

Wenn ca. sechs Tage nach einer Befruchtung sich die Einnistung vollzieht, geschieht dies mitten in dieser zweiten Zyklushälfte. In dieser Phase des intensiveren Eingreifens von Astralleib und Ich muss nun etwas anderes passieren, um eine weitere embryonale Entwicklung zu ermöglichen, denn eine solche enge Verbindung erlaubt hierfür wenig „Spielraum".

Rudolf Steiner beschreibt, wie sich mit Beginn der Schwangerschaft die Verbindung zwischen dem Ätherleib und dem physischen Leib lockert (Steiner 1999c, 317). Nur durch eine solche Lockerung ist es möglich, dass eine Schwangerschaft bestehen bleiben kann. Nicht die Lebens- und Gestaltungskräfte der Frau sollen die Embryonalentwicklung prägen, sondern die des Kindes. Auch die beiden anderen Wesensglieder sind weniger im Physischen inkarniert. Die sogenannten „anderen Umstände" erzeugen deshalb auch im Gesamtbefinden viele Veränderungen: Nicht so fest inkarniert sein bedeutet schneller müde sein, offener und seelisch schneller verletzbar, sich weniger gut durchsetzen können, weniger geistesgegenwärtig schnell reagieren können, sich schlechter abgrenzen können. Dies sind alles Eigenschaften, die aus irdischer Sicht mit „weniger oder schlechter" bewertet werden, aber aus kosmischer Sicht bedeutet es, dass eine Frau in anderen Umständen der Welt der Ungeborenen näher ist.

Schwangerschaftsphysiologisch spiegelt sich dieser Zustand z.B. in einer herabgesetzten immunologischen Reaktionsfähigkeit, was im Zusammenhang steht mit der Fähigkeit, sich abzugrenzen oder sich durchzusetzen; in einer Reduktion des Muskeltonus (z.B. des Darmes oder auch der willkürliche Muskulatur) sowie in der Senkung des Hämoglobins und des Hämatokrits.

2. Schwangerenvorsorge

2.1 Einführung

Das Ziel der Schwangerenvorsorge ist, die schwangere Frau und das ungeborene Kind während der Schwangerschaft so zu begleiten, dass möglichst keine Komplikationen auftreten oder dass diese früh genug entdeckt und behandelt werden können. Es geht darum, den Weg des Kindes von der Empfängnis bis zur Geburt zu begleiten und sich gleichzeitig um das Wohl der werdenden Mutter zu kümmern. Meistens ist beides deckungsgleich, nur selten muss das Wohl des einen gegen das des anderen abgewogen werden. Da Schwangerschaft keine Krankheit ist, ist keine Behandlung oder hochintensive Überwachung notwendig. Aber es ist eine Ausnahmesituation, in der die Frau bestimmten Krankheitsrisiken ausgesetzt ist und das Ungeborene nur indirekt begleitet werden kann. Deshalb sind Sorgfalt und Wachheit gefragt.

Zwei Themen, die für die schwangere Frau belastend oder gar gefährdend sein können, sind Unsicherheit und Angst. Der gesellschaftliche Rahmen ist nicht mehr so, dass erfahrene Großmütter, Tanten und Mütter der jungen schwangeren Frau mit Rat und Tat beistehen. Stattdessen werden eher über Hörensagen von Freundinnen sowie über die Medien Geschichten erzählt oder aufgeblasen und so Ängste und Verunsicherungen geschürt. Das Umfeld oder das eigene Selbstvertrauen ist meistens nicht da, um solche Geschichten direkt zu neutralisieren. Und schon ist der Anfang des Teufelskreises gelegt. Die Angst verursacht Anspannung und Schlafstörungen, welche ein guter Nährboden für z. B. vorzeitige Wehen sein können. Eine Aufgabe einer guten Vorsorge ist es, solche (meist unausgesprochenen) Ängste wahrzunehmen und immer wieder zu versuchen, sie vertrauensvoll aufzulösen, um den Teufelskreis zu durchbrechen.

Häufig meinen wir Ärzte hierfür keine Zeit zu haben oder machen lieber – als vermeintlich vertrauensbildende Maßnahme – einen Ultraschall. Für den Moment mag das scheinbar helfen und kann auch sicher mal nötig sein. Mindestens so beruhigend wie das Sehen ist aber das Hören. Wenn die Herztöne gehört werden, kann das eine tiefere Schicht erreichen als das doch immer etwas abstrakte technische Bild. Es sind gerade vielfach die technischen Verfahren, die Ängste schüren: nicht ganz passende Verhältnisse, folglich zu geringes Wachstum oder irgendein unklarer Befund. Selbstverständlich ist es sehr wertvoll und manchmal lebensrettend, dass wir den Ultraschall zur Verfügung haben. Aber um wirklich Zuversicht und Vertrauen wachsen zu lassen, ist das einfühlsame, verbindliche Gespräch (das meistens ein Zuhören sein soll) nicht ersetzbar. Wer von sich selber weiß, dass er das nicht leisten kann oder will, tut gut daran, eine kombinierte Vorsorge mit einer Hebamme zu empfehlen. Diese haben häufig (aber auch nicht immer!) ein besseres Händchen für diese Thematik. Auch unabhängig von Angst und Vertrauen ist es bereichernd, wenn zwei Menschen (Hebamme und Arzt) zur Verfügung stehen. Noch besser wäre es, wenn die beiden sich gut verstehen und in der gleichen Richtung arbeiten.

Das Thema Angst und Verunsicherung ist nicht nur von Bedeutung für den Schwangerschafts- und Geburtsverlauf. Während der Schwangerschaft wird auch die Grundlage für die Mutter-Kind-Beziehung gelegt sowie für die Gesundheit des Kindes. Es ist schon nachvollziehbar, dass ein Ungeborenes weniger gut gedeiht, wenn seine Umgebungsatmosphäre ängstlich-angespannt ist.

Natürlich müssen wir als Ärzte auch mit in die Verantwortung treten: Wenn wir zur Absicherung oder aus Angst, etwas zu übersehen, immer nur sonographieren, übertragen wir schnell unser fehlendes Vertrauen auf die werdende Mutter.

Rudolf Steiner hat mehrfach über den Zusammenhang zwischen Stress und psychischen Traumata und der Entstehung späterer Krankheiten gesprochen. So wies er z. B. hin auf den Zusammenhang zwischen immer wiederkehrenden Schocks und Kümmernissen (was auch Ängste sein können) der schwangeren Frau und der späteren Entstehung von Asthma bei dem Kind (Steiner 2011d, 204).

2.2 Ernährungsberatung

Immer notwendiger wird heute eine sorgfältige Ernährungsberatung, da wir oft kaum ahnen, wie wenig bewusst mit Lebensmitteln und Ernährung umgegangen wird. Fertignahrung, fehlende Frische, Schadstoffbelastung durch Anbauverfahren und Konservierung, Einseitigkeiten und übermäßige Zuckermengen gehören bei einem Großteil der Bevölkerung zum Alltag.

Bei einer guten Ernährungsberatung, die nicht viel Zeit in Anspruch nehmen muss, soll in erster Instanz auf die Bedeutung der biologisch-dynamischen Qualität der Nahrungsmittel hingewiesen werden. Viele Berührungen mit Schadstoffen lassen sich nicht vermeiden (z. B. in der Luft), aber da, wo es sich vermeiden lässt, sollte es ernst genommen werden. Außerdem ist der Nahrungsgehalt bei biologisch-dynamischen Nahrungsmitteln höher als bei konventionell Angebautem. Natürlich ist es ein wenig teurer, aber durch den Verzicht auf Getränke, Süßigkeiten und Ähnliches lässt sich einiges einsparen.

Eine generelle Empfehlung für die Ernährung während Schwangerschaft und Stillzeit kann wie folgt aussehen:

- biologische (-dynamische), gemäßigt vollwertige Kost,
- reichlich Obst, frisches Gemüse, Blattsalat sowie Getreide,
- überwiegend vegetarisch und ca. 1 x wöchentlich Fisch,
- nicht zu viel Rohkost,
- ausreichend trinken, aber keinen oder kaum Kaffee, schwarzen Tee, Alkohol oder gesüßte Getränke,
- möglichst Süßigkeiten, Kekse, Kuchen etc. meiden,
- wichtig ist es, die Mahlzeiten regelmäßig und in Ruhe zu sich zu nehmen und zwischendurch nicht zu viel zu essen.

Von veganer Kost ist aufgrund eines möglichen Vitamin-B12-Mangels und daraus resultierender neurologischer Entwicklungsstörungen beim Kind dringend abzuraten, sowohl in der Schwangerschaft als auch in der Stillzeit (Dror et al. 2008).

Vegetarische Kost ist problemlos und zu empfehlen, auch in der Schwangerschaft, wenn genügend tierisches Eiweiß (Milchprodukte, Eier) eingenommen wird. Sehr aufschlussreich ist der Bestseller „Tiere essen“ von einem jungen Vater, der eine ehrliche Antwort auf die Frage seines kleinen Sohnes „Papa, was esse ich hier?“ geben wollte und eine sorgfältige Recherche in der Fleischindustrie vorgenommen hat (Safran Foer 2010). Siehe auch Anhang 4: Merkblatt Eisen und vegetarische Ernährung.

Fast allen schwangeren Frauen werden heute Nahrungsergänzungstabletten empfohlen. Wer sich schlecht, einseitig und häufig mit Fastfood ernährt, sollte diesen Rat vielleicht auch befolgen. Besser wäre es aber, die Ernährungsgewohnheiten umzustellen. Nahrungsergänzungsmittel und isolierte Substanzen sind nicht eingeordnet in das natürliche Nahrungsangebot und sind als solche zunächst wie Fremdstoffe zu verstehen. Es gibt einen Unterschied zwischen dem Vitamin C aus der biologisch angebauten und sonnengereiften Apfelsine und dem aus der Brausetablette.

Wer sich wirklich gewissenhaft wie oben empfohlen ernährt, hat fast nie einen Mangel an Vitaminen und Mineralstoffen. Und wer dies nicht erst seit Bekanntwerden der Schwangerschaft tut, sondern sich schon länger entsprechend ernährt, kann mit gutem Gewissen auf Supplementierung mit Folsäure, Jod u. a. verzichten. (Siehe Patientenmerkblatt zur Folsäure im Anhang, Seite 231)

Deutschland ist erst seit einigen Jahren laut WHO-Kriterien kein Jodmangelgebiet mehr (De Benoist et al. 2004). Beachtenswert ist außerdem, dass obwohl Deutschland gemeinsame Nährwertempfehlungen mit Österreich und der Schweiz hat, es sich nur beim Jod für einen eigenen höheren Wert entschieden hat (200 µg für Erwachsene, CH und A 150 µg) (P. Kühne, Arbeitskreis Ernährungsforschung Bad Vilbel, schriftliche persönliche Mitteilung im März 2011).

2.3 „Routine"untersuchungen

In den Mutterschaftsrichtlinien, herausgegeben durch den gemeinsamen Bundesausschuss der Ärzte und Krankenkassen (www.g-ba.de), wird festgelegt, welche Routineuntersuchungen bei den Vorsorgeterminen durchgeführt werden müssen. Neben den üblichen Kontrollen von Blutdruck, Urin, Gewicht und Hämoglobin (nicht jedes Mal) geht es um die Kontrolle des Standes der Gebärmutter und der kindlichen Herzaktion. Es haben sich aber insbesondere zwei Untersuchungen eingeschlichen, die nicht in diesen Richtlinien empfohlen werden und die auch keinen medizinisch logischen Sinn haben. Es handelt sich um die *vaginale Untersuchung* und um das *CTG.*

Weder eine medizinische Begründung noch ein Vergleich europäischer Standards rechtfertigt die in Deutschland weit verbreiteten, regelmäßigen vaginalen Untersuchungen. Wenn keine Beschwerden vorliegen, die entweder auf einen vaginalen Infekt oder auf vorzeitige Wehen hinweisen, ist eine Untersuchung bei der ersten Vorsorge sowie gegebenenfalls noch eine um die 24. Woche der Schwangerschaft absolut ausreichend. Dabei sollte dann speziell auf Infektionen wie Gardnerella geachtet werden. Natürlich ist es wichtig, gut hinzuhören, ob die Schwangere etwas über vorzeitige Wehen, Druck oder auffälligen Fluor berichtet.

Die zweite Unsitte ist das routinemäßige Schreiben eines CTGs ab z. B. der 28. Schwangerschaftswoche. Es gibt kein Land in der Welt, in dem dies so intensiv betrieben wird wie in Deutschland. Es gibt auch keine internationale Studie, die den Nutzen einer solchen antenatalen Kontrolle belegt (Stout et al. 2011). Selbstverständlich kann es bei Verdacht auf Wachstumsretardierung oder anderen Komplikationen einmal angebracht sein. Regelmäßige CTG-Überwachung verunsichert und wird wahrscheinlich die Zahl der unnötigen klinischen Interventionen in die Höhe treiben. Mir ist nur ein Grund für diesen Brauch bekannt, und der ist kein medizinischer, sondern ein monetärer. Die CTG-Leitlinie der AWMF (Arbeitsgemeinschaft der Wissenschaftlichen Medizinischen Fachgesellschaften) sieht für die antenatale CTG-Untersuchung erst ab der 41 + 0. Schwangerschaftswoche eine Indikation (DGGG 2010b, 10).

Außerdem ist zu bedenken, dass die Kardiographie mittels Ultraschall-Doppler funktioniert. Es findet also über einen Zeitraum von 20 bis 30 Minuten eine Doppler-Beschallung des Herzens statt. Die Unbedenklichkeit dieses Verfahrens ist nicht belegt. Ob dies auf längere Sicht eine Schwächung oder Belastung des Herzens verursachen kann, ist unbekannt.

Dies gilt natürlich auch für den Einsatz des manuellen Fetal-Doppler-Geräts, das aber viel kürzer gebraucht wird. Eine schonende Methode zur Beurteilung der Herzfrequenz ist immer noch das altbewährte Holzrohr, mit dem spätestens ab der 32. Woche hervorragend „echte" (statt Doppler-erzeugte) Herztöne gehört werden können.

3. Pränatale Diagnostik

3.1 Einführung

Normalerweise steht Diagnostik im Dienste der Therapie. Invasive diagnostische Maßnahmen ohne therapeutische Konsequenzen sind immer fragwürdig.

Es hat sich etabliert, den Begriff Pränataldiagnostik nicht für Wachstumskontrollen, Lagebestimmung und fetale Kardiotokographie (CTG) zu nutzen, obwohl diese streng genommen auch dazu zählen müssten. Stattdessen wird der Begriff Pränataldiagnostik reserviert für bildgebende Fehlbildungsdiagnostik und invasive Chromosomen- und Genanalyse.

Bei der Chromosomendiagnostik ist es offensichtlich, dass dies für das betroffene ungeborene Kind keine therapeutische Konsequenz haben kann. Im Sinne der medizinischen Indikation in § 218a Strafgesetzbuch (siehe V.3.2.) kann für die schwangere Frau die „Therapie" bei einer solchen Diagnose der Schwangerschaftsabbruch sein.

Wenn bei der Fehlbildungsdiagnostik ein pathologischer Befund erhoben wird, gibt es vier mögliche Folgen oder Konsequenzen:

- Es folgt eine intrauterine oder pränatale Therapie: So ist heute die intrauterine Transfusion bei infektionsbedingter Anämie (z.B. bei Toxoplasmose) etabliert; ebenso die gefäßchirurgische Behandlung bei dem Zwillingstransfusionssyndrom; experimentell sind weiterhin die fetalen kardialen Therapien (Moon-Grady et al. 2010) sowie die Eingriffe bei Obstruktionen der ableitenden Harnwege.
- Es hat Konsequenzen für den Geburtsort: Wenn eine Fehlbildung wie Spina bifida oder Diaphragmahernie bekannt ist, wird selbstverständlich ein entsprechendes Zentrum der Geburtsort der Wahl sein, und es muss von einer Haus- oder Geburtshausgeburt dringend abgeraten werden.
- Es hilft bei der innerlichen und gegebenenfalls auch äußerlichen Vorbereitung der Geburt: Wenn ein Paar Kenntnis von einer Fehlbildung oder auch chromosomalen Störung seines ungeborenen Kindes hat, kann es sich innerlich auf diese Gegebenheit vorbereiten und wenn nötig auch äußere Vorbereitungen treffen, die für eine eventuelle Behandlung notwendig sind. Andererseits wird mit jedem solchen Wissen die unbefangene, frohe Erwartungshaltung einer Schwangerschaft beendet sein. Sämtliche Informationen über die betreffende Erkrankung werden gesichtet, was eine Belastung für den weiteren Schwangerschaftsverlauf bedeuten kann. Dass es bei einer solchen Entscheidung Für und Wider gibt, zeigen diese beiden Fallberichte:

  Eine über 40-jährige Frau ließ eine Amniozentese durchführen, obwohl es für sie sicher war, auf jeden Fall ihr Kind bekommen zu wollen. Sie wollte wissen, worauf sie sich vorzubereiten hat. Es wurde eine Trisomie 21 *festgestellt. Sie las und informierte sich gründlich und wusste bald fast alles über die möglichen weiteren Komplikationen, Risiken und Lebenserwartungen. Was sie nicht mehr hatte, war die Unbefangenheit, sie konnte nicht mehr in guter Hoffnung sein. Stattdessen hatte sie nur noch Sorgen und mehr Angst.*

Ein Paar, bei dem der werdende Vater eine Lippen-Kiefer-Gaumenspalte hatte, ließ eine Fehlbildungssonographie in der 20. Schwangerschaftswoche machen. Dabei wurde bei dem Kind auch eine Spaltbildung festgestellt. In aller Ruhe informierten die Eltern sich und nahmen mit verschiedenen Kompetenzzentren und Geburtskliniken Kontakt auf. Gut vorbereitet und ohne plötzliche Überraschungen konnten sie sich auf die Geburt vorbereiten, die problemlos verlief.

- Es führt zu dem Entschluss, einen Schwangerschaftsabbruch durchführen zu lassen: Wer der Meinung ist, das Schicksal eines Lebens mit einem behinderten Kind nicht tragen zu können oder zu wollen, oder dass es für ein solches Kind besser ist, nicht geboren zu werden, kann einen Abbruch vornehmen lassen.

  Ein Wort, das diesen Vorgang richtig beschreibt, gibt es nicht. Interruptio oder Unterbrechung ist eine Bagatellisierung, da nichts unterbrochen, sondern beendet wird. Der Begriff Schwangerschaftsabbruch trifft auch nur partiell zu. Die Schwangerschaft wird zwar abgebrochen, entscheidend ist, dass dafür das Leben des Ungeborenen gezielt beendet oder getötet werden muss. Auch das Wort Abtreibung ist ungeeignet. Ich werde wegen mangelnder Alternative den Begriff Schwangerschaftsabbruch nutzen.

3.2 Gesetzliche Lage

Im Strafgesetzbuch § 218 ist festgelegt, wann ein Schwangerschaftsabbruch rechtswidrig ist: „Wer eine Schwangerschaft abbricht, wird mit Freiheitsstrafe bis zu drei Jahren oder mit Geldstrafe bestraft. Handlungen, deren Wirkung vor Abschluss der Einnistung des befruchteten Eies in der Gebärmutter eintritt, gelten nicht als Schwangerschaftsabbruch im Sinne dieses Gesetzes." (StGB § 218 (1))

Die sogenannte „Beratungsregelung" ist wie folgt formuliert:

„Der Tatbestand des § 218 ist nicht verwirklicht, wenn

1. die Schwangere den Schwangerschaftsabbruch verlangt und dem Arzt durch eine Bescheinigung nach § 219 Abs. 2 Satz 2 nachgewiesen hat, dass sie sich mindestens drei Tage vor dem Eingriff hat beraten lassen,
2. der Schwangerschaftsabbruch von einem Arzt vorgenommen wird und
3. seit der Empfängnis nicht mehr als zwölf Wochen vergangen sind." (StGB § 218a (1))

Die medizinische Indikation lautet: „Der mit Einwilligung der Schwangeren von einem Arzt vorgenommene Schwangerschaftsabbruch ist nicht rechtswidrig, wenn der Abbruch der Schwangerschaft unter Berücksichtigung der gegenwärtigen und zukünftigen Lebensverhältnisse der Schwangeren nach ärztlicher Erkenntnis angezeigt ist, um eine Gefahr für das Leben oder die Gefahr einer schwerwiegenden Beeinträchtigung des körperlichen oder seelischen Gesundheitszustandes der Schwangeren abzuwenden, und die Gefahr nicht auf eine andere für sie zumutbare Weise abgewendet werden kann." (StGB § 218a (2))

Die Kosten für einen Abbruch nach der Beratungsregelung müssen selber getragen werden und können nur in Ausnahmefälle übernommen werden. Ein Abbruch mit medizinischer Indikation geht auf Kosten der Krankenkasse und damit der Allgemeinheit.

Bei der Beratungsregelung ist eine zeitliche Frist von 12 Wochen nach der Empfängnis (14. Schwangerschaftswoche!) festgelegt, bei der medizinischen Indikation gibt es keine solche Begrenzung (der Fetozid ist also bis zum Geburtstermin gesetzlich gestattet).

Die vermutlich gesunden, aber ungewünschten Kinder (Beratungsregelung) werden somit durch das Gesetz besser geschützt als die, die krank oder behindert sind.

Im Jahre 2009 wurden 107.480 Abbrüche nach der Beratungsregelung gemeldet, 3200 mit medizinischer Indikation (www.gbe-bund.de).

Mit der gesetzlichen Formulierung der medizinischen Indikation wurde sorgfältig vermieden, eine Behinderung oder Fehlbildung des Kindes zur Indikation zum Abbruch gelten zu lassen. Es sollte hier nur die körperliche oder seelische Gesundheit der Frau gelten, sodass der Gesetzesformulierung streng genommen keine eugenische Neigung vorgeworfen werden kann, diese versteckt sich aber hinter dem Begriff „seelische Gesundheit". Wenn das Leben mit einem behinderten Kind der seelischen Gesundheit der Frau zu schaden *droht*, ist dies laut Gesetz eine ausreichende Begründung für einen Abbruch. Ob dies tatsächlich gesundheitsschädigend werden könnte, ist eine Frage der Einschätzung.

Ein Kind mit einer Behinderung oder Krankheit bekommt durch diese Gesetzesformulierung den Status auferlegt, eine potenzielle Gefahr für die Gesundheit der Mutter zu sein.

Damit verliert es den Schutz des Gesetzgebers und darf getötet werden.

Dies ist die Gesetzeslage in einem Land, in dem unter dem Nazi-Regime im großen Umfang Eugenik betrieben wurde.

2010 ist das Gendiagnostikgesetz in Kraft getreten, das auch nach der Pränataldiagnostik eine spezielle Pflichtberatung sowie eine Denkfrist als Voraussetzung für einen Abbruch vorschreibt. Außerdem ist extra erwähnt, dass vor der Untersuchung auf das Recht des Nichtwissens hingewiesen werden muss.

Die momentan üblichen Stufen der Pränataldiagnostik beinhalten:

- Die Ersttrimesterdiagnostik, zwischen der 11+1. und der 13+6. Schwangerschaftswoche, dies beinhaltet die Nackentransparenzmessung und die Bestimmung der serologischen Marker PAPP-A und freies β-HCG. Aus diesen Daten sowie dem mütterlichen Alter und der Schwangerschaftswoche wird eine statistische Risikoberechnung durchgeführt.
- Invasive Diagnostik: Chorionzottenbiopsie (ab 11. SSW), Amniozentese (ab 14. SSW) oder Cordozentese (ab 18. SSW) mit Chromosom- und gegebenenfalls DNA-Analyse.
- Organ-Ultraschall in der 19.–21. Schwangerschaftswoche.

3.3 Ethische Dimensionen

Wenn es eines der Ziele der Pränataldiagnostik ist, im Falle eines schwerwiegenden Befundes einen Abbruch durchzuführen, müssen wir folgende Fragen im Vorfeld mit dem Paar, aber auch mit uns selber klären:

- Haben wir menschlich das Recht, ein ungeborenes Kind aufgrund seiner Behinderung zu töten?
- Ist das Leben eines Menschen mit Behinderung weniger wert?
- Welchen Sinn kann das Leben mit einer Behinderung oder auch das Leben mit einem Kind mit einer Behinderung haben?
- Kann oder will sich unsere Gesellschaft Kinder mit einer vorhersehbaren (!) Behinderung oder Erkrankung leisten?

In der Diskussion zu den genannten Fragen mischen sich unterschiedlichste Argumente:

- Es würden solche Kinder selber zu viel Leid ertragen müssen. Stimmt das denn, und woher wollen wir das wissen? Zumindest zeigt ein Kind mit Trisomie 21 sicherlich nicht mehr Leid als andere Kinder, meistens ist das Gegenteil der Fall. Bei dieser Argumentation wird den Eltern manchmal gesagt, dass sie mit dem Abbruch dem Kind sogar etwas Gutes tun („Es ist für das Kind bestimmt das Beste so.") (Dörner 2002).
- Das Leben eines solchen Kindes sei nicht vollwertig, da es sich nicht voll entfalten und entwickeln könne. Sicherlich entwickeln sich diese Menschen anders als die sogenannten Gesunden, aber halt eben anders statt weniger oder verkehrt. Außerdem berichten viele Familien, dass sie selber durch das Zusammenleben zu Entwicklungsschritten gekommen sind, die sonst undenkbar gewesen wären (Schulz 2009).
- Das Leben mit einem behinderten Kind sei eine zu große emotionale und finanzielle Belastung. Wahr ist, dass betroffene Familien immer wieder sozial ausgegrenzt werden und höhere finanzielle Belastungen zu tragen haben. Dies ist ein Zeichen dafür, dass unsere Gesellschaft diese Kinder schwer oder gar nicht akzeptiert. Wir lassen uns als moderne Menschen sehr ungern mit dem Schicksal eines Menschen konfrontieren, welches nicht unseren Vorstellungen entspricht. Die Tatsache, dass wir eine solche Gesetzgebung haben, entspringt dieser gesellschaftlichen Empfindung (Dörr, Grimm, Neuer-Miebach 2000). Im Gespräch mit Frauen oder Paaren über vorgeburtliche Diagnostik gehe ich oft einen Schritt weiter und bringe den Vergleich mit dem Dritten Reich, wo „unerwünschtes Leben" (mit „Leben" wurden hier Menschen gemeint) vernichtet wurde. Damals ging es um Menschen nach der Geburt, jetzt um die Ungeborenen, aber es gilt das gleiche Prinzip der Selektion nach Vollkommenheits- oder Gesundheitskriterien.

Auch wir als Ärzte müssen uns fragen, ob jede Form der Mitarbeit an einem diagnostischen Verfahren, das unter Umständen den selektierenden Abbruch zum Ziel haben kann, unserem Auftrag entspricht (auch wenn es sich nur um das Ausstellen einer Überweisung handelt). Steht diese Form der Diagnostik im Dienste einer Heilung, eines Heilbedarfs oder eines (krass formuliert) gesellschaftlichen Selektionsprogramms?

Ich empfinde mich in dieser Situation oft als Anwalt des ungeborenen Kindes. Der eigentliche Heilauftrag ist vielleicht der, dass den werdenden Eltern der krankmachende Stachel des angeführten gesellschaftlichen Denkens sowie die Angst vor Krankheit und Ungewissheit gezogen wird. Es geht nicht um eine Radikalisierung der Positionen, sondern um einen Beitrag zur gesellschaftlichen Entwicklung. Wenn dies aber nicht gelingt, steht es jedem Arzt frei zu sagen: „Nicht mit mir!" Damit wird aufgezeigt, wie ernst dieses Vorgehen eigentlich genommen wird. Als ethischer Leitfaden kann folgender Satz aus einem Flugblatt der Widerstandsbewegung „Weiße Rose" (1942–1943) gelten: „Jeder ist verantwortlich für das, was er geschehen lässt." (Kühne 2011, 86)

3.4 Geisteswissenschaftliche Dimensionen

Ist es eine Intention einer ungeborenen Seele, die sich auf den Weg zur irdischen Inkarnation macht, sich für ein Erdenleben mit einem Down-Syndrom oder einer anderen Behinderung zu entscheiden, oder ist das ein nicht vorgesehener Irrtum oder Zufall? Wenn wir die Beschreibungen Steiners über den Weg, der vorbereitend auf die Konzeption und Inkarnation hinführt, über die Sorgfalt, mit der die Eltern, der Zeitpunkt und die

Umstände ausgesucht werden, lesen, dann ist es kaum anders denkbar, dass eine Seele sich bewusst für eine solche Inkarnation entschieden hat (Steiner 1985, 4. Vortrag). Aber wenn das so wäre, warum haben diese Seelen dann nicht vorhersehen können, dass sie in eine Welt und eine Gesellschaft hineingeboren werden, in der vorgeburtliche Diagnostik und Schwangerschaftsabbrüche betrieben werden? Natürlich wird den Ungeborenen das nicht entgangen sein, aber die Entscheidungen der Menschen auf der Erde sind weder beeinflussbar noch vorhersehbar. Es wird sicher nicht die Intention gewesen sein, verhindert und abgetrieben zu werden.

Bei einer schriftlichen Fragenbeantwortung für junge Ärzte äußerte sich R. Steiner über die karmischen Folgen bei Schwangerschaftsabbrüchen, die zur Rettung der Mutter vorgenommen werden (!). Die karmischen Konsequenzen für Mutter und Kind seien in solchen Fällen nicht so schwerwiegend, „dagegen findet ein starker Eingriff in das Karma des Operierenden statt. Und dieser hat sich zu fragen, ob er vollbewusst auf sich nehmen will, was ihn in karmische Verbindungen bringt, die ohne den Eingriff nicht dagewesen wären." (Steiner 2009b, 228)

Manchmal kann man seine ärztliche Aufgabe darin sehen, die neue Menschenseele durch die vielen Klippen und Gefahren hindurch sicher in den Hafen, sprich zur Geburt, zu lotsen.

4. Ultraschall in der Schwangerenvorsorge

4.1 Einführung

Seit 1980 ist das Ultraschall-Screening Bestandteil der Schwangerenvorsorge in Deutschland. Zurzeit sind drei Untersuchungen vorgesehen, in vielen Frauenarztpraxen wird bei jeder Vorsorge ein Ultraschall gemacht. Bis in die ersten Jahre dieses Jahrhunderts erschienen immer wieder vereinzelte Studien zu eventuellen Nebenwirkungen des routinemäßigen Ultraschall-Screenings in der Schwangerschaft. Große Studien konnten keine negativen Auswirkungen dokumentieren (Newnham et al. 2004). Andere betonten die Vermutung oder den Nachweis, dass insbesondere in dem sich entwickelnden Gehirn Änderungen auftreten wie z.B. das gehäufte Auftreten von Linkshändigkeit bei Kindern, die in der Schwangerschaft mehrfach geschallt wurden (Kieler, Cnattingius, Haglund et al. 2001). Andere legen Wert auf die Auswirkungen der erwärmenden Wirkung des Sonographie (Blettner, Jahn, Langner et al. 2003) oder darauf, dass weder die Unschädlichkeit noch der Nutzen des Screenings belegt sei (Jahn 2002).

In den letzten Jahren ist es aber um dieses Thema still geworden. Der fast uneingeschränkte Einsatz des Ultraschalls in der Vorsorge wird in der wissenschaftlichen Presse nicht mehr kritisch beleuchtet. Bedeutet dies, dass die kritischen Hinweise auf Nebenwirkungen widerlegt wurden oder dass wir sie nicht mehr hören wollen? Vonseiten der schwangeren Frauen gibt es nur ausnahmsweise den Wunsch, möglichst sehr wenige oder am besten gar keine oder nur die nötigsten Untersuchungen durchzuführen. Was aber in diesem Zusammenhang wirklich nötig ist, bleibt ungeklärt.

Nach der 24. Woche ist der Nutzen des Ultraschalls als Screening-Methode am wenigsten belegt. Aus diesem Grunde ist in den englischen Vorsorgerichtlinien kein US-Screening nach der 24. Woche mehr vorgesehen, nur eine Frühuntersuchung zur Terminbestimmung und bei Bedarf eine Fehlbildungsuntersuchung in der 18. bis 20. Woche.

Über mögliche negative Auswirkungen des frühen Sichtbarmachens eines Ungeborenen auf z.B. die Mutter-Kind-Beziehung wurde bisher wenig geschrieben (Maris 2005).

Hat das frühe Sichtbarmachen des Ungeborenen noch andere Folgen?

Das Ungeborene ist in der Gebärmutter sehr gut versteckt, nicht nur hinter der dicken Muskelwand des Uterus tief im Unterleib der schwangeren Frau, sondern auch umgeben von der Plazenta und den Eihäuten. Während der frühen Embryonalentwicklung findet vor allem die Entwicklung dieser Hüllenorgane statt, so entsteht ein gutes Versteck und eine eigene Geborgenheit. Es macht den Eindruck, als ob das neue Menschenkind sich nicht auf die schutzbietende Mutter verlassen will und zusätzlich seine eigene Höhle in seinen eigenen Hüllen schafft, um danach erst mit der eigentlichen Embryonalentwicklung im engeren Sinne zu beginnen.

Von außen gesehen ist das Ungeborene lange verborgen. Es *lebt in einer Geborgenheit durch seine Verborgenheit.*

Erst später macht es durch Wachstum und Bewegungen auf sich aufmerksam, aber es *zeigt* sich nicht.

Barbara Duden weist in ihrem noch immer aktuellen Buch „Der Frauenleib als öffentlicher Ort" (Duden 1994) auf den Unterschied zwischen *sich zeigen* und *gesehen werden* hin. Das Ungeborene zeigt sich nicht, sondern es „verbirgt sich" sogar. Mit dem Ultraschall setzen wir uns darüber hinweg und schauen hin: Es wird mithilfe einer Technik sichtbar gemacht, obwohl es sich nicht zeigt. Im normalen sozialen Leben zeigen wir die Seiten von uns, die gesehen werden dürfen. Es gilt als unanständig, wenn wir versuchen, etwas von jemandem zu sehen, das er uns nicht zeigt.

Am Anfang meiner Tätigkeit in der niedergelassenen Praxis erzählte mir eine junge Frau folgendes Erlebnis:

Ich war zum ersten Mal schwanger und freute mich sehr. Ich hatte ein leuchtendes, inneres Bild von meinem Kind. Dieses Bild war sehr groß, fast unendlich ausgedehnt, farbig und strahlend. Dann ging ich ungefähr in der 10. Schwangerschaftswoche zur ersten Untersuchung und es wurde ohne viel Gerede ein Ultraschall gemacht. Die Ärztin zeigt auf den Bildschirm und sagte „Schauen Sie, da ist Ihr Kind!". Ich sah aber nur ein kleines Schwarz-Weiß-Gebilde und darin etwas Pulsierendes. In diesem Moment schrumpfte mein großer, strahlender, freudig erlebter Eindruck von dem Kind zusammen zu diesem Flimmerkastenbild. Enttäuscht und fast wie verletzt verließ ich die Praxis. Es dauerte lange, bis ich wieder einen Herzensbezug zu meinem ungeborenen Kind bekam.

4.3 Zentrieren und Visualisieren

In diesem Bericht wird beschrieben, wie eine schwangere Frau ihr Kind als licht und weit in der Umgebung ausgedehnt erlebte. Durch die Ultraschallbilder wurde ihr Erlebnisbild sofort zentriert und verdichtet.

Im Ultraschallbild wird fast immer auf den Embryokörper geachtet, wobei das nur die „halbe Wahrheit" ist, die Hüllenorgane werden meist außer Betracht gelassen. Im Bewusstsein der werdenden Eltern tritt an die Stelle des etwas verschwommenen Schwangerschaftsgefühls oder der farbig-strahlenden Impression des Ungeborenen das scheinbar konkrete und messbare Bild eines Embryokörpers. In der Vorstellung tritt eine Verdichtung, Konkretisierung, Zentrierung und auch Verdinglichung auf. In einem solchen Stadium der Verdichtung ist das Wesen des Ungeborenen aber noch lange nicht angekommen, es lebt noch größtenteils in der Umgebung, in dem Verschwommenen, in dem Verborgenen.

Schwanger-Sein heißt in Erwartung sein, das bedeutet, abwarten zu können. Damit wird demjenigen, der kommt, die Gelegenheit geboten, sich zu entfalten. Das Bedürfnis, z.B. das Geschlecht zu wissen, ist auch schon ein Zeichen, schlecht abwarten oder erwarten zu können.

Durch das Ultraschallbild wird uns (werdenden Eltern, Hebammen, Ärzten, aber auch Geschwisterkindern: „Schau doch dahin, da siehst du dein Geschwisterchen." Aber das zweijährige Mädchen sieht nur einen Bildschirm ...) eine vermeintliche „Konkretheit" angeboten, die noch gar nicht zu den Umständen des Ungeborenen passt.

Hiermit wird ein verdinglichendes Denken über das ungeborene Kind gefördert, das auch emotional eine Distanz dem Kind gegenüber schafft.

Dieses distanziertere Denken wiederum erleichtert den Einsatz der pränatalen Diagnostik mit ihrer selektierenden Absicht.

Das Bild oder die Vorstellung, die wir während der Schwangerschaft von den ungeborenen Kindern haben, ist möglicherweise nicht ohne Folgen für die weitere Entwicklung der Beziehung zwischen Eltern und Kind. Eine unbefangene Erwartungshaltung ist etwas anderes als ein konkretes Bild mit Maßen, Normwerten, Geschlecht und Gesicht. Unbefangenheit ist eine wertvolle Fähigkeit, nicht nur in der Arzt-Patienten-Beziehung, sondern überhaupt im Sozialen. Rudolf Steiner empfahl für die innere Entwicklung des Menschen, die Fähigkeit einer „unbefangenen Empfänglichkeit für neue Erlebnisse" sorgfältig zu üben (Steiner 1989, 335). Unbefangenheit lässt einen Raum entstehen, in dem der andere sich aussprechen und entfalten kann. Sämtliche Vorstellungen über diesen anderen haben einen einschränkenden Einfluss auf die Begegnung.

Können wir wirklich mit einem konkreten visuellen Bild vor Augen, das passend ist für die irdische Wirklichkeit nach der Geburt, einem Menschenwesen begegnen, das noch gar nicht so irdisch ist, das noch groß und in der Umgebung ausgedehnt ist? Es ist, als ob wir einem einjährigen Kind begegnen wollen mit den Vorstellungen, die zu einem Schulkind gehören. Da es uns so schwer fällt, uns auf die unsichtbare vorgeburtliche Seinsebene einzulassen, machen wir das Ungeborene sichtbar, messbar, vergleichbar und damit gewöhnlich vorstellbar, so wie Kinder, die die Schwelle der Geburt schon überschritten haben.

Die Betrachtung der Ultraschallbilder ist eine Form des Visualisierens. Neben dem Sehen ist eine andere Art, etwas von jemandem zu erfahren, das Hinhorchen oder Hinhören. Manche Schwangeren können sehr gut in sich hineinhorchen und wissen oder ahnen dann, wie es dem Kind geht. Hören und Sehen stehen für fast polare Qualitäten. Sehen hat mehr zu tun mit einer aktiven Tätigkeit zu dem anderen hin. Hören dagegen bietet Raum, sodass der andere sich aussprechen kann. Die Anatomie von Auge und Ohr zeigt ebenso eine polare Dynamik: das nach außen und nach vorne vordringende Auge und das nach innen gestülpte Ohr, das mehr nach hinten/seitlich orientiert ist. Mit den Augen wird fokussiert und fixiert, mit dem Ohr ist das weder nötig noch möglich.

Durch das Ultraschallbild wird die Verbindung zum Ungeborenen verlagert von dem Hineinhorchen zum Sehen; von innen nach außen.

Wenn ich nach innen höre, wie es dem Kind geht, nehme ich eine ganz andere Qualität wahr, als wenn ich nach außen (auf dem Bildschirm) sehe, wie das Kind aussieht.

Vielleicht dürfen wir sogar eine gewagte Vermutung aussprechen, dass Eltern, die sich auf eine unbefangene Erwartung und ein Hinhorchen einlassen können und eine ultraschallarme oder -freie Schwangerschaft erleben dürfen, hiermit Schwangerschafts- und Geburtskomplikationen, aber auch mancher kindlichen Entwicklungsstörung vorbeugen. Zumindest wird eine offenere Eltern-Kind-Begegnung ermöglicht.

5. Störungen in der Frühschwangerschaft

5.1 Einführung

Eigentlich müsste für die ersten zehn Wochen der Schwangerschaft eine Auszeit möglich sein, denn das ist die Zeit, in der viele oft belastende oder beschwerliche Umstellungen in der Physiologie der Frau stattfinden. Außerdem vollziehen sich in dieser Zeit die wichtigsten embryonalen Entwicklungsschritte.

Allein schon die Vorstellung, schwanger zu sein, kann eine mentale und emotionale Belastung sein, auch wenn die Schwangerschaft schon lange gewünscht war.

Die körperlichen Umstellungen auf die anderen Umstände sind vielfältig: Der Organismus gibt Raum für ein anderes Wachstum, eine andere Organisation und ein anderes Wesen. Dafür muss das Eigene weichen oder zurücktreten. Immunologische Selbstbehauptung darf es nun nicht mehr so stark geben, auch auf seelischer und sozialer Ebene ist diese Fähigkeit reduziert. Das wache, geistesgegenwärtige Reagieren ist oft etwas verzögert.

Erste Symptome einer Schwangerschaft sind oft Müdigkeit und eine etwas verträumte Stimmung. Ziemlich bald ändert sich die Blutzusammensetzung, der Hämatokritwert sinkt als Ausdruck des abnehmenden Eisenprozesses und damit der Ich-Präsenz. Ebenso tritt eine Abnahme der Tonisierung vieler Muskelgruppen auf mit der Folge einer trägeren Darmtätigkeit und einer geringeren Stabilität der Bauch- und Rückenmuskulatur. Der Muskeltonus ist immer Ausdruck des Eingreifens des Astralleibes.

Insgesamt findet eine Lockerung des Wesensgliedergefüges statt, vor allem tauchen die oberen Wesensglieder, Ich und Astralleib, weniger in den physischen und Ätherleib ein, was sich in dem obengenannten zeigt, auch in der verträumten Müdigkeit. Es ist wichtig, dies schwangeren Frauen so zu erklären, dass sie es wie selbstverständlich als Zeichen einer gesunden Schwangerschaft akzeptieren können, statt dagegen anzukämpfen. Aber auch die Beziehung zwischen Ätherleib und physischem Leib lockert sich, insbesondere im Unterleib. Bis ins Ätherische hinein muss der eigene Organismus sich ein wenig zurückziehen und Raum schaffen, sodass der neue Mensch sich mit seiner eigenen Äther-, Astral- und Ich-Prägung entwickeln kann.

Eine zu geringe Lockerung macht es einem eigenständigen Embryonalleben schwer oder zu schwer. Unser moderner Lebensstil erlaubt aber recht wenig Lockerung, insbesondere für die, die in einem anspruchsvollen Berufsleben stehen, wo Wachheit, schnelles Reagieren und forsches, durchgreifendes Organisieren verlangt werden. Das ist das Gegenteil von dem, was man sich für eine schwangere Frau wünscht und was ihr eigener schwangerer Organismus anstrebt. Die hohe Geschwindigkeit, die Planbarkeit und die vielen Informationen und Eindrücke, die verarbeitet werden wollen, sind charakteristisch für unsere heutige Existenz, aber entsprechen nicht den Ansprüchen einer Schwangerschaft, in der das langsame Gedeihenkönnen in einer verträumten Atmosphäre gewünscht wird. Manche der Schwangerschaftskomplikationen sind auf diesen Konflikt zurückzuführen. Es lohnt sich, in solchen Situationen recht großzügig mit Arbeitsunfähigkeitsbescheinigungen oder Beschäftigungsverboten (gegebenenfalls partiell) zu sein.

Als allgemeine medikamentöse Unterstützung bei zu geringer Lockerung oder wenn sich die Patientin nicht genügend auf die Schwangerschaftsumstände einlassen kann, gilt:

- *Magnesium phosphoricum cum cinere Avenae* D6 Globuli velati (WALA) 3 x 8 Glb.

Wenn auch eine Schwäche des Ätherleibes vorliegt, dann gegebenenfalls zusätzlich oder primär:

- *Bryophyllum Argento cultum Rh D3* Dilution (Weleda) 2 x 15 Trpf.

Im späteren Schwangerschaftsverlauf kann *Bryophyllum Argento cultum* ersetzt werden durch:

- *Bryophyllum 50 %* Trituration (Weleda) 3 x 1 Msp. oder bei Bedarf auch häufiger.

5.2 Übelkeit und Hyperemesis

Auch dies ist als Symptom eines Festhaltens zu sehen, oft verbunden mit (partnerschaftlichen) Spannungen oder ambivalenten Gefühlen der Schwangerschaft gegenüber. Um genügend Vertrauen zu haben, sich auf die erforderliche Schwangerschaftslockerung einzulassen, ist ein entsprechendes soziales Umfeld und/oder eine gute Partnerschaft fast eine Voraussetzung. Wenn dies nicht gegeben ist oder wenn unterschwellige Störungen vorliegen, fehlt oft die nötige Geborgenheit, um nicht alles selber festhalten zu müssen. Dies kann Übelkeit und Erbrechen verursachen. Aber wie so oft in der Medizin gibt es natürlich auch Hyperemesis ohne klar erkennbare Probleme auf genannter Ebene.

Erbrechen heißt, dass die Nahrungsmittel nicht echt aufgenommen werden können, dass dafür kein Platz ist und sie deshalb wieder zurückgegeben werden. Therapeutisches Ziel muss sein, Entspannung und Gelassenheit herbeizuführen, sodass die Nahrung angenommen und aufgenommen werden kann. Dafür ist Ruhe, Krankschreibung und unter Umständen eine stationäre Aufnahme in einer entsprechend guten Abteilung notwendig.

Eine medikamentöse Erfolgstherapie ist mir leider nicht bekannt. Manchmal hilft eines der folgenden Medikamente:

- *Bryophyllum Argento cultum Rh D3* Dilution (Weleda) 2 x täglich 15 Trpf.
- *Anagallis/Malachit comp.* Dilution (Weleda) 3 x täglich 15 Trpf.
  Enthält:
  - Anagallis arvensis D3 (Ackergauchheil)
  - Chamomilla recutita D3 (Kamille)
  - Kalium aceticum comp D6 (Zusammenstellung siehe S. 109)
  - Malachit D6 (Cuprum carbonicum naturale)
- *Nux vomica e semine* D3 Globuli velati (WALA) 3 x täglich 7 Glb.

- *Gentiana Magen Globuli velati* (WALA) — 3 x täglich 7 Glb.
- *Cardiodoron Rh* Tabletten (Weleda) — 3 x täglich 1 Tabl.
  Enthält:
  - Hyoscyamus niger (Bilsenkraut, Kraut)
  - Onopordum acanthium (Eseldistel, Blüte)
  - Primula veris (Schlüsselblume, Blüte)

Hilfreich ist die rhythmische Massage der Beine und Arme, manchmal auch des Rückens.

5.2.1 Heileurythmie in der Schwangerschaft

Heileurythmie in der Schwangerschaft galt lange Zeit als kontraindiziert, inzwischen werden aber mehr und mehr positive Erfahrungen gemacht. Es muss aber darauf hingewiesen werden, dass dies sehr sorgfältig, zurückhaltend und nur von erfahrenen Heileurythmisten in enger Zusammenarbeit mit dem verordnenden Arzt angewandt werden soll.

Für Heileurythmie mit schwangeren Frauen gilt noch mehr als sonst, dass das *Wie* mindestens so wichtig ist wie das *Was*. Es ist ratsam, die Übungen weniger intensiv zu machen, weniger oft zu wiederholen mit längeren Pausen, insgesamt muss versucht werden, als Betonung sämtliche Übungen in einer ätherisch aufbauenden „Frühlingsstimmung" geschehen zu lassen. Die Heileurythmistin muss einen Sinn für die geänderte und gelockerte Wesensgliederverfassung der Schwangeren entwickeln, um einschätzen zu können, wie langsam, wie kurz, mit wie vielen Pausen etc. sie behandeln soll. Die Situation einer schwangeren Frau, speziell wenn sie therapiebedürftig erkrankt ist, ist oft instabil. Deshalb kann die Heileurythmie erfreulicherweise manchmal viel stärker wirken als im nicht schwangeren Zustand, aber auch destabilisieren. Deshalb sollte dies sehr behutsam und mit Vorsicht gehandhabt werden.

Frauen mit Hyperemesis befinden sich in einer sehr labilen Verfassung. Heileurythmie ist wirksam, aber sollte nur dezent und kurz geübt werden, gerne aber zwei- bis dreimal am Tag. Am besten sind Vokalübungen mit den Füßen, vor allem A, E und U. Auch eine vorsichtige Anregung der Ausatmung mit M und L ist hilfreich. Bei ausgeprägter Hyperemesis kann Heileurythmie mit den Armen die Situation verschlechtern.

5.3 Blutungen in der Frühschwangerschaft

Blutungen in den ersten drei Monaten sind nicht selten, sie sind meistens kein Hinweis auf einen Abort, aber schon als Warnzeichen ernst zu nehmen. Die Stabilität der Schwangerschaft scheint doch gefährdet zu sein, speziell auf der Ebene des physischen Dialogs zwischen Mutter und Kind. Die Blutungen entspringen meistens diesem Dialog- und Grenzgebiet zwischen mütterlichem und kindlichem Organismus, nämlich an der Haftungsstelle des Chorions. Wie bei vielen Dialogen gibt es jemanden, der mehr spricht, und einen anderen, der eher zuhört. Bei der Plazentation handelt es sich um eine aktive Tätigkeit des Chorions und ein eher empfangendes oder reagierendes Verhalten der mütterlichen Umgebung. Wenn dieser Dialog gestört ist und es dabei zu einer Blutung bei sonst intakter Schwangerschaft kommt (definitionsgemäß Abortus imminens), darf dieses Signal nicht ignoriert werden. Andererseits soll der Angst- und Spannungsteufelskreis nicht angekurbelt werden, also ist Feingefühl gefragt. Neben Krankschreiben und gemäßigter Ruhe (insbesondere, um der Seele Ruhe zu gönnen), sollten wir medikamentös versuchen, diesen Dialog wieder in Gang zu bringen, anstatt auf die Blutung und die Gerinnung Einfluss nehmen zu wollen.

Hierzu eignen sich:

- *Cuprum metallicum praeparatum* D12 Trituration (Weleda) — 2 x 1 Msp.

gegebenenfalls zusammen mit:

- *Bryophyllum Argento cultum Rh D3* Dilution (Weleda) — 2 x 15 Trpf.

Wenn Angst und Verspannung im Vordergrund stehen:

- *Magnesium phosphoricum cum cinere Avenae* Globuli velati (WALA) — 3 x 8 Glb.

Äußerlich:

- *Aurum/Lavandula comp.* Creme (Weleda) — 1–2 x täglich einen Salbenlappen auf den Unterleib, etwa 20 min.
  Enthält:
  - Aurum metallicum praeparatum D4 (Gold)
  - Lavandulae aetheroleum (Lavendelöl)
  - Aetheroleum extractum e floribus recentibus Rosae damascenae et centifoliae (Rosenöl)

Häufig ist es hilfreich, eine Hebamme zu bitten, Hausbesuche zu machen, Entspannungsübungen zu geben oder eine entspannende Fußmassage und im Gespräch zu klären, ob störende Konflikte vorliegen.

5.4 Fehlgeburt

Laut statistischen Angaben sollen ca. 50 % der (sehr) frühen Schwangerschaften in einer Fehlgeburt enden, viele davon noch vor dem Ausbleiben der Periode, also in der Regel unbemerkt. Meistens ist die Ursache einer Fehlgeburt unbekannt. In vielen Fällen scheint sie auf chromosomale oder andere Störungen in der frühen embryonalen Entwicklung zurückzuführen zu sein. Andere Ursachen können im Bereich der Plazentation, also des Dialogs zwischen kindlichem und mütterlichem Organismus liegen. Nur selten kann man vermuten, dass das Verhalten der Schwangeren eine Fehlgeburt verursacht oder zumindest begünstigt hat. Im Gespräch sollte dieses Thema mit Vorsicht zur Sprache kommen, um unberechtigte Schuldgefühle zu vermeiden oder zu entkräften. Ich sage in solchen Situationen oft, dass das Kind in der frühen Schwangerschaft noch so sehr in seiner eigenen Welt ist, geschützt von den eigenen Hüllenorganen, dass die schwangere Frau sich selbst zu wichtig nehmen würde, wenn sie meint, durch ihr Benehmen oder gar ihre Gedanken oder Gefühle (z.B. Ambivalenzen, Sorgen, zu wenig Freude über die Schwangerschaft) eine Fehlgeburt verursachen zu können.

Bei einem frühen Abort ist immer wieder die Frage, wie viel medizinisches Eingreifen notwendig ist. Bei einer „missed abortion“ ist es (fast) nie nötig, möglichst schnell zu abradieren. Meistens (außer beim Eintreten stärkerer Blutungen oder Schmerzen) ist es möglich und sinnvoll, in Ruhe Abschied zu nehmen, die Nachricht ankommen zu lassen, am liebsten so lange, bis die Frau selber meint, dass sie jetzt so weit ist. Das kann bei einer missed abortion auch mal länger als eine Woche dauern.

Bei einer spontanen Fehlgeburt hängt es vom Alter der Schwangerschaft und der Blutungsstärke ab, ob eine Abrasio nötig ist. Meistens geht es unterhalb der siebten bis achten Woche auch ohne diese.

Zur Unterstützung des Abblutens und der Kontraktion des Uterus kann gegeben werden:

- *Tormentilla comp.* Globuli velati (WALA) — 3 x täglich 8 Glb.
  (Zusammensetzung: siehe Arzneimittelporträt auf Seite 56)

gegebenenfalls zusammen mit:

- *Berberis e fructibus* D3 Globuli velati (WALA) — 3 x täglich 8 Glb.

oder:

- *Berberis e fructibus* D3 Ampullen (WALA) — 1–2 x täglich 1 Amp. s. c. in die Bauchdecke.
  (Zusammensetzung: siehe Arzneimittelporträt auf Seite 80)

Dies kann eine lokale Rötung und Schwellung verursachen.

Ab der vollendeten sechsten Woche sollte bei Rhesus-negativen Frauen eine Anti-D-Prophylaxe gegeben werden.

Wenn bei einem spontanen Abort ein erkennbares embryonales Körperchen geboren wird, meistens innerhalb einer Fruchtblase, sollte abhängig von der Einstellung der Frau über die Möglichkeit einer Beerdigung gesprochen werden, auch hilft es oft, über eine Namensgebung nachzudenken (Lothrop 1998).

Zu einer Fehlgeburt gehört immer ein Trauer- und Abschiedsprozess, mal kürzer, mal intensiver. Dafür braucht es Zeit. Aus diesem Grund ist es sinnvoll, sich ausreichend Zeit vor einer nächsten Schwangerschaft zu nehmen.

5.4.1 Habitueller Abort

Wer mehr als dreimal hintereinander eine Fehlgeburt hatte, leidet definitionsgemäß unter einem habituellen Abort. Hier ist die Ursache fast immer maternal statt z.B. chromosomal-fetal.

In Betracht kommen an erster Stelle angeborene oder erworbene Thrombophilien, wie Faktor-V-Leiden-Mutation und das Antiphospholipid-Antikörper-Syndrom. Die Therapie ist die Heparinisierung. Seltener handelt es sich um uterine Fehlbildungen oder hormonelle Störungen. Je häufiger ein Abort stattgefunden hat, desto größer ist das Risiko der Wiederholung sowie natürlich die Angst davor.

Wenn nach mehrfacher Fehlgeburt wieder eine Schwangerschaft eingetreten ist, kann auch behandelt werden mit:

- *Bryophyllum comp.* Globuli velati (WALA) — 2 x 8 Glb.
  (Zusammensetzung: siehe Arzneimittelporträt auf Seite 144)

gegebenenfalls zusammen mit:

■	*Cuprum metallicum praeparatum* D6 Trituration (Weleda)	2 x 1 Msp.

5.5 Kann jemand sterben, der noch nicht geboren wurde?[1]

Die Schwangerschaft ist die Zeit, in der das Menschenwesen zwar schon eine enge Verbindung zur Erde hat und intensiv an seinem physischen Körper baut, trotzdem ist es noch kein Erdenmensch. Es ist noch nicht geboren. Seine Lungen, das eigentliche Erdenorgan, haben ihre Aufgabe noch nicht begonnen. Anders gesagt, es ist noch nicht in seinem Erdenkörper eingezogen. Es hat das Licht der Erde noch nicht erblickt.

Während der Schwangerschaft bewohnt der künftige Erdenbürger vor allem die sogenannten Hüllenorgane: den Mutterkuchen, die Eihäute und die Nabelschnur. Der eigentliche physische Körper wird von seiner Umgebung aus belebt, gestaltet und ernährt. So wird der Körper sorgfältig auf die Geburt, auf den Einzug seiner Geistigkeit vorbereitet. Die Geburt ist so gesehen ein Einstülpungsvorgang, der sich physisch darin ausdrückt, dass die Lunge ihre Funktion aufnimmt und die erste Luft einatmet. Gleichzeitig aber sterben die Hüllenorgane, und die übersinnlichen Glieder des Menschen ziehen in den neugeborenen Körper ein. Das, was vorher von der Umgebung her, von außen nach innen gearbeitet hat, wird jetzt verinnerlicht und darf anfangen, von innen nach außen zu wirken. Dieser Prozess der Verinnerlichung beginnt bei der Geburt und setzt sich eigentlich bis zum Erreichen des Erwachsenenalters fort.

Die für uns bedeutende Fragestellung lautet, was Sterben für jemanden bedeutet, der noch nicht geboren ist? Kann man überhaupt von sterben reden, wenn ein Ungeborenes gemeint ist? Wann beginnt die eigentliche Erdenbiografie eines Menschen?

Selbstverständlich hat die Verbindung zwischen dem Geistwesen und der körperlichen Substanz mit der Befruchtung oder kurz danach begonnen. Die Auseinandersetzung mit der Materie hat angefangen, eine Bestätigung der Verbindung mit den beiden auserwählten Eltern ebenso. Aber der Raum, in dem sich dies abspielt, wird von den eigenen Hüllenorganen gebildet. Diese nehmen diesen Raum im gewissen Sinne aus der Erdensphäre heraus. Der Embryo ist noch nicht der Erdenschwere ausgesetzt, sondern er wird von dem eigenen Fruchtwasser in einem schwerelosen Schwebezustand gehalten. Da die Umgebungsorgane (Plazenta und Eihäute) mindestens genauso zu dem Embryo gehören wie der Embryo im engeren Sinne, kann man sagen, dass der Embryo sich selbst ein eigenes Raumverhältnis bildet, welches ihn noch vor den Einflüssen der Erdenschwere schützt und diese aufhebt.

Der Körper ist in dem Sinne noch kein Erdenkörper, er hat noch kein Gewicht (es ist falsch, wenn wir beim Ultraschall sagen, wie viel das ungeborene Kind jetzt wiegt, denn es wiegt in Wirklichkeit gar nichts, nur wenn wir es zu dem Zeitpunkt aus dem Fruchtwasser herausholen und es geboren werden lassen, dann würde es so und so viel wiegen). Der Geist ist auch noch nicht eingezogen, sondern wirkt von außen auf die Wachstums- und Reifungsvorgänge ein.

Kann ein solcher Körper sterben? Das Wesentliche dieses embryonalen Körpers befindet sich in der Umgebung, in den Hüllen. Deshalb verwundert es nicht, dass eine Störung in der Blutströmung durch Plazenta, Nabelschnur und Embryo Anlass oder Ursache für ein Ende des Lebens ist. Danach erst kommt es zu einer Störung und einem Stillstand des

1 Dieser Abschnitt folgt Maris 2007.

Herzens. Das Herz ist (noch) nicht das zentrale Organ, es reagiert auf die Strömungen, die aus der Umgebung kommen.

Das Sterben hat vor der Geburt eine ganz andere Qualität als ein Sterben danach. Wenn das Neugeborene das Licht der Welt erblickt und mit dem ersten Atemzug auf der Erde ankommt, inkarniert es damit noch mal eine Stufe weiter.

Aus der Perspektive der geistigen Welt ist die Geburt eines Menschen wie ein Sterben. Manchmal ahnen Kinder so etwas noch. So sagte ein dreijähriger Junge zu seinem Vater: „Papa, bist du schon mal gestorben? Ich schon, als ich geboren wurde.“ (Klink 2004)

Während der Schwangerschaft findet eine zunehmende Verbindung zwischen Körper, Seele und Geist statt, die vornehmlich als Vorbereitung auf die Geburt dient. Wenn dieser Prozess durch innerliche oder äußerliche Gründe gestört wird, kann das dazu führen, dass das Kind mit seinen Hüllenorganen stirbt. Aber was ist unter diesen innerlichen oder äußerlichen Gründen zu verstehen? Es ist vielleicht vorstellbar, dass das Menschenwesen selber nur eine kurze Begegnung mit seinen Eltern und nur eine zarte Berührung mit der Erde haben wollte, und sich dann wieder zurückzieht. Es kann auch sein, dass die Vorschau auf die Lebensmöglichkeiten bei dem herankommenden Kind eine solche Verunsicherung verursacht haben, dass es zurückschreckt. Ebenso denkbar ist es, dass bestimmte Umstände bei der werdenden Mutter eintreten, die mit der Anatomie oder dem Funktionieren ihrer Organe zusammenhängen, oder auch mit einem Schockereignis, Lebensstil- oder Umwelteinflüssen, die es für das werdende Menschenkind zu schwer machen, länger zu bleiben. Oder vielleicht hat das Menschenkind zwar seinen Entschluss zu einem neuen Erdenleben getroffen und den Erdenweg dahin auch schon begonnen, aber trotz optimaler Umstände setzt es den eingeschlagen Weg nicht fort, ohne für uns ersichtlichen Grund. Es kann auch sein, dass die Umstände für dieses Kind derartig schwer waren, dass es sich gar nicht durchsetzen konnte, während ein anderes Kind das vielleicht geschafft hätte. Immer sind zwei Seiten zu betrachten: die Kraft, mit der jemand seinen Weg gehen will, und die Umstände und Widerstände, denen er auf seinem Weg begegnet.

5.5.1 Fehlgeburt und Wiedergeburt

Wie kann in der Perspektive der Wiedergeburt und des Karmas das Rätsel der Fehlgeburt verstanden werden? Ist eine Fehlgeburt für die sich inkarnierende Seele etwas Unvorhergesehenes oder ist es ihre Intention? Und hat sich bei jeder Fehlgeburt schon eine Seele mit der embryonalen Entwicklung verbunden, auch wenn es noch ganz früh ist? Diese und ähnliche Fragen dürfen wir stellen, aber können sie nicht generell beantworten. Auch im Gespräch mit den betroffenen Frauen oder Paaren können sie gestellt werden, und manche Frauen antworten ganz präzise: „Schon vier Tage vor der Blutung habe ich bemerkt, dass die Kindesseele mich verlassen hat.“ Oder: „Schon vom Anfang an war diese Schwangerschaft ganz anders als die vorige, alles war so leer, und dann kam die Blutung, und ich habe mich gar nicht gewundert.“

Jemand, der sich auf den Weg macht, erneut ein Erdenleben anzutreten, bringt eine Fülle an Intentionen und geistiger Kraft mit, die aber in dem Falle nicht gebraucht werden. Was passiert mit dieser Energie und Liebeskraft?

In seinem Buch „In den Tod geboren“ (Hemmerich 2000) beschreibt der Frauenarzt Fritz H. Hemmerich eindrucksvoll, wie Goethe am Ende seiner Dichtung „Faust“ die Bedeutung der Kinder, die ihren Erdenweg noch vor der Geburt beenden, von Pater Seraphicus aussprechen lässt. Pater Seraphicus spricht die Seelen dieser Kinder an und nennt sie Mitternachtsgeborene:

> Knaben! Mitternachtsgeborene,
> Halb erschlossen Geist und Sinn,
> Für die Eltern gleich Verlorne,
> Für die Engel zum Gewinn.
> Dass ein Liebender zugegen,
> Fühlt ihr wohl, so naht euch nur;
> Doch von schroffen Erdewegen,
> Glückliche! Habt ihr keine Spur.
> ...
> Steigt hinan zu höherm Kreise,
> Wachset immer unvermerkt,
> Wie, nach ewig reiner Weise,
> Gottes Gegenwart verstärkt.
> Denn das ist der Geister Nahrung,
> Die im freisten Äther waltet:
> Ewigen Liebens Offenbarung,
> Die zur Seligkeit entfaltet.

Die seligen Knaben antworten:

> ...
> Göttlich belehret,
> Dürft ihr vertrauen;
> Den ihr verehret,
> Werdet ihr schauen.

Dann zeigt sich Erstaunliches, nämlich dass diese Seelen der vor der Geburt verstorbenen Kinder den Engeln bei der Rettung von Fausts Seele Hilfe leisten. Die Engel sprechen:

> Gerettet ist das edle Glied
> Der Geisterwelt vom Bösen:
> Wer immer strebend sich bemüht,
> Den können wir erlösen.
> Und hat an ihm die Liebe gar
> Von oben Teil genommen,
> Begegnet ihm die selige Schar
> Mit herzlichem Willkommen.
>
> *(GOETHE 1986, 358f)*

Es ist nicht leicht, sich vorzustellen, dass das leidvolle Geschehen einer Fehlgeburt *(für die Eltern gleich verlorne)* aus der Jenseitsperspektive eine große Hilfe und Bereicherung sein kann *(für die Engel zum Gewinn)*. Andererseits ist es eine Herausforderung für die eigene Selbstlosigkeit, darin Trost zu finden, dass das selige Kind für die Engelwelt eine Hilfe sein wird, eine Hilfe bei der Rettung der Menschenseelen vor dem Bösen. Es ist diese „größte, bedeutsamste Arbeit, die überhaupt im Weltenall denkbar ist“ (Steiner 1992, 115), die jetzt in den Dienst der Engelwelt gestellt wird. Und was machen diese Engel mit der Hilfe der *seligen Schar*? Sie versuchen den zu erlösen, der *„immer strebend sich bemüht“*, der sich bemüht, im geistigen Sinnen seinen Erdenweg zu gehen. Es ist ein weltenverbindendes und eindrucksvolles Geschehen, wie irdisches Menschenschicksal aus kosmischen Engelshöhen unterstützt werden kann, dank der Hilfe der Mitternachtsgeborenen. Es ist, als ob diese Ungeborenen eine unverzichtbare, seelenbegnadende Verbindung zwischen zwei Welten darstellen.

Aus der Perspektive des Kindes, das sich auf den Weg gemacht hat, hat diese Wendung auch Aspekte eines Opfers. Wer auf diese Weise den Weg der Kindesseele, die sich verabschiedet hat, begleitet, wirkt nicht nur heilend für die eigene Trauer, sondern kann auch den opfervollen Weg dieser Seele unterstützen.

5.6 Schwangerschaftsabbruch

Nicht immer ist eine Schwangerschaft gewünscht und willkommen. Manchmal sind die Verzweiflung und die Not so groß, dass ein Abbruch als Lösung erscheint. Oft gibt es einen Berg an Ängsten und Vorstellungen darüber, „wie das alles gehen soll", sodass es gar nicht möglich ist, an die Gefühlsebene des Schwanger-Seins heranzukommen. Dieser Ebene wird ausgewichen, die Gefühle werden abgewehrt – aus Angst, auf andere Gedanken zu kommen. Wenn aus einer solchen Notlage heraus tatsächlich ein Abbruch erfolgt, ist das Risiko groß, anschließend in erhebliche emotionale Tiefen zu geraten.

Wie bei der pränatalen Diagnostik fühle ich mich bei solchen Gesprächen sowohl als Anwalt des Ungeborenen als auch der Notlage der Frau verpflichtet. Aus dieser Überlegung heraus versuche ich fast immer, die Frau dazu zu bringen, auch ihr Gefühl, ihr Herz mitreden zu lassen, und dann auch noch ihren Willen oder ihren Bauch.

Im ersten Moment kann es für die schwangere Frau so aussehen, dass das ganze Leben, die Zukunftsplanung, die Kontakte, die Verwandtschaft, die Finanzen, alles von einer solchen Schwangerschaft droht, umgeworfen zu werden. „Ich kann es nicht, ich will es nicht, es muss weg, es geht leider nicht anders. Lieber jetzt wegmachen lassen, als ihm eine schwere Existenz unter solchen Umständen zuzumuten und mir auch noch meine ganze Lebensplanung zu zerstören. Ich habe nichts gegen Kinder, aber jetzt und von diesem Mann, mit dem ich eigentlich nichts mehr zu tun habe! Wie konnte das nur passieren! Das Kind würde sowieso kein annehmbares Leben haben können."

Diese oder ähnliche Reaktionen sind öfters zu hören. Das ganze Unheil, von der Beziehung über die Karriere bis zu den Finanzen, kann sich zuerst zu einem großen Verzweiflungs-Nein zusammenballen und so der Frau alle Sicht nehmen.

Wie können wir verhindern, dass aus dieser Verfassung heraus voreilig gehandelt wird? Lebenswichtige Entscheidungen, die in Krisenstimmung und Verzweiflung getroffen werden, werden später oftmals bereut.

Ich versuche in erster Linie, ein wenig Platz, Luft und klarere Sicht zu schaffen. Platz schaffen heißt, den Unheilsberg entwirren, sodass klar wird, woher dieses Nein eigentlich kommt. Wer oder was spricht dieses Nein und warum? Wer oder was sagt vielleicht auch ein leises Ja und warum? Hat das Nein mit der Beziehung zu tun, mit dem beruflichen Werdegang, mit der Verwandtschaft, mit dem Ruf? Oder mit den finanziellen und häuslichen Umständen der schon großen Familie? Es braucht viel Mut, sich dann zu fragen, ob nicht auch irgendwo ein kleines Ja zu hören ist. Woher würde das kommen? Kann es ein stiller, sogar heimlicher Wunsch nach einem Kind oder nach einer Veränderung der Lebenssituation sein?

Gefühle sind nicht selten *un*eindeutig. Wie viele Frauen merken mit Schrecken, dass die Bestätigung, schwanger zu sein, zwiespältige oder ambivalente Gefühle auslöst. Auch wenn die Schwangerschaft eigentlich geplant oder gewollt war, ist die Gefühlsreaktion nicht immer uneingeschränkt positiv. Die meisten Frauen kennen diese Ambivalenz der

Frühschwangerschaft, obwohl manche ein schlechtes Gewissen hätten, wenn sie es zugeben würden. So können ein großes oder kleines Nein und ein großes oder kleines Ja auch mal nebeneinanderstehen.

Um nicht vorschnell eine Entscheidung zu treffen, ist der Versuch hilfreich, sich vorzustellen: „Und was, wenn doch? Alles würde anders werden als geplant, aber wäre das wirklich eine Katastrophe? Wäre es vorstellbar, das Kind trotzdem zu bekommen, wäre es machbar, und wäre es zu wollen?"

So kann Bewegung und Differenzierung in das große Nein kommen. Das bedeutet nicht, dass es somit verschwindet. Es kann sogar konkreter werden. Manchmal ist das Nein eine Antwort auf die Frage: „Was würde ich dem Kind damit antun?" Dies suggeriert eine Rücksicht auf das Kind, wobei man ihm ein Leben unter den zu erwartenden Umständen nicht zumuten möchte. Es bedarf einer großen Ehrlichkeit, zu unterscheiden, ob es sich wirklich um Rücksicht auf das Kind handelt oder ob diese nicht ein vorgeschobener Grund ist. Weiter stellt sich natürlich die Frage, wer in solch einer Situation in der Lage ist, wirklich zu wissen, was gut oder schlecht für ein Kind ist.

Manche Frauen fühlen sich in ihrer Freiheit, ihrem Selbstbestimmungsrecht und ihrer Autonomie eingeengt und von dem Kind bedroht. Aber auf wessen Kosten würde die Freiheit zurückgewonnen werden? Es ist nicht möglich, Geschehenes ungeschehen zu machen. Die Entscheidungsfreiheit ändert sich, wenn der „Dritte im Spiel" sich gemeldet hat. Man hat es nicht mehr nur mit der eigenen Freiheit zu tun, sondern auch mit der des anderen. So ist der Umgang mit einer unerwünschten Schwangerschaft auch eine soziale Frage.

Wo und wie entsteht letztendlich eine Entscheidung? Was ist, wenn der Bauch etwas anderes sagt als der Kopf? Bauchentscheidungen sind vielleicht weniger situationsabhängig und lassen tiefere Lebensgefühle eher zu. Und was ist, wenn die Umwelt etwas anderes sagt als die Innenwelt? Manchmal kann die Empfehlung hilfreich sein, abends beim Einschlafen eine möglichst offene Frage an das eigene, höhere Ich zu stellen, um dann morgens beim Aufwachen zu versuchen nachzuhorchen, welche Antwort erklingt.

Um zu einer eigenen, reifen Entscheidung zu kommen, ist es notwendig, sich innere Freiräume zu schaffen, ohne Druck von außen.

Ganz gleich wie diese Entscheidung ausgeht, sie wird lebenslange Folgen haben. Die Entscheidung für das Leben, aber auch die für den Abbruch wird die Frau ihr ganzes weiteres Leben mittragen müssen.

Auf diese Weise, mit diesen Überlegungen kann ich als Arzt vielleicht meiner doppelten Verpflichtung gegenüber dem ungeborenen Kind und gegenüber der Frau gerecht werden.

6. Störungen im späteren Schwangerschaftsverlauf

6.1 Einführung

Nachdem die Phase der Umstellung zu den anderen Umständen der Schwangerschaft vorbei ist und alles etwas normaler geworden ist, bleibt natürlich die gelockerte Lage der Wesensglieder bestehen. Viele Frauen erleben die mittleren drei Monate der Schwangerschaft als wohltuend und stabil. Eine neue Dimension in dem Erleben der Schwangerschaft tritt ein, wenn die Kindsbewegungen gespürt werden. Bis dahin war der Bezug zu dem Ungeborenen noch mehr im Inneren verborgen, jetzt wird es auch körperlich spürbar und reeller.

Oft verschwinden Beschwerden, die im nicht schwangeren Zustand belastend waren, wie Migräne oder Ekzem. Obwohl der Körper langsam schwerer wird, ist das Empfinden dieses Zustandes oft von einer gewissen Leichtigkeit geprägt. Als leuchtendes Vorbild bietet sich wieder die sixtinische Madonna von Raffael an (siehe Seite 28). Sie trägt ihr Kind auf dem Arm, besser gesagt, trägt sie einen etwa zwei- oder dreijährigen Jungen ohne sichtbare Mühe oder Schwere wie auf ihren Fingern. In ihrem Wesen drückt sie wie urbildlich die Verfassung einer schwangeren Frau aus. Sie trägt mühelos ein Kind, kommend aus dem Himmel und dem Reich der Ungeborenen, schreitend über die Wolken, zur Erde hinunter. Diese Tätigkeit oder Fähigkeit ist die Essenz des Schwangerseins. Ihre ganze Gestalt, obwohl nicht sonderlich schlank oder grazil, drückt eine Leichtigkeit aus, die seit Jahrhunderten die Menschen fasziniert.

Dieses Gefühl der Leichte, dem Himmel etwas näher zu sein, hängt mit der Lockerung der Wesensglieder zusammen. Wenn dieser Zustand nicht mehr gewährleistet werden kann, wird die Schwere Überhand nehmen (Ödeme und lähmende Trägheit) oder der Astralleib greift wieder mehr ein, sodass vorzeitige Wehen entstehen. Die allgemeine Empfehlung für diese Zeit bleibt: genügend Rücksicht auf das Kind nehmen, Pausen machen, genug schlafen, alles nicht zu schnell machen und ein rhythmisches Leben führen.

Wenn Probleme oder Störungen auftreten, passiert dies meistens erst in dem dritten Triminon der Schwangerschaft. Da kann es schwieriger werden, die getragene Verfassung des gelockerten Daseins beizubehalten. Da wird es plötzlich sehr konkret mit Geburtsvorbereitungskursen, der Entscheidung über den Geburtsort, der Vorbereitung eines Kinderzimmers etc. Es können auch leise oder stärkere Ängste aufkommen, vor der Geburt selber, vor der Verantwortung für ein Neugeborenes, wie es mit dem Stillen gehen wird, ob der Partner genügend Hilfestellung bietet und natürlich ob das Kind tatsächlich gesund sein wird. Es ist wichtig, bei der Vorsorgeuntersuchung solche (latenten oder halb bewussten) Ängste wahrzunehmen und anzusprechen. So kann vielleicht verhindert werden, dass diese sich verselbstständigen (eine typische Eigenschaft von Ängsten) und möglicherweise im weiteren Schwangerschaftsverlauf Komplikationen verursachen. Das wäre im eigentlichen Sinne Vor-sorgen oder Vor-beugen.

6.2 Vorzeitige Wehentätigkeit

Die normale gesunde Muskulatur lebt in einem ständig wechselnden Anspannen und Sich-Lösen. Das betrifft sowohl die willkürlichen als auch die unwillkürlichen Muskeln. Den schönsten Rhythmus in diesem Sinne bildet natürlich das Herz. Nahezu alle anderen Muskelgruppen haben ihre eigene rhythmische Verteilung zwischen Kontraktion und Relaxation. Betrachten wir diese Tätigkeit mit Blick auf die Wesensglieder, ist Zusammenziehung Ausdruck eines eingreifenden Astralleibes. Wer sich plötzlich erschreckt, merkt, wie der Astralleib schnell eingreift und alle Muskeln sich zusammenziehen. Im Schlaf, der eine Lösung von Ich und Astralleib aus dem oberen Menschen bedeutet, sind die willkürlichen Muskeln meistens entspannt.

Wenn ein großes Hohlmuskelorgan neun Monate lang nicht oder nur gering kontrahieren darf, muss es in einen Ausnahmezustand versetzt werden. Der Astralleib darf nicht mehr so direkt Zugriff auf den Uterus haben, er muss wie ausgeblendet oder abgeschirmt werden. Dies wird u.a. durch die erwähnte Lockerung gewährleistet, wenn die Umstände entsprechend günstig sind.

Ungünstige Umstände kennen wir als:

- Angst; sie bewirkt, dass wir nicht loslassen können. Angst ist wie ein chronisches Erschrecken, wie die Unfähigkeit, einzuschlafen,
- fehlende soziale Geborgenheit, eine gereizte Atmosphäre, Spannungen und Konflikte in der Partnerschaft, Sorgen, die einen nicht loslassen,
- ausgeprägte Erschöpfung und geschwächte ätherische Verfassung, wogegen immer wieder angekämpft werden muss,
- eine Dauerreizung durch einen vaginalen Infekt.

Auch hier gilt es, den therapeutischen Mittelweg zu finden zwischen ständigen Kontrollen sowie angstmachenden Hinweisen auf eine mögliche drohende Frühgeburt und andererseits einem zu geringen Ernstnehmen.

So ist für mich das Schreiben eines CTGs bei vorzeitigen Wehen obsolet. Ob eine Frau Kontraktionen oder Wehen hat, kann ich fühlen und fragen, und für die Beurteilung der Auswirkung auf den Muttermund brauche ich die vaginale Untersuchung, meistens in Verbindung mit der sonographischen Messung der Cervixlänge.

Therapeutisch gilt es, zuerst eine Ahnung der Ursache zu bekommen und zu versuchen, dabei Hilfe zu leisten. Das kann z.B. eine Krankschreibung sein, eine Haushaltshilfe, ein Gespräch mit dem Partner, regelmäßige Hausbesuche durch eine Hebamme.

Strenge Bettruhe ist selten nötig, häufig sind kleinere Spaziergänge wohltuend und entspannend. Besser als eine Liste mit Verhaltensregeln ist die Anregung, selber aufmerksam auf die Tätigkeit der Gebärmutter zu werden, selber achtsam beurteilen zu lernen, was gut tut und was Wehen fördert. Dies auch (nicht nur) in die eigene Verantwortung zu legen, gelingt fast immer und verleiht das Gefühl, nicht ausgeliefert zu sein.

6.2.1 Medikamentöse Therapie

Das Mittel der ersten Wahl ist:

- *Bryophyllum 50%* Trituration (Weleda) — 3–5 x täglich 1/4 TL,

gerne zusammen mit:

- *Magnesium phosphoricum cum cinere Avenae* Globuli velati (WALA) — 3 x 8 Glb.

Bei stärkeren regelmäßigen Wehen kann das *Bryophyllum* auch per Infusion gegeben werden:

- *Bryophyllum 5%* 10 ml Ampullen[2] (Weleda) — 3–4 Amp. auf 1000 ml Infusionslösung über 24 Stunden

oder:

- *Bryophyllum 5%* Ampullen (Weleda) — 6 Amp. à 1 ml auf 500 ml Infusionslösung über 24 Stunden.

2 Wegen Produktionsproblemen werden die 10-ml-Ampullen voraussichtlich erst Mitte 2013 wieder lieferbar sein.

Bei zarten, hüllenlosen oder aufgeregt-ängstlichen Frauen hilft gut:

- *Bryophyllum D5/Conchae D7 aa* 10 ml Ampullen (Weleda) — 2 Amp. auf 500 ml Infusionslösung über 24 Stunden,

oder wenn bei dieser Indikation keine Infusion gewünscht oder nötig ist:

- *Bryophyllum D5/Conchae D7 aa* Ampullen (Weleda) — 2 x täglich 1 Amp. à 1 ml s.c.

Äußerlich:

- *Aurum/Lavandula comp.* Creme (Weleda) — 1–2 x täglich einen Salbenlappen auf den Bauch, etwa 20 min
  Enthält:
  - Aurum metallicum praeparatum D4 (Gold)
  - Lavandulae aetheroleum (Lavendelöl)
  - Aetheroleum extractum e floribus recentibus Rosae damascenae et centifoliae (Rosenöl)

Der Einsatz von konventionellen Tokolytica sowie Lungenreifung ist fast immer zu umgehen.

Arzneimittelporträt *Bryophyllum*

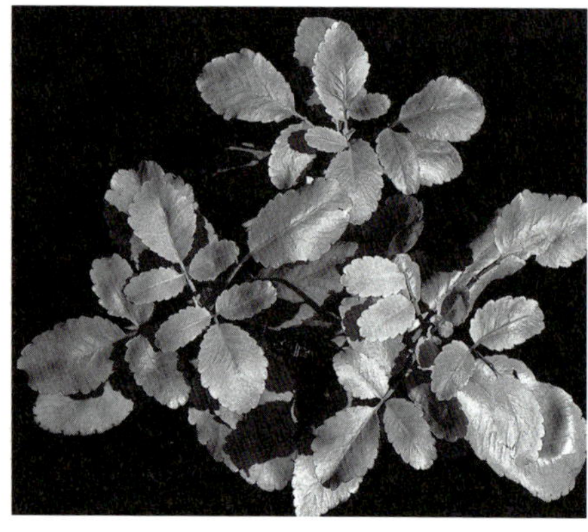

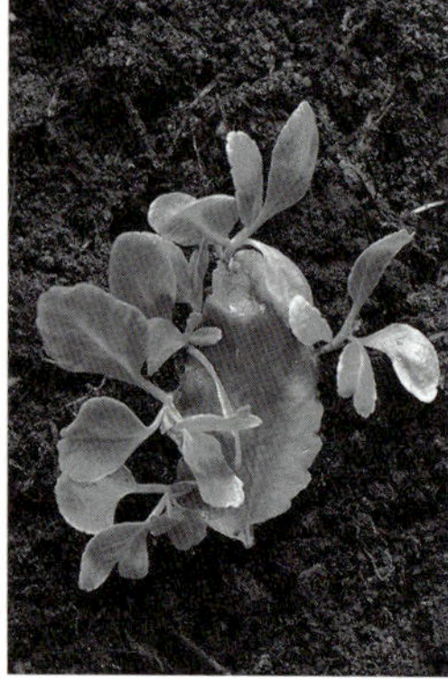

Bryophyllum pinnatum (verwendet von der Weleda). Fotos: R. Mandera

Das wichtigste pflanzliche Arzneimittel zur Behandlung vorzeitiger Wehen ist *Bryophyllum*.

Die Pflanze gehört zu der Familie der Crassulaceae, der Dickblattgewächse, die häufig sukkulente Blätter haben, d.h. die Fähigkeit, in den Blättern Wasser zu speichern. Ihre Blätter schmecken morgens saurer als abends, da sie nachts CO_2 aufnehmen und als Apfelsäure speichern und es erst tagsüber verstoffwechseln.

Nachdem die Bryophyllum-Arten eine Zeitlang in der Gattung Kalanchoe eingeordnet und deshalb umbenannt wurden, heißen sie nun wieder bildhaft „Bryophyllum", welches Brutblatt bedeutet. Sie wird auch Keimzumpe oder Goethepflanze genannt. Die von Goethe beobachtete und beschriebene Pflanze *Bryophyllum pinnatum* wird bei der Weleda für die Herstellung des Präparats zur Wehenhemmung benutzt. Die WALA verwendet die *Bryophyllum daigremontianum*, die eng mit der B. pinnatum verwandt ist, aber wesentlich strenger geformt und häufiger als Zimmerpflanze gesehen wird. Ihre Brutpflänzchen sitzen wie Perlen in allen Buchten der Blätter, auch wenn sie noch jung sind.

Bryophyllum stammt ursprünglich aus Madagaskar, besiedelt nun aber auch Afrika und Südamerika.

Mit ein wenig Glück kann uns bei der Betrachtung von Bryophyllum pinnatum auffallen, dass eines der etwas verdickten rundlich-ovalen Blätter abgefallen ist und neben der Pflanze auf den Boden liegt. Nach kurzer Zeit bilden sich an den Einkerbungen des liegenden Blattes viele neue Pflänzchen, Brutpflänzchen, die sich einwurzeln und wachsen. Manchmal genügt es auch, wenn ein älteres Blatt herunterhängt und den Boden berührt.

Die Pflanze selber hat einen stabilen Stengel und kann bis zu 1 m hoch werden. Sie blüht eher selten, aber bildet dann nach unten hängende, meist rötlich gefärbte, geruchlose vielzählige Glöckchen, angeordnet in kleinen Blütentrauben. Die Samen sind meistens unfruchtbar (Rist et al. 2006).

Das Besondere dieser Pflanze ist, dass die Fortpflanzung nicht über den geschlechtlichen, generativen Weg der Blüten- und Samenbildung geht, auch nicht über die vegetative Vermehrung durch Ausläufer, wie wir das z.B. von der Walderdbeere (Fragaria vesca) kennen, sondern über die Bildung von Brutpflänzchen am Rand der Blätter. Auch dies ist eine Form der ungeschlechtlichen, vegetativen Fortpflanzung, also ohne den Weg der Verwandlung und Verfeinerung beim Blühen und Fruchten.

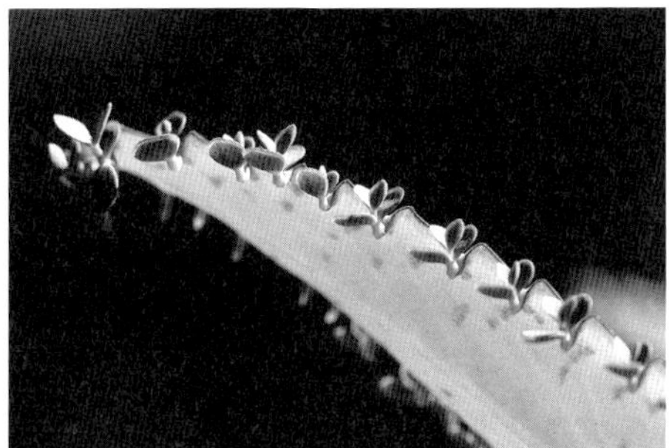

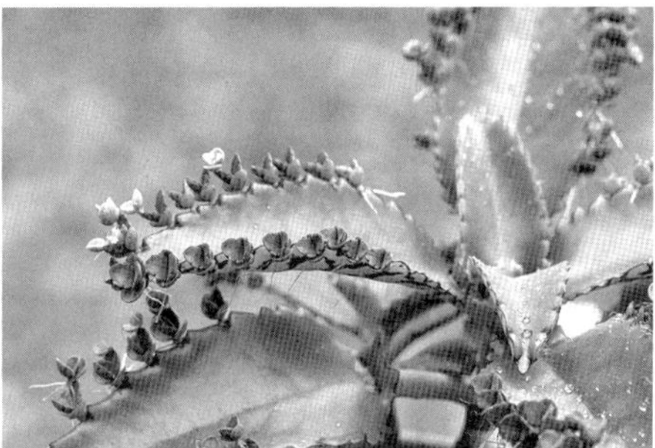

Bryophyllum daigremontianum (verwendet von der WALA). Fotos: R. Mandera, Weleda AG, Schwäbisch Gmünd

Bei Bryophyllum sind also die Blätter die eigentlichen Fortpflanzungsorgane. Goethe hat bei seinen Bemühungen, die organische Welt und deren Metamorphosen wissenschaftlich zu erfassen, 1787 in den botanischen Gärten von Palermo die Idee der Urpflanze entwickelt. Viele Jahre später, als er die Bryophyllum erstmalig kennenlernte, schrieb er über sie: „Sie feiert den Triumph der Metamorphose im Offenbaren." Er sah „in diesem Vorgang sinnlich-anschaulich dargestellt, dass in dem Blatte eine ganze Pflanze der Idee nach ruht" (Steiner 1987).

Ein Wesensmerkmal dieser Art der Fortpflanzung ist, dass sie in dem stark ätherisch geprägten Blattbereich stattfindet. Hier ist die Fortpflanzung primär ein ätherischer Vorgang, nur leise unterstützt oder berührt von dem astralischen Element. Anders ist die geschlechtliche Fortpflanzung, die vor allem astral geprägt ist und bei der die Ätherkräfte gehemmt werden. Im Blütenbereich der Bryophyllum nähert sich die Pflanze dem von außen wirkenden Astralisch-Seelischen, was sich in Form, Farbe und Aroma der Blüte sowie in ihrer Befruchtungsfähigkeit ausdrückt. In Blütennähe wachsen kaum oder keine Blätter mehr, das Vegetative wird vom Astralischen zurückgedrängt. Dies ist auch bei vielen anderen Heilpflanzen der Fall, wie bei den in diesem Buch beschriebenen Agnus castus, Cimicifuga und Helleborus. Aber auch das Gegenteil ist der Fall, so gibt es wichtige Heilpflanzen, die Blüten und Blätter zusammenschieben und durchmischen, wie Tormentilla, Berberis, Urtica, Leonurus cardiaca.

Wie ist die Wirkung von Bryophyllum bei vorzeitigen Wehen zu erklären? Wehentätigkeit entsteht, wenn ein Astralimpuls im Unterleib eingreift und dabei das Ätherische stark zurückdrängt. So ist auch zu verstehen, dass bei jedem Orgasmus (starker Astralimpuls) eine Kontraktion der schwangeren oder auch nicht schwangeren Gebärmutter stattfindet.

Dieser Impuls ist eigentlich passend zu den geschlechtlichen Fortpflanzungsprozessen. Aber während der Schwangerschaft herrscht ein Zustand, der mehr im Bereich der vegetativen Fortpflanzung zuhause ist, ohne hemmenden und abbauenden Astraleinfluss, sondern nur mit einer unterstützenden Hilfe des Astralleibes. In der Schwangerschaft geht es darum, in Ruhe gedeihen zu können, so wie die Brutpflänzchen ungestört von astralen Blütenvorgängen in der ätherischen Blattsphäre gedeihen können. Bei den Pflanzen ist das Blatt als Atmungsorgan nach außen orientiert, direkt an der Umwelt angeschlossen. Bei Tier und Mensch sind die Organe nach innen genommen, abgetrennt von der Welt. So liegt auch der Ort, wo in der Schwangerschaft ein Kind gedeihen kann, tief im Innern des Organismus, während die Brutpflänzchen der Bryophyllum außen in der Peripherie wachsen.

Wenn nun zu früh, bevor die Phase des vegetativen Gedeihens abgeschlossen ist, ein verkrampfender Astralimpuls den Uterus ergreift, entstehen vorzeitige Wehen. Um das zu verhindern oder zu behandeln, sollte der vegetative Ätherleib gestärkt und der Astralleib diesem Vorgang dienend zur Seite gestellt werden. Dies wird vorbildlich von der *Bryophyllum* unterstützt.

In der Anthroposophischen Medizin wird *Bryophyllum* auf Anregung Rudolf Steiners angewandt bei der Behandlung der Hysterie. In dem ersten Kursus für Ärzte beschreibt Steiner den Gegensatz zwischen Hysterie und Neurasthenie, wobei unter Hysterie das „zu große Selbständigwerden der Stoffwechselprozesse" oder ein „zu stark werden der außermenschliche

Tätigkeit in den unteren Teilen der menschlichen Organisation" verstanden wird, und bei der Neurasthenie werden „die oberen Prozesse zu stark in Anspruch" genommen, sodass diese „Tätigkeit nicht hinunter dringt, vermittelt durch die Stauung im Herzen, in die untere Strömung" (Steiner 1999c, 2. Vortrag). *Bryophyllum* wirkt bei der hysterischen Konstitution so, dass sie „die Eingliederung des Ätherleibes stärkt, indem der Astralleib wieder in einer gesundenden Art an den Ätherleib herangeführt wird, sodass er seine ordnende Tätigkeit wieder besser aufnehmen kann und nicht mehr übermäßig von außen eingreifen muss." (Rist et al. 2006)

Vorzeitige Wehentätigkeit als *Bryophyllum*-Indikation wurde erstmals von Dr. Werner Hassauer im Gemeinschaftskrankenhaus Herdecke 1970 eingeführt. Neben der oralen Gabe führte er auch die Infusionstherapie mit Bryophyllum ein. Ihre Wirksamkeit wurde in mehreren Studien nachgewiesen und von Rist et al. zusammengefasst (Rist et al. 2006).

Bryophyllum pinnatum steht zur Verfügung als:

- *Bryophyllum 5%*, 1- und 10-ml-Ampullen (Weleda), siehe auch Anmerkung S. 143
- *Bryophyllum 50%* Trituration (Weleda)
- *Bryophyllum Rh D3* als Dilution sowie Ampullen (Weleda)
- *Bryophyllum D5/Conchae D7 aa* 1- und 10-ml-Ampullen (Weleda)
- *Bryophyllum Argento cultum* Dilution D2 und D3 (Weleda)
- *Bryophyllum Argento cultum Rh D3* Dilution (Weleda)
- *Bryophyllum Argento cultum Rh* D2 und D3 Ampullen (Weleda)
- *Bryophyllum Mercurio cultum* Dilution D2 und D3 (Weleda)
- *Bryophyllum Mercurio cultum Rh D3* Dilution und Ampullen (Weleda).

Bryophyllum daigremontianum steht zur Verfügung als:

- *Bryophyllum comp.* Globuli velati und Ampullen (WALA)
  Enthält:
  - Argentum metallicum D5 (Silber)
  - Kalanchoe daigremontiana/pinnata D3 (Keimzumpe, Blatt mit Brutknospe)
  - Uterus bovis D5

- *Ignatia comp.* Globuli velati und Ampullen (WALA)

  Enthält:
  - Kalanchoe daigremontiana/pinnata D2 (Keimzumpe, Blatt mit Brutknospe)
  - Lachesis D11 (Buschmeister, Gattung der Grubenottern)
  - Strychnos ignatii D3 (Ignatius-Brechnuss).

6.2.2 Heileurythmie

Wenn geklärt ist, dass die vorzeitigen Wehen nicht durch einen Infekt oder eine fetale Notlage verursacht sind, sondern durch Stress, Verkrampfung und dass man sich nicht einlassen kann auf die erforderliche Lockerung, kann mit Heileurythmie viel erreicht werden. Wieder muss betont werden, dass dies sehr behutsam, nicht zu lange und lieber zweimal täglich kurz gemacht werden soll. Angestrebt werden eine Stärkung der ätherischen Grundlage und eine Entastralisierung.

Bei Frauen mit vorzeitigen Wehen kann, gerne auch im Sitzen oder Liegen, vorsichtig versucht werden, die Anspannung und Kontraktionsneigung zu lösen, z.B. mit der Lautreihe B E O M L oder einzelnen dieser Laute.

- Das B stärkt das umhüllende Element, es gewährt Schutz und Geborgenheit.
- Ein zartes E stabilisiert die gelockerte Schwangerschaftverfassung.
- „Bei dem O gehen Sie aus sich heraus und schließen etwas in sich ein. Sie umschließen etwas. ... Bei dem O kommt es darauf an, dass Sie wachend einschlafen." (Steiner 1999b)
- M fördert die lösende Ausatmung.
- L unterstützt eine beruhigende, fließende Beweglichkeit.

6.3 Präeklampsie

Präeklampsie tritt bei 5 bis 8 % der Schwangeren auf, bevorzugt bei Nulliparae. Es handelt sich um eine potenziell lebensbedrohliche Erkrankung für Mutter und Kind und ist weltweit die häufigste Ursache der mütterlichen Sterblichkeit. Es wird unterschieden zwischen der milden Form (Hypertonus mit systolischem Wert ≥ 140 mmHg, diastolisch ≥ 90 mmHg; Proteinurie ≥ 300 mg/d; oder Hinweise auf andere Organbeteiligung oder intrauterine Wachstumsretardierung) und schwereren Formen (Blutdruck diastolisch ≥ 110 mmHg; Proteinurie ≥ 5000 mg/d; beginnendes Nierenversagen mit Oligurie und erhöhtem Kreatinin; beginnendes Leberversagen mit erhöhten Transaminasen; Thrombozytopenie; neurologische Symptome wie Hyperreflexie, Kopfschmerzen und Sehstörungen). Ödeme treten auch häufig auf, gehören aber nicht mehr obligat zu dem Symptombild, außerdem gibt es oft Ödembildung ohne Präeklampsie.

Die Präeklampsie ist keine Erkrankung eines einzelnen Organsystems, meistens sind mehrere Organe involviert: Als Erstes die fetoplazentare Einheit mit Wachstumsretardierung und einem erhöhten Risiko einer vorzeitigen Plazentalösung oder auch intrauterinem Fruchttod; aber häufig gibt es auch kardiovaskuläre, renale, hepatische, hämatologische und/oder neurologische Beteiligungen. Die Erkrankung kann eine dramatisch schnelle Dynamik entwickeln, wobei insbesondere zwei Notsituationen entstehen können: die Eklampsie (vermutlich auf der Basis zerebraler Mikrothromben und Hirnödem) sowie das HELLP-Syndrom (Hämolyse, erhöhte Transaminasen, Thrombozytopenie, auf der Basis einer Multiorganmikroangiopathie mit Verbrauchskoagulopathie) (Strauss et al. 2009).

Obwohl genaue Ursachen weiterhin ungewiss sind, werden Störungen in der frühen Plazentationsphase, insbesondere bei der Throphoblasteninvasion als Voraussetzung für die physiologische Transformation der uterinen Spiralarterien im Zusammenhang mit dem späteren Auftreten einer Präeklampsie vermutet (Hawfield et al. 2009). Präexistierende hämostatische, immunologische und auch sonstige Faktoren bei der Frau scheinen dabei eine Rolle zu spielen. Aber auch fetale Eigenschaften wie Geminigravidität gelten als Risikofaktor. Letztendlich sind es wahrscheinlich immunologische, inflammatorische und hämostatische Einflüsse, die im weiteren Schwangerschaftsverlauf veranlassen, dass antiangiogenese Faktoren von der Plazenta freigesetzt werden und im mütterlichen Organismus Endothelschädigungen verursachen (Eastabrook et al. 2011). Vermutlich treten die genannten frühen Störungen aber bei vielen Schwangerschaften auf, nur wenige entwickeln jedoch später eine Präeklampsie.

Doppler-sonographische Einschränkungen der uterinen Arterien in der 20. Woche deuten auch auf eine zentrale Beteiligung der Plazenta bei der Pathogenese hin.

Obwohl sämtliche Krankheitssymptome spätestens drei bis fünf Tage nach der Geburt der Plazenta verschwunden sind, kann die Präeklampsie auch Spätfolgen für die Frau haben, im Sinne eines erhöhten Risikos, im späteren Leben kardiovaskuläre Erkrankungen zu entwickeln.

Was liegt, umfassend betrachtet, bei der Präeklampsie vor? Schauen wir erst auf einige der Symptome:

- Obwohl Ödembildung nicht obligat zu der Präeklampsie gehört, ist sie eine sehr häufige und auch typische Erscheinung: Ein Teil der Körperflüssigkeit fällt aus ihrem Zusammenhang heraus, sie ist nicht länger in dem rhythmischen, strömenden Lebensfluss aufgenommen, sondern unterliegt den Gesetzen der Schwere, der Schwerkraft, wie sie in der leblosen Natur zuhause ist. Im gesunden Organismus ist es der Ätherleib, der dafür sorgt, dass die Schwerkraft überwunden oder aufgehoben wird. Der Substanzstrom wird in die Leichte mitgenommen. Wenn aus irgendeinem Grund der Ätherleib hierzu nicht mehr in der Lage ist und die Schwerkraft sich gegenüber der „Leichtekraft“ durchsetzt, fällt ein Teil der Lymphflüssigkeit in die Schwere. Diese Entgleisung findet hauptsächlich in der Peripherie statt, nämlich in den Füßen und Beinen, in den Händen, aber auch in der Peripherie im Sinne der Unterhaut statt in den inneren Organen. Dieses „herausgefallene“ Wasser wird nicht renal ausgeschieden, sondern bleibt eingelagert.
- Proteinurie: Eiweißverlust über die Nieren wird nur bei der Urinuntersuchung bemerkt und verursacht vorerst keine Beschwerden. Eine Aufgabe der Nieren ist, lebenswichtige Substanzen in dem fließenden Zusammenhang des Organismus zu behalten oder sie aus dem Primärharn wieder zurückzuholen. Hier ist es das Eiweiß, das aus dem Zusammenhang herausgefallen ist, in die Einflusssphäre der Außenwelt kommt und dann ausgeschieden wird. Die Niere ist sowohl ein Ausscheidungs- als auch ein Wahrnehmungsorgan und außerdem zuständig für die aufbauende Gestaltungstätigkeit, indem sie viele Körpersubstanzen erneut in sich aufnimmt. Durch diesen scheinbar sinnlosen Vorgang der Ausscheidung und Rückresorption wird die Substanz neu belebt, was für den Aufbau und Erhalt des Organismus notwendig ist. Im Falle einer Präeklampsie ist die Niere aber nicht mehr in der Lage, das wertvolle Eiweiß bei sich zu behalten. Eiweiß ist eine Substanz im Dienste des Astralleibes, es ist sehr individualisiert. Im Gegensatz

zu der Ödembildung ist die Proteinurie eine Verlagerung der Störung bis in die astrale Wirksamkeit. Der Astralleib hat eine abschließende, innenraumbildende und schützende Aufgabe. Dieser kann er jetzt nicht ausreichend gerecht werden.
- Hypertonus: Wie die Proteinurie ist auch der Hypertonus anfänglich unbemerkt. Auch dieser betrifft primär den Bereich des Astralleibes. Jegliche Muskeltonuserhöhung ist Folge eines tieferen Eingreifens des Astralleibes. Der gesunde rhythmische Ausgleich zwischen impulsierender Anspannung und befreiender Lösung hat sich auf einem zu hohen Niveau eingependelt oder wird von der Anspannung dominiert. Manchmal äußert sich das in einer inneren Unruhe und Angespanntsein. Wenn auch noch eine erhöhte Reflexbereitschaft dazukommt, kann man von einer direkten Verhakung des Astralleibes im Physischen sprechen.

Was möglicherweise schon in der Frühschwangerschaft anfängt und sich zuerst ganz langsam und unbemerkt fortsetzt, ist eine Art Hemmung in der Interaktion zwischen den fetalen Throphoblasten und der mütterlichen Dezidua. Wehrt der mütterliche Organismus sich gegen diese neue, fremde Begegnung? Den neuen Geistimpuls auf- und anzunehmen, fällt dem Organismus zumindest schwer. Statt eines gewissen Zurückziehens des Astralleibes, um damit eine weniger geprägte ätherische Grundlage zur Verfügung stellen zu können, findet eine Art Astralisierung statt, die im späteren Verlauf stark zunehmen kann.

Dass die Ursachen in der sehr frühen Schwangerschaft gesucht werden, bedeutet nicht, dass wir dem ausgeliefert sind und keinen Einfluss auf den Verlauf mehr haben. Es bleibt nämlich eine offene Frage, warum diese Plazentationsstörung bei manchen Schwangeren keine Folgen für den weiteren Schwangerschaftsverlauf haben wird, bei anderen zu einer Fehlgeburt führt, während wieder andere eine Präeklampsie oder auch eine isolierte Wachstumsretardierung bekommen. Hier liegen gewiss therapeutische Möglichkeiten, Einfluss darauf zu nehmen, wie im Laufe der Schwangerschaft dieser erschwerte Anfangsdialog in gute Bahnen geleitet werden kann.

Wenn dies nicht gelingt oder zu spät entdeckt wird, treten die genannten Symptome der Präeklampsie auf, die vor allem auf ein zu starkes Eingreifen des Astralleibes hinweisen.

Die weitere Erscheinungen der schweren Präeklampsie sowie der Eklampsie und des HELLP-Syndroms zeugen von einer weiteren, abrupten Steigerung dieses stark abbauenden und übermäßigen Astraleinflusses, was bedrohliche fetale sowie multiple maternale Organschädigungen verursachen kann.

6.3.1 Therapie

Da die Symptome und Komplikationen eher wie Endpunkte einer schon viele Monate vorher entstandenen Disposition zu verstehen sind, müsste eine Therapie schon sehr früh, bevor Krankheitssymptome aufgetreten sind, einsetzen. So ist zu unterscheiden zwischen einer Therapie, die bei bestimmten Risikofaktoren wie eine Prophylaxe betrachtet werden kann, und einer Behandlung bei klinischer Symptomatik.

Prophylaxe bedeutet hier, die sehr frühe Schwangerschaftsphase ab der Plazentation entsprechend zu begleiten. Wie sehr ist der mütterliche Organismus zu einer wirklichen Empfängnis und einem „organischen Dialog" in der Lage? Diese Fähigkeiten vorsorglich medikamentös zu unterstützen, kann indiziert sein, wenn in der Vorgeschichte eine Präeklampsie aufgetreten ist oder wenn Risikofaktoren wie Adipositas, Hypertonus, Diabetes mellitus oder auch eine Geminigravidität vorliegen.

Zentral steht hierbei das Kupfer, das als Geste empfängt und verbindet. Kupfer hat eine einladende, wärmende, aufbauende und verbindende Qualität, die therapeutisch bei Verkrampfung, Erstarrung, Isolierungstendenz und Angst eingesetzt werden kann. So wird Kupfer auch erfolgreich therapeutisch verwendet bei spatischer Parese, Asthma bronchiale, Nierenerkankungen sowie Angststörungen (Girke 2010, 746).

In der Frühgravidität eignet sich bei genannter Indikation:

- *Cuprum metallicum praeparatum* D12 Trituration (Weleda) 2 x täglich 1 Msp.,

gegebenenfalls zusammen mit:

- *Bryophyllum Argento cultum Rh D3* Dilution (Weleda) 2 x täglich 15 Trpf.,

oder wenn eher eine Nierenschwäche vorliegt:

- *Equisetum arvense Rh* D6 Dilution (Weleda) 2 x täglich 15 Trpf.

Wenn im späteren Schwangerschaftsverlauf Symptome einer Präeklampsie auftreten, muss sorgfältig beurteilt werden, wie eine weitere Verschlechterung vermieden werden kann. Dies bedeutet Entlastung im Alltag durch Krankschreibung und gegebenenfalls Verordnung einer Haushaltshilfe, engmaschige Begleitung und (Labor-)Kontrollen sowie medikamentöse Behandlung.

Hierbei ist wieder das Kupfer indiziert, jetzt tiefer potenziert:

- *Cuprum metallicum praeparatum* D6 Trituration (Weleda) 3 x täglich 1 Msp.

oder als Kupfer-Arsenat:

- *Olivenit* D6 Trituration (Weleda) 3 x täglich 1 Msp.

Wenn Proteinurie und Ödembildung im Vordergrund stehen, gilt als typisches Nierenmittel das Equisetum (Ackerschachtelhalm). Es handelt sich um eine Heilpflanze bei Erkrankungen, die durch ein zu tiefes Eingreifen des Astralleibes in den Nieren verursacht werden. In Verbindung mit Schwefel wird die abbauende Seite des Astralleibes weiter gelöst.

Hier eignet sich:

- *Equisetum cum Sulfure tostum* D4–D6 Trituration (Weleda) 3 x täglich 1 Msp.

Bei Hypertonie sollte als Basismittel bei Herzkreislaufproblemen gegeben werden:

- *Cardiodoron Rh* Tabletten (Weleda), 3 x 1 Tabl.,
  Enthält:
  - Hyoscyamus niger (Bilsenkraut, Kraut)
  - Onopordum acanthium (Eseldistel, Blüte)
  - Primula veris (Schlüsselblume, Blüte)

sehr gerne in Kombination mit:

- *Aurum/Stibium/Hyoscyamus* Globuli velati (WALA) — 3 x täglich 8 Glb.

oder:

- *Aurum/Stibium/Hyoscyamus* Ampullen (WALA) — 1–2 x täglich 1 Amp. s. c.

Wenn eine Anspannung und Hyperreflexie vorliegen, sollte auf jeden Fall auch therapiert werden mit:

- *Bryophyllum 50%* Trituration (Weleda) — 3–5 x täglich 1/4 TL,

gerne zusammen mit:

- *Magnesium phosphoricum cum cinere Avenae* Globuli velati (WALA) — 3 x 8 Glb.

Äußerlich:

- *Aurum/Lavandula comp.* Creme (Weleda) — 1–2 x täglich einen Salbenlappen auf den Bauch, etwa 20 min

  Enthält:
  - Aurum metallicum praeparatum D4 (Gold)
  - Lavandulae aetheroleum (Lavendelöl)
  - Aetheroleum extractum e floribus recentibus Rosae damascenae et centifoliae (Rosenöl)

Wenn eine stationäre Behandlung nötig ist, bietet sich die Infusion mit *Bryophyllum/Conchae* in Kombination mit substanziellem *Magnesium* an, aber mit reduzierter Volummenge:

- *Bryophyllum D5/Conchae D7 aa* 10 ml Ampullen (Weleda). — 2 Ampullen *Bryophyllum/Conchae* und *Magnesium* in konventioneller Dosierung auf 500 ml Infusionslösung über 24 Stunden.

6.3.2 Heileurythmie

Behutsam und sorgfältig angewandt ist Heileurythmie sowohl in der Prophylaxe als auch in der Therapie hilfreich, z. B. mit der Lautreihe B M D.

- Das B umhüllt, es gewährt Schutz und Geborgenheit und hat einen besonderen Bezug zur Niere, es wirkt heilsam auf Deformationen oder Neigungen zur Deformation im Bereich der Nieren, weshalb es bei dieser Indikation geeignet ist.
- M fördert eine rhythmisch atmende Verbindung.
- Ein Aspekt des D ist die einer segnenden Gebärde, die anregt, dass das Geistige einstrahlt und so eine Ähnlichkeit mit der Wirkung des Kupfers hat.

Das in dem Hämoglobin aufgenommene Eisen ist Träger der Ich-Organisation. Es ist verantwortlich für den Transport des Sauerstoffs, welcher notwendig ist für alle Verbrennungsprozesse, also für jegliche Tätigkeit, sowohl der inneren Organe als auch der Muskulatur. Damit ist ausreichend Hämoglobin Voraussetzung für die Entfaltung der Willenstätigkeit. Um als Ich handelnd in der Welt und im eigenen Organismus tätig sein zu können, bedarf es eines ausreichenden Eisenprozesses im Blut, was sich in der Höhe des Hämoglobinwertes spiegelt. Aber auch andersherum drückt sich in einem niedrigen Hämoglobinwert ein geringes Eingreifen des Ichs aus.

Normalerweise haben Frauen einen niedrigeren Hämoglobinwert als Männer, was oft mit dem monatlichen Blutverlust erklärt wird, aber sicherlich nicht nur darauf geschoben werden kann. Es ist auch Ausdruck davon, dass eine Frau anders, weniger tief mit ihrem Ich inkarniert ist, es liegt eine geringere Erdenverbundenheit vor als bei Männern.

Dies ändert sich noch mal in der Schwangerschaft, da tritt eine weitere Lockerung des Wesensgliedergefüges ein, was auch das Ich weniger tief in den physischen Leib eindringen lässt. In der Schwangerschaft darf das Ich seine Willenspräsenz nicht zu sehr geltend machen.

Dies zeigt sich deshalb auch schon in der Frühschwangerschaft in einer physiologischen Senkung des Hämoglobins auf Werte zwischen 10,5 und 12 g/dl. Dies wird zum Teil der Zunahme des Blutvolumens zugeschrieben (das Gesamtvolumen nimmt im Laufe der Schwangerschaft durchschnittlich um 1250 ml zu), aber das trifft als Erklärung in den ersten Wochen noch nicht zu.

Bei einem Hämoglobinwert unter 11 g/dl wird von Anämie gesprochen. In der Schwangerschaft tritt dies bei ca. 20% der Frauen auf, was aber nicht immer auf einen Eisenmangel zurückgeführt werden kann, manchmal handelt es sich um eine Infektanämie oder die Anämie beruht auf Hämoglobinopathien. Wenn zusätzlich der Ferritinspiegel weniger als 15 µg/l beträgt, gilt der Eisenmangel als Ursache.

6.4.1 Therapie

Wann und wie soll therapiert werden? Die Großzügigkeit, mit der heute Eisensubstitutionen durchgeführt werden, bekommt den Schwangeren sicher nicht immer gut. Abgesehen von den Verdauungsproblemen kommt es gerade den geänderten Umständen mit dem geringeren Inkarniertsein eher zugute, wenn der Eisenprozess im Organismus etwas reduzierter ist als im nicht schwangeren Zustand. Bei der Beurteilung des Therapiebedarfs muss deshalb nicht nur auf die Laborwerte geschaut werden, sondern auch auf die Verfassung und Vitalität der schwangeren Frau. Da eine Anämie nicht nur Folgen für die Schwangere, sondern auch für das Kind hat, sollte aber spätestens bei Werten unter 10 g/dl behandelt werden, auch wenn dies subjektiv noch relativ gut vertragen wird.

Als Erstes sollte nach der Ernährung gefragt und sollten entsprechende Ernährungsempfehlungen gegeben werden (siehe Merkblatt im Anhang, Seite 232).

Medikamentös ist nur sehr selten eine konventionelle Eisensubstitutionstherapie notwendig. Fast immer gelingt es, mittels Ernährung und anthroposophischer Arzneimittel die gefühlte und labormäßige Situation ausreichend zu verbessern.

Als Basis-Arzneimittel gilt:

- *Ferrum ustum comp.* Trituration (Weleda) 2 x 1 Msp. über mehrere Wochen
  Enthält:
  - Anisi fructus (Anis)
  - Ferrum silicicum naturale D3 (Nontronit)
  - Ferrum ustum D3 (Eisen-Hammerschlag)
  - Urtica dioica D4 (große Brennnessel, blühendes Kraut)

Eisen-Hammerschlag ist oxidiertes Eisen, das bei stark erhitztem Eisen, welches wie beim Schmied mit einem Hammer bearbeitet wird, als Kruste abfällt. In dieser Komposition mit Anis, Brennnessel und Nontronit ist das Eisen gut vorbereitet, um entsprechend leicht aufgenommen werden zu können.

Zur Anregung der Eisenaufnahme und Eisenprozesse:

- *Anaemodoron Rh D2* Dilution (Weleda) 2 x täglich 20 Trpf.
  Enthält:
  - Fragaria vesca (Walderdbeere, Frucht) D2
  - Urtica dioica (große Brennnessel, ganze blühende Pflanze) D2.

Speziell während der Schwangerschaft ist die Beziehung zwischen Kupfer und Eisen zu berücksichtigen. Das Verhältnis zwischen diesen beiden Metallen verschiebt sich während der Schwangerschaft zugunsten des Kupfers. Auch Kupfermangel kann ein Grund für Anämie sein, da das Kupfer die Eisenresorption im Darmtrakt fördert und auch bei der Hämoglobinsynthese eine wichtige Rolle spielt (Buddecke 1984, 744, zitiert in Girke 2010). So kann eine hypochrome mikrozytäre Anämie auch die Folge eines Kupfermangels sein. Und da bei vielen Schwangeren die aufbauende „Nachtseite“ (Girke 2010, 744) des Lebens eher geschwächt ist, was eine Kupferindikation darstellt, empfiehlt sich in diesen Fällen eine Behandlung mit:

- *Cuprum metallicum praeparatum* D6 Trituration (Weleda) 2 x täglich 1 Msp.

Wenn ein Eisenmangel mit einem niedrigen Ferritinwert vorliegt:

- *Ferrum-Quarz-Kapseln* (Weleda) 2–3 x täglich 1 Kps.

Dies enthält auch substanzielles Eisen, welches in einem aufwendigen pharmazeutischen Prozess mit Honig, Wein und Quarz zu einem Heilmittel verarbeitet wird.
Insbesondere bei etwas älteren schwangeren Frauen, die gestärkt und stabilisiert werden müssen, hilft die Kombination von Eisen und Kupfer, welche zu finden ist in:

- *Levico* D3 Dilution (Weleda) 2 x täglich 20 Trpf.

6.5 Gestationsdiabetes

6.5.1 Diagnose, Folgen und Risikofaktorenkofaktoren[3]

Gestationsdiabetes ist eine erstmals in der Schwangerschaft aufgetretene oder diagnostizierte Glukosetoleranzstörung. Dies kann also auch die Erstmanifestion eines Typ-I- oder Typ-II-Diabetes mellitus beinhalten. Da in den meisten Ländern kein allgemeines Screening durchgeführt wird, ist eine genaue Häufigkeit nicht zu ermitteln, vermutet wird eine Zahl zwischen 5% und 15% aller Schwangeren.

Schwangere mit einem unbehandelten Gestationsdiabetes haben ein erhöhtes Risiko, eine Präeklampsie zu entwickeln, einen Harnwegsinfekt zu bekommen und per Sektio zu entbinden. Weiter haben sie bei einer nächsten Schwangerschaft ein Risiko von 50% auf einen erneuten Gestationsdiabetes; zehn Jahre postpartum werden 40% bis 50% dieser Frauen einen manifesten Diabetes mellitus (meist Typ II) haben.

Für das ungeborene Kind bedeutet ein unzureichend oder nicht behandelter Gestationsdiabetes der Mutter ein erhöhes transplazentares Glukoseangebot mit der Entwicklung eines fetalen Hyperinsulinismus als Folge. Dies kann zu Makrosomie, neonataler Hypoglykämie, Hyperbilirubinämie und zum Atemnotsyndrom führen. Es kann aber auch, z.B. im Rahmen einer Präeklampsie, zu einer plazentaren Unterversorgung und Dystrophie kommen. Auch das Risiko eines intrauterinen Fruchttodes ist erhöht.

Kinder, deren Mütter während der Schwangerschaft einen Gestationsdiabetes hatten, entwickeln schon in der Kindheit oder Pubertät häufiger ein metabolisches Syndrom mit Übergewicht, und gegebenenfalls einen Diabetes mellitus.

Risikofaktoren für die Entwicklung eines Gestationsdiabetes sind: Übergewicht (BMI > 27), Diabetes mellitus in der nahen Verwandtschaft, Gestationsdiabetes in einer vorherigen Schwangerschaft, Zustand nach Totgeburt, nach dreimaliger Fehlgeburt sowie nach der Geburt eines Kindes über 4500 g.

Wenn einer dieser Risikofaktoren vorliegt, wird empfohlen, schon im ersten Trimenon einen oralen Glukosetoleranztest durchzuführen, liegen keine Risikofaktoren vor, soll dies – so die Empfehlung der Leitlinie – bei allen Schwangeren in der 24. bis 28. Woche gemacht werden. Die Grenzwerte bei einem Test mit 75 g Glukose betragen: Nüchternwert < 90 mg/dl, 1-Stundenwert < 180 mg/dl, 2-Stundenwert < 155 mg/dl. Wenn ein Wert zu hoch ist, soll eine entsprechende Behandlung mit Ernährungsberatung, Anregung zu körperlicher Aktivität sowie Blutzuckerselbstkontrollen (sechs Werte pro Tag) in diabetologischer Mitbehandlung erfolgen. Zielwerte beim Tagesprofil sind: nüchtern/präbrandial 60 bis 90 mg/dl, 1 Stunde postbrandial < 140 mg/dl. Wenn dies überschritten wird, muss mit einer Insulintherapie begonnen werden.

Nach dieser Zusammenfassung der Leitlinie der Deutschen Gesellschaft für Gynäkologie und Geburtshilfe (Stand 2010) wird versucht, die Dynamik dieser Erkrankung etwas näher zu verstehen.

6.5.2 Zucker in der Schwangerschaftsphysiologie

Die anderen Umstände der Schwangerschaft führen zu einer Lockerung der Wesensglieder, wie ausführlich dargestellt (siehe S. 121). Die oberen Wesensglieder sind im schwangeren Zustand weniger in den organischen vitalen Vorgängen präsent und eingegliedert. Dies ist die konstitutionelle Voraussetzung dafür, dass ein ungeborenes Kind

3 Dieser Abschnitt folgt DGGG 2010a.

im Organismus der Frau optimal gedeihen kann. Durch diese gelockerte Verfassung wird Freiraum für eine anders geartete Entwicklung geschaffen.

Welche Konsequenzen hat dies für den Umgang des Organismus mit dem Zucker? Ein mittlerer Blutzuckerspiegel ist notwendig sowohl für die Entfaltung des menschlichen Willens wie auch für das wache Tagesbewusstsein. Glukose ist zentrale Substanz bei der Wärmeerzeugung und der willentlichen Tätigkeit im Stoffwechsel-Gliedmaßen-System. Körperliche Bewegung verbraucht Glukose und beugt hohen Blutzuckerwerten vor.

Aber ohne Zucker gibt es auch kein Tagesbewusstsein. Eine einseitige Betonung der Nerven-Sinnes-Tätigkeit kann zur Blutzuckererhöhung führen (Girke 2010, 289). Ein Mensch, der ausgewogen sein Denken, Fühlen und Wollen betätigen will, muss mithilfe von Insulin und Glucagon einen entsprechenden Blutzuckerspiegel regulieren können. Dies geschieht unter Regie der Ich-Organisation. Diese spielt eine zentrale Rolle bei der Regulation des Blutzuckers (Steiner, Wegman 2000, 51). Denken wir an den süßen Geschmack, der uns in gewissem Sinne zu uns bringt.

Es gibt zwei Arten der Wirksamkeit der oberen Wesensglieder: Die Ich-Organisation und der Astralleib können im Tagesbewusstsein über das Nervensystem abbauend oder gar zerstörend auf den Organismus einwirken, sie können aber auch über die unbewusstere Willensentfaltung strukturierend aufbauen. Bei dem Diabetes trifft die erstbeschriebene Wirkung zu, die Ich-Organisation wirkt mit den zu hohen Zuckerwerten schädigend, sie engagiert sich zu wenig im Stoffwechsel-Gliedmaßen-System (körperliche Aktivität).

Die gelockerte Situation in der Schwangerschaft hemmt normalerweise vor allem die abbauenden Einwirkungen der Ich-Organisation und des Astralleibes. Aber der Spielraum zwischen zu viel und zu wenig ist deutlich geringer. Während im nicht schwangeren Zustand zu viel Nerven-Sinnes-Tätigkeit bei zu wenig körperlicher Aktivität noch eine ganze Weile kompensiert werden kann, scheint dies in der Schwangerschaft nicht mehr zu gelingen. Das Zuckerangebot kann von der nur schwach engagierten Ich-Organisation ungenügend in gute Bahnen gelenkt werden und wirkt abbauend und schädigend sowohl auf den mütterlichen als auch auf den kindlichen Organismus. So ist der Gestationsdiabetes manchmal das Hervorkommen eines Diabetes, der nach der Geburt wieder verschwindet, sich aber einige Jahre später endgültig manifestiert.

6.5.3 Therapeutische Konsequenzen

Aus dem gerade Ausgeführten können wir ableiten, dass an erster Stelle der Behandlung die Aktivierung der körperlichen Tätigkeit und die Reduktion der Büro- und PC-Arbeit stehen soll. Zweimal täglich sollte ein (strammer) Spaziergang von ca. 30 min. gemacht werden (wenn nichts anderes dagegen spricht), und es muss ein partielles oder vollständiges Beschäftigungsverbot ausgestellt werden. Ebenso ist natürlich eine Ernährungsberatung notwendig, dabei sollte speziell auf die vegetarische Vollwertkost (nicht unbedingt nur Vollkorn) hingewiesen werden sowie auf den besonderen Stellenwert des Hafers. So sind sogenannte „Hafertage" empfehlenswert. „Als Nahrungsmittel verabreicht bereitet Hafer den Organismus zur Aufnahme der höheren Wesensglieder mit ihrer aufbauenden Wirksamkeit vor. Die Insulinresistenz vermindert sich." (Girke 2010, 311)

Medikamentös spielen zwei schon mehrfach genannte Mittel eine wichtige Rolle:

- *Bryophyllum D5/Conchae D7 aa* Ampullen (Weleda) 1 x täglich als Trinkampulle à 1 ml

- *Magnesium phosphoricum cum cinere Avenae* D6 Globuli velati (WALA) — 3 x täglich 7 Glb.

  Auch hier mit Hafer (avena sativa).

7. Die Geburt

7.1 Einführung

Die Geburt ist im Wesen die zweite Empfängnis. Erst jetzt wird das Kind auf der Erde empfangen. Es ist die Aufgabe der Geburtsbegleiter, diesen Empfang so feierlich, so sanft und so sicher wie möglich zu gestalten, sowohl für das Kind als auch für die Mutter und den Vater.

Für das Kind bedeutet die Geburt eine enorme Metamorphose. Wie in der Frühschwangerschaft am Ende der dritten Embryonalwoche die Um- und Einstülpung das zentrale gestaltschaffende Motiv war, so findet mit der Geburt wieder eine großartige Umstülpung statt. Während der ganzen Schwangerschaft lebte das ungeborene Menschenkind wie in einem doppelten Organismus: Es lebte in den Hüllenorganen Plazenta, Amnion und Nabelschnur sowie in dem eigentlichen Embryokörper. Es sind nicht nur die Aussagen Rudolf Steiners über den Bezug von Ich, Astralleib und Ätherleib zur Plazenta, der Nabelschnur (und Allantois) und dem Amnion (Steiner 2011d, 308), sondern auch die Besinnung auf deren Aufgaben, die uns die besondere Position dieser Organe bewusst werden lässt. In der Funktion der Plazenta sehen wir, dass sie wie ein großer peripherer Gesamtorganismus sämtliche Organfunktionen ausführt; in der Funktion der Nabelschnur drückt sich die Verbindung zwischen dem Umkreisorganismus und dem Zentrum aus; durch das Amnion, das das ganze Fruchtwasser produziert, resorbiert und reguliert, spricht die ätherische Lebenskraft, die verhindert, dass der Embryo der irdischen Schwerkraft ausgeliefert wird.

Mit der Geburt werden alle Aufgaben der Hüllenorgane als Fähigkeiten in den Körper aufgenommen oder wir können auch sagen: eingestülpt. Die Hüllenorgane sterben und werden zum Leichnam der „anderen Hälfte des Menschen" (Schad 2009).

So werden die Fähigkeiten der Hüllenorgane von dem neugeborenen Körper übernommen:

- Die Tätigkeiten der Plazenta werden weisheitsvoll und in einzelne Organen gegliedert.
- Die Fähigkeit der Nabelschnur wird umgewandelt und hineingenommen und findet ihren Ausdruck in der Kreislaufumstellung. Vor der Geburt konnte man unterscheiden zwischen dem großen Kreislauf in der Plazenta und dem kleinen im Embryonalkörper, das verbindende pulsierende Nadelöhr war die Nabelschnur. Mit der Geburt nimmt das Herz seine Funktion eigentlich erst richtig auf, indem es das venöse und arterielle Blut streng voneinander trennt und gleichzeitig das pulsierende Nadelöhr zwischen dem pulmonalen und großen Kreislauf wird.
- Die Kunst des Amnions, den Embryonalkörper vor der Schwerkraft zu schützen, wird verinnerlicht. Das Neugeborene ist zwar der Schwerkraft und den irdischen Verhältnissen ausgesetzt, aber im Organismus selber werden diese Kräfte nicht zugelassen und im späteren Stehen und Gehen auch wieder überwunden.

Erst diese grandiose einstülpende Metamorphose ermöglicht es, dass mit der Geburt das Neugeborene als autonomes, eigenständiges Menschenkind auf der Erde leben kann. Dieser Vorgang ist ein eindrucksvolles Bild dafür, wie der ganze Makrokosmos im Menschen verinnerlicht ist und als Mikrokosmos wiedererscheint.

Auch sollten wir uns vor Augen führen, wie die Individualität des Neugeborenen ihren langen Weg durch das Leben zwischen Tod und Geburt hiermit abschließt und ein neuer Erdenweg beginnt. Von Novalis stammt der Satz „Wenn ein Geist stirbt – wird er Mensch. Wenn der Mensch stirbt, wird er Geist" (Novalis 1968).

Wer versucht, etwas von der Ehrfurcht, die man bei solchen Gedanken empfindet, bei der Geburt präsent zu haben, tut wahrscheinlich viel dafür, diesen Empfang feierlich, sanft und sicher zu gestalten.

7.2 Geburtsort

Wo eine Geburt stattfindet, ob zu Hause, im Geburtshaus oder in der Klinik, entscheidet die Frau oder das Paar in Absprache mit den zuständigen Begleitern (Hebamme, Frauenarzt, gegebenenfalls Klinikarzt). Bei einer unkomplizierten Schwangerschaft, gut motivierten und aufgeklärten Eltern und einer kompetenten, erfahrenen Hebamme (am besten zwei bei der Geburt, was heute bei vielen Hebammenpraxen üblich ist) kann eine Hausgeburt die optimale Lösung sein.

Schauen wir hierbei kurz auf den westlichen Nachbarn: Die Niederlande sind das einzige europäische Land mit einer traditionell hohen Hausgeburtenrate von heute 30 % (De Jonge et al. 2009). Risikoarme Schwangere werden in den Niederlanden während Schwangerschaft, Geburt und Wochenbett ausschließlich von Hebammen betreut. Wenn Komplikationen auftreten oder Risikofaktoren vorliegen, wird die Betreuung den Gynäkologen übergeben. Hebammenbetreute Geburten können sowohl ambulant in der Klinik als auch zuhause stattfinden. Eine aktuelle Studie mit über 500.000 Geburten hat gezeigt, dass bei diesen risikoarmen Geburten eine Hausgeburt ebenso sicher ist wie die Klinikgeburt (De Jonge et al. 2009). Nach der Euro-Peristat-Erhebung ist die neonatale Mortalität (in den ersten sechs Lebenstagen pro 1000 Lebendgeburten) in den Niederlanden zwar höher als in Deutschland (3,0 versus 2,0) (Euro-Peristat Project 2008), dies wird in der genannten Studie aber nicht durch die hohe Hausgeburtsrate erklärt.

Eine Besonderheit des niederländischen Modells ist die Geburtshilfliche Indikationsliste (www.svbna.an/nederlands/zorgpakket/info/Pages from Verloskundig_Vademecum_2003.pdf), in der festgelegt wurde, bei welchen Diagnosen (anamnestisch oder während der aktuellen Schwangerschaft aufgetreten) schwangere Frauen von einem Gynäkologen betreut werden müssen und demnach nur klinisch entbinden können. Diese Regelung ist von Hebammen und Frauenärzten gemeinsam erstellt worden und selbstverständlich für alle Beteiligten bindend. Eine medizinische Indikation liegt z.B. vor bei Zustand nach Sektio, nach mindestens zweimaliger Abortabrasio, nach manueller Plazentalösung, nach verstärkter Nachblutung, oder auch bei Hypertonus (diastolischer Wert > 100 mm/Hg) und Gestationsdiabetes.

In Deutschland wird die Indikationsstellung für eine Hausgeburt sehr individuell und oft großzügig gehandhabt, es gibt keine einvernehmliche Regelung zwischen Hebammen und Frauenärzten. Dies kommt der Geburtssituation und damit dem Ruf der Hausgeburtshilfe in Deutschland nicht immer zugute.

Eine Ultraschalluntersuchung in der 30. bis 34. Woche ist vor einer Hausgeburt sinnvoll, um auszuschließen, dass Fehlbildungen (wie z.B. Diaphragma hernia oder Spina bifida) oder auch eine Placenta praevia vorliegen, die Anlass sein sollten, in einer entsprechenden Klinik zu entbinden.

Es gibt keine überzeugenden Gründe, die gegen eine Hausgeburt sprechen, wenn es keine Schwangerschaftskomplikationen gegeben hat, wenn die Geburt am errechneten Termin (+/-2 Wochen) ist, eine unkomplizierte Geburt zu erwarten ist, wenn das Paar gut vorbereitet und aufgeklärt ist und zwei erfahrene Hebammen die Geburt begleiten.

Was für die Hausgeburt gilt, gilt ebenso für die Geburt in einem Geburtshaus.

Auch eine Klinikumgebung kann heute so gestaltet werden, dass die Frau oder das Paar eine optimale Entspannung, Geborgenheit und Vertrautheit erleben können, vor allem wenn sie mit einer Beleghebamme entbinden.

Es ist fast immer empfehlenswert, wenn die betreffende Hebamme rechtzeitig einen Teil der Vorsorgeuntersuchungen durchführt, um eine gute Vertrauensbasis wachsen zu lassen.

7.3 Geburtszeitpunkt und Terminüberschreitung

Die Einführung der sonographischen Geburtsterminbestimmung im ersten Trimester hat laut Studienergebnissen zu einer signifikanten Abnahme der Geburtseinleitung wegen Übertragung geführt, da unklare Geburtstermine ein häufiger Grund zur Einleitung waren. In Deutschland findet nur 1 % der Geburten nach der 42 + 0. Schwangerschaftswoche statt (DGGG 2010b). Die S1-Leitlinie der Fachgesellschaft besagt, „allen Schwangeren die Geburtseinleitung möglichst bald ab der 41 + 0 SSW zu empfehlen" (DGGG 2010b). Viele Geburten werden bei Terminüberschreitung vor der Übertragung (ab 42 + 0) eingeleitet. Es gibt nur wenige Kliniken und Ärzte, die die Geduld haben, nach der 42. Woche behutsam weiter zu warten, ohne dabei der Frau oder dem Paar so viele Ängste zu übertragen, dass sie eine Einleitung wünschen. Immer wieder wird auf die erhöhte perinatale Mortalität und Morbidität hingewiesen, die bei Geburten nach der 42+0. Woche vorliegt im Vergleich zu Geburten zwischen 37 + 0. und 41 + 0. Woche (Oleson, Westergaard, Olsen 2003), wobei dies sicherlich auch von der Qualität der Vorsorge abhängt.

Die auslösenden Faktoren, die den Impuls zum Wehenbeginn und zur Geburt geben, sind Folge eines hormonellen Zusammenspiels der fetalen Nebennierenrinde mit Plazentafaktoren und der mütterlichen hypothalamisch-hypophysären Zone (DGGG 2010b, 2).

Der Zeitpunkt der Geburt sowie der des Todes sind die Eckpunkte der Biografie und haben als solche eine wesentliche Bedeutung für die Individualität. Wenn auch noch die kosmische Konstellation (Geburtshoroskop) berücksichtigt wird, liegt es sicherlich nahe, dass dieser Zeitpunkt sorgfältig ausgesucht wird und nicht zufällig zustande kommt.

Wenn uns dies bewusst ist, spricht es für sich, dass die geplante Geburtshilfe mit Einleitung oder primärer Sektio für einige biografische Unordnung sorgen kann.

Bei der Terminüberschreitung scheint eine intensivere Begleitung deshalb berechtigt zu sein, wobei es vor allem darum geht, die Verfassung der Frau zu beurteilen und natürlich die üblichen Vorsorgeuntersuchungen durchzuführen. Laut AWMF-Leitlinie ist bei sonst risikoarmen Schwangerschaften die CTG-Kontrolle erst ab 41+0 indiziert (DGGG 2010b, 10)! Die sonographische Einschätzung der Fruchtwassermenge scheint eine Entscheidungshilfe zu sein und gegebenenfalls auch die Doppler-Untersuchung. Die wiederholte vaginale Untersuchung hilft nicht weiter.

Geklärt werden muss, ob bestimmte Barrieren die Geburt aufhalten wie Ängste, (Partnerschafts-)Konflikte oder Erwartungen von nahestehenden Verwandten, was nicht selten vorkommt.

Wie lange tatsächlich abgewartet werden kann, hängt von dem klinischen Verlauf sowie der Situation von Mutter und Kind ab. Absolute Grenzen sind hier schwer zu ziehen.

Manchmal kann es hilfreich sein, medikamentös die Wehenbereitschaft zu fördern oder die Angstblockaden vor der Geburt im Gespräch aufzudecken und wenn möglich zu lösen.

Hierzu eignet sich die Küchenschelle, wenn der Eindruck besteht, dass die Schwangere nicht loslassen kann:

- *Pulsatilla* D6 Dilution (Weleda) — 3 x täglich 15 Trpf.

Wenn eine prüfungsangst-ähnliche Situation vor der Geburt vorliegt, ist Gelsemium indiziert:

- *Gelsemium, ethanol. Decoctum* D6 Globuli (Weleda) — 3 x täglich 8 Glb.

Wurzel und Wurzelstock vom gelben Jasmin (Gelsemium sempervirens) ist ein bekanntes Mittel bei grippalen Infekten, aber auch bei Ängsten, insbesondere Prüfungsangst.

Auch eine Stärkung des Eisenimpulses, der während der Schwangerschaft längere Zeit zurückgehalten wurde, ist bei der Übertragung indiziert:

- *Urtica dioica Ferro culta Rh D3* Dilution (Weleda) — 3 x täglich 15 Trpf.

7.4 Behandlungen während der Geburt

Nicht nur der Zeitpunkt, auch die ganze Art und der Modus der Geburt sind für das Leben des Kindes charakteristisch. Es gibt Kinder, die mit Feuer und Flamme auf die Welt kommen und auch so weiter durch das Leben und die Welt ziehen. Andere kommen spät, langsam, mit viel Fruchtwasser und sind oft im späteren Leben nicht immer so pünktlich und so wach bei der Sache. Diesen Spielraum braucht es in der Geburtshilfe, den dürfen wir zulassen, insofern es medizinisch vertretbar ist.

Manchmal ist es nötig, eine zu heftige Wehendynamik etwas zu beruhigen, auch um dem Kind mehr Erholungsphasen zu gönnen. In dem Fall bewährt sich:

- *Bryophyllum 5 %* Ampullen (Weleda) — 1 Amp. à 1 ml s.c.,

oder wenn gleichzeitig ein straffer Muttermund vorliegt:

- *Bryophyllum D5/Conchae D7 aa* 10 ml Ampullen (Weleda) — 1 Amp. langsam i.v. oder als Kurzinfusion in 250 ml Infusionslösung.

Bei Wehenschwäche und verzögertem Geburtsbeginn, bei nervösen, ängstlichen und verschlossenen Frauen, die sich unter Leistungsdruck fühlen:

- *Strophantus kombe e semine* D4 Ampullen (WALA) — 1 Amp. s. c. in den Oberschenkel.

Wenn der Geburtsverlauf zu ruhig sich in die Länge zieht und die Wehen eine Anregung brauchen:

- *Chamomilla Radix, Decoctum D3* Ampullen (Weleda) — 1 Amp. s. c. in den Oberschenkel.

Bei Geburtsstillstand und angespanntem Muttermund hilft der wilde Jasmin:

- *Gelsemium e radice* D4 Ampullen (WALA) — 1 Amp. s. c.

Wenn die Frau schwach und erschöpft ist und die Wehen nicht mehr greifen können:

- *Kalium carbonicum D10* Ampullen (Weleda)
- *Argentum metallicum praeparatum* D6 Ampullen (Weleda),

zusammen s. c. in den Oberschenkel.

Bei starken, krampfartig schmerzhaften Eröffnungswehen, vor allem bei Frauen mit einem roten gestauten Kopf:

- *Belladonna 1 %* Zäpfchen (Weleda)
  (sehr wirksam vor einem warmen Bad) (GAÄD 2010, 562).

Bei straffem, derbem Muttermund, zur schmerzlindernden Entspannung:

- *Ammi visnaga comp., Suppositorien* (WALA) — rektal, auch mehrmals im Abstand von 30 min
  Enthält:
  - Ammi visnaga (Zahnstocher-Ammei, Frucht)
  - Atropa belladonna (Tollkirsche, blühendes Kraut ohne Wurzel)
  - Chamomilla recutita (Kamille, Wurzel)
  - Nicotiana tabacum (Tabak, Blatt).

Bei Angst und Unruhe, wenn die Frau außer sich ist:

- *Aurum/Hyoscyamus comp.* Ampullen (Weleda), — 1 Amp. s. c. in den Oberarm
  Enthält:
  - Aurum metallicum praeparatum D10 (Gold)
  - Hyoscyamus niger D5 (Bilsenkraut, ganze blühende Pflanze)
  - Stibium metallicum praeparatum D6 (Antimon)

Bei schmerzvollen und angespannten Wehen, wenn die Schmerzen überwältigend und scharf empfunden werden, hilft insbesondere bei dem Übergang von der Eröffnungsphase zur Austreibungsphase:

- *Magnesium phosphoricum acidum/Tabacum* Ampullen (Weleda) — 1 Amp s. c. in den Oberschenkel (GAÄD 2010, 562).

Bei Erschöpfung und dem Gefühl, nicht mehr zu können:

- *Cardiodoron 5 %* Ampullen (Weleda) — 1 Amp. s. c. in den Oberarm

  Enthält:
  - Hyoscyamus niger (Bilsenkraut, Kraut)
  - Onopordum acanthium (Eseldistel, Blüte)
  - Primula veris (Schlüsselblume, Blüte)

oder:

- *Skorodit Kreislauf Inject* Ampullen (WALA) — 1 Amp s. c. in den Oberschenkel

  Enthält:
  - Camphora D3 (Campher, Extrakt aus dem Holz)
  - Hypophysis bovis D7
  - Prunus spinosa D5 (Schlehe, Blüten und junge Triebspitzen)
  - Skorodit D5 (nat. Eisenarsenat)
  - Veratrum album D3 (Weißer Germer, Wurzel)

Da diese Medikamente keine zwingende, sondern eine unterstützende oder einladende Wirkung haben, widerspricht es nicht dem Gesagten über die Bedeutung des Geburtszeitpunktes, wenn der Geburtsverlauf auf diese Weise medikamentös begleitet wird.

7.5 Geburt und Geburtsmodus

Der eigentliche Geburtsvorgang ist für das Kind eine wahre Grenzüberschreitung. Bei der vaginalen Geburt ist die Passage durch den Geburtskanal eine intensive taktile Sinneserfahrung. Zum ersten Mal wird das Kind stark berührt, verbunden mit einem Engegefühl. Es ist wirklich im wahrsten Sinne des Wortes eine „umfassende" Berührung.

Ein sorgfältiges Zusammenspiel zwischen beiden Parteien ist erforderlich. Die richtig dosierte Wehentätigkeit, die passenden Drehungen und die Bereitschaft, sich auf den Strom einzulassen, müssen zusammenkommen, um gemeinsam die letzte Hürde zu meistern.

Für das Kind bedeutet diese letzte Wegstrecke eine Notsituation. Die Nabelschnur wird fast vollständig zugedrückt, sodass eine unterschiedlich ausgeprägte Hypoxie eintritt; der Brustkorb mit der Lunge wird zusammengepresst und vorbereitet auf den ersten Atemzug. Es ist physiologisch eine dramatisch beängstigende Situation.

Auch die gebärende Frau kommt an ihre Grenzen und meint oft, es nicht weiter zu schaffen. Beide erleben berechtigterweise diese Grenze als sehr existenziell.

Wenn endlich das Kind geboren ist, den ersten Atemzug macht und sich vielleicht laut oder auch leiser meldet, ist es, als ob bei beiden die ganze Last des schweren Weges wegfällt und sie erfüllt beisammen sein können.

„Wer bist Du? Diese Frage lebt, oft fast unbemerkt, in der ersten Begegnung mit dem Ungeborenen. In jeder Patientenbegegnung kann diese Frage dem Arzt helfen, innezuhalten und für einen Augenblick staunend wahrzunehmen, welcher menschlichen Individualität er gegenübersteht. Dem Neugeborenen gegenüber ist diese Empfindung des ehrfürchtigen Staunens von besonderer Intensität. Unmittelbar wird hier seelisch wahrnehmbar, dass das Kind bereits eine menschliche Individualität ist – noch ehe sie aufblüht und sich zeigt, ist sie doch anwesend." (Soldner, Stellmann 2011, 1) So beginnt das Buch „Individuelle Pädiatrie" von den Kinderärzten Soldner und Stellmann.

Die Stimmung, die bei den Geburtshelfern während einer Geburt anwesend sein kann, ist bündig in dem folgenden Spruch Rudolf Steiners formuliert:

> Und des Kindes Seele
> Sie sei mir gegeben
> Nach Eurem Willen
> Aus den geistigen Welten.
>
> *(STEINER 2005, 316)*

Nicht immer ist eine spontane vaginale Geburt möglich. Manchmal ist eine Hilfe von außen notwendig und lebensrettend. Bei dieser Art von Hilfeleistung, die kein freilassendes Angebot ist, wie bei potenzierten Medikamenten, muss uns klar sein, dass sowohl eine entscheidende erlösende Hilfe geboten wird, aber gleichzeitig dem Kind und der Mutter die Chance genommen wird, es selber aus eigener Kraft zu schaffen. Es kann eine notwendige Rettung sein, aber auch die Verhinderung einer Entwicklungschance. So nah liegen hier „zu früh", „genau richtig" und „zu spät" beieinander. Es gibt Kinder, die per Vakuumextraktion oder Forceps geboren wurden und auch im späteren Leben immer eine äußere Hilfe und Unterstützung brauchen, wenn es im entscheidenden Moment schwer und eng wird.

Insbesondere bei der Sektio werden dem Kind das Durchgangserlebnis und die enge, umfassende Berührung fehlen. Der Widerstand wurde nicht alleine oder mit äußerer Hilfe überwunden, sondern umgangen. Der sehr unvermittelte Übergang von dem intra- ins extrauterine Dasein (besonders beim primären Kaiserschnitt) unter Umgehung des mühsamen Weges dahin kann nicht anders als abrupt oder schockartig erlebt werden. Es gibt sogar Hinweise, dass diese Art der Geburt sich auf die epigenetische Prägung des Kindes auswirkt (Schlinzig et al. 2010, zitiert in Lehnen et al. 2010).

Es gibt Sektio-Kinder, die im späteren Leben Auseinandersetzungen scheuen. Manchen Kinderärzten, die mit der anthroposophischen Sinneslehre (Soesman 2009) vertraut sind (diese unterscheidet zwischen vier bewussten „oberen" Sinnen, vier mittleren und vier unbewussten, der Leiblichkeit dienenden Sinnen), fällt außerdem auf, dass diese Kinder deutlich größere Mühe haben, insbesondere die „unteren Sinne" (Tastsinn, Lebenssinn, Gleichgewichtssinn, Bewegungssinn) zu entwickeln und zu nutzen.

Selbstverständlich ist der Kaiserschnitt ein Segen in der Geburtshilfe, durch den die kindliche und die mütterliche Morbidität und Mortalität enorm reduziert werden konnten. Es ist aber notwendig, dass wir nicht aus den Augen verlieren, was eventuelle weitere Folgen unseres Handelns sein können. Deshalb müssen wir die Dringlichkeit der Indikation stets sorgfältig hinterfragen. Eine Gesellschaft, in der knapp ein Drittel der Kinder per Sektion auf die Welt kommt, wird sicher von diesem Umstand beeinflusst.

Erfreulicherweise sind Kinder sehr anpassungsfähig und plastisch veranlagt. Deshalb werden viele, die keine spontane Geburt haben konnten, sich die Fähigkeit, Widerstände zu überwinden, und die Entscheidungsfreude auf anderem Wege erarbeiten.

Mit der Geburt des Kindes ist der Geburtsvorgang noch nicht vorbei. Auch die Gebärende ist noch einigen Risiken ausgesetzt. Die andere, jetzt gerade gestorbene „Hälfte des Ungeborenen" muss noch als Nachgeburt geboren werden. Auf die besondere Bedeutung der Hüllenorgane als Organe der höheren Wesensglieder des Menschen ist schon mehrfach hingewiesen worden. Mit der Geburt des Kindes haben diese Wesensglieder ihre „Wohnstätten" verlassen und sind bei dem Kind geblieben. Während der Schwangerschaft wirkten sie aus der Umgebung auf die Gestaltung und das Wachstum des Kindeskörpers, mit der Geburt können und brauchen sie nicht länger so organisch gebunden zu sein und ermöglichen die weitere, nicht nur körperliche Entwicklung des Kindes. Plazenta, Nabelschnur und Amnionhöhle oder Fruchtblase, die embryonalen Wohnstätten des Ichs, des Astralleibes und des Ätherleibes, müssen jetzt als Nachgeburt geboren werden. Die Geburt des Kindes ist eine lebhafte Zusammenarbeit zwischen dem aktiv reagierenden Kind und der Dynamik der Gebärmutter und der Mutter. Bei der Nachgeburt handelt es sich um gerade abgestorben Organe, die nicht aktiv mitarbeiten können. Es ist eine passive Geburt, die verzögert sein kann, aber auch das Risiko der verstärkten Blutung oder einer unvollständigen Lösung in sich hat.

In Anbetracht der Besonderheit dieser Organe hat es Sinn, die Eltern während der Schwangerschaft auf die Frage anzusprechen, was sie mit der Nachgeburt tun wollen (siehe Merkblatt im Anhang, Seite 225).

Was soll mit der Nachgeburt geschehen? Wird sie entsorgt, beerdigt oder für andere Zwecke benutzt? In manchen Kulturen bezeugen verschiedenste Bräuche – meist in der Form einer rituellen Beisetzung der Nachgeburt –, dass den vorgeburtlichen Hüllen des Kindes Ehrfurcht und Respekt entgegengebracht wurden. Aus dem Blick auf die höhere Einheit von Kind und Plazenta im vorgeburtlichen Leben ergibt sich auch heute die Frage nach einem achtsamen Umgang mit diesem Organ nach der Geburt.

Üblicherweise wurden bis vor ca. 20 Jahren die Plazenten der Kosmetikindustrie übergeben, die deren Hormone verwendete. Davon hat man inzwischen glücklicherweise Abstand genommen. Heute werden die Nachgeburten meistens in der Krankenhausverbrennungsanlage entsorgt.

Manche Eltern nehmen die Nachgeburt mit und beerdigen diese im Wald, oder in ihrem Garten und pflanzen einen Baum oder z. B. einen Rosenbusch darauf.

7.6.1 Therapie bei Nachgeburtsproblemen

Bei verzögerter Plazentalösung:

- *Calcium Quercus Inject 10* (WALA) — 1 Amp. à 10 ml langsam i. v.

Bei verstärkter Nachblutung:

- *Stibium metallicum praeparatum* D6 Ampullen (Weleda) — s. c. oder als Infusionslösung mit 2–4 Ampullen

oder

- *Berberis Fructus Rh* D3 Ampullen (Weleda) — 1 Amp. s. c. in die Bauchdecke.

Direkt nach der Geburt ist es entscheidend, beurteilen zu können, wie es dem Kind geht, ob es in Ruhe bei der Mutter bleiben kann oder ob es medizinische Erstversorgung braucht. Wenn es normal atmet und rosig ist, sollte nur noch dafür gesorgt werden, dass das Neugeborene schön warm bleibt, keiner unnötigen Lärm- und Lichtbelastung ausgesetzt wird und dass eine ruhige Stimmung herrscht.

Wenn eine Nabelschnurblutspende vorgesehen ist, muss recht bald abgenabelt und die Nabelschnurpunktion durchgeführt werden. Es braucht dafür mindestens 60 ml Blut. Eine Nabelschnurblutspende an öffentliche, nicht kommerziellen Nabelschnurblutbanken scheint heute eine hilfreiche Möglichkeit insbesondere für die Behandlung von Kindern und Erwachsenen mit hämatoonkologischen Erkrankungen zu sein (Moldenhauer 2011).

Zur ersten Untersuchung (U1) gehört auch die erste Vitamin-K-Gabe, wenn die übliche Empfehlung befolgt wird. Wenn die Eltern dies anders handhaben wollten, sollte dies wenn möglich in Ruhe während einer der Vorsorgeuntersuchungen im 3. Trimenon oder zumindest vor Geburtsbeginn besprochen werden, indem über Vor- und Nachteile aufgeklärt wird. Siehe auch das Vitamin-K-Patientenmerkblatt im Anhang, Seite 235.

Üblicherweise beginnt die allgemeine Rachitisprophylaxe mit Vitamin D, meistens kombiniert mit Fluor bei der U2. Eine systemische Fluorbehandlung zur Kariesprophylaxe wird aus der Sicht der Zahnärzte nicht befürwortet, sie plädieren für die lokale Behandlung mit fluoridierter Zahncreme. Wenn die Eltern keine allgemeine Vitamin-D-Behandlung möchten, sollte darauf hingewiesen werden, dass sie dies dann individuell mit ihrem Kinderarzt klären. Fundierte Erläuterung zur Vitamin-D- und Rachitisprophylaxe gibt Soldner in „Individuelle Pädiatrie“ (Soldner, Stellmann 2011).

Während der ersten paar Lebenstage werden junge Mütter häufig verunsichert, wenn das Neugeborene nicht direkt gut trinkt. Zu häufig wird die Diagnose „Trinkschwäche“ gestellt, sodass mit Flaschennahrung begonnen wird. Bekanntlich dürfen normalgewichtige Säuglinge nach der Geburt abnehmen und brauchen erst nach ca. 14 Tagen ihr Geburtsgewicht wieder zu erreichen. Eine zu rasche Gewichtszunahme in den ersten drei Monaten kann für die weitere Entwicklung des Ernährungsverhaltens und des Stoffwechselsystems Weichen stellen, indem diese Kinder ein deutlich gesteigertes Risiko für die frühe Entwicklung eines metabolischen Syndroms mit Übergewicht haben. Selbstverständlich soll ein etwas verzögertes Ingangkommen des Trinkens von einer tatsächlichen Trinkschwäche unterschieden werden.

Nach schweren traumatischen Geburten kann dem Neugeborenen bald nach der Geburt gegeben werden:

- *Arnica, Planta tota Rh* D30 Dilution (Weleda) — 2–3 Trpf. auf die Zunge

oder:

- *Aconitum e tubere* D30 Globuli velati (WALA) — 2 Glb. in Wasser gelöst auf die Zunge.

Wenn das Neugeborene trotz guten Wärmeschutzes schnell abkühlt oder einen sehr labilen Wärmehaushalt hat, empfiehlt sich eine regelmäßige Körper-Öleinreibung z. B. mit:

- *Malvenöl* (WALA) (Soldner, Stellmann 2011, 29).

Diese Ölkomposition enthält u. a. Holunder-, Linden- und Schlehenblütenöl-Auszüge sowie Johanniskrautöl.

8. Wochenbett und Stillzeit

8.1 Einführung

Früher war das Wochenbett gefürchtet. Wie oft liest man, dass die Mutter kurz nach der Geburt starb. Dies passierte und passiert in manchen Gegenden noch immer. Das Wochenbett ist für die Frau manchmal gefährlicher als die Geburt selber. Tragische einschneidende Schicksale konnten (und können) sich in dieser Zeit abspielen. Die Ursachen waren meistens das Wochenbettfieber (Endomyometritis mit Puerperalsepsis) sowie die Embolie. Beides wurde durch die gefährliche Sitte der langen Bettruhe gefördert.

Ruhe und Zeit, sich ungestört auf die neue Lebenssituation einzulassen und die Beziehung mit dem Neugeborenen weiter wachsen zu lassen, sind in dieser Zeit wesentlich. Schon über Monate lebte die werdende Mutter intensiv mit ihrem Kind im Bauch, sie fühlte seine Bewegungen, konnte es ernähren und umhüllen und durfte es immer bei (in) sich haben. Gleichzeitig war sie in ständiger Erwartung, wie es denn „wirklich“ sein wird. Mit der Geburt ändert sich diese Beziehung vollständig. Alles ist konkreter geworden, sie kann ihr Kind jetzt sehen, berühren, küssen, stillen, aber sie trägt es nicht mehr in sich. Außerdem kann sie es nicht nur sehen, sondern auch hören. Es schreit, mal weniger, mal mehr, manchmal vor allem nachts. Auch wenn sie ihr Kind schon lange kannte, jetzt muss eine neue Beziehung wachsen. Dafür brauchen sie beide viel Zeit miteinander und Ruhe. Viel Besuch lenkt ab, bringt immer etwas Unruhe. Eine Aufgabe des Vaters ist es deshalb, den Besuch (und das Telefon) zu beschränken. Zuerst muss die Familie sich finden können, auch der Vater hat sein Wochenbett, auch er muss sein Kind in Ruhe kennenlernen und andersherum auch. Gleiches gilt für die vielleicht schon vorhandenen Geschwisterkinder.

Die Paarbeziehung ändert sich ebenso, insbesondere beim ersten Kind. War es vorher eine innige Zweierbeziehung, so ist jetzt ein Drittes dazugekommen, das auch mal buchstäblich zwischen den beiden liegt. Es muss ein neues Beziehungsgeflecht geflochten werden. Die Frau hat während der Schwangerschaft oft schon mit sich und dem Kind im Bauch genug. Dies kann nach der Geburt noch ausgeprägter sein. Vor der Geburt waren alle noch von einer hoffnungsvollen Erwartung getragen. Jetzt ist das Neugeborene da und alle sind glücklich, aber die Ausnahmesituation des Schwanger-Seins und des Lebens in Erwartung ist vorbei.

Auf der Ebene der Wesensglieder ändert sich ebenfalls vieles. Der gelockerte Zustand der Schwangerschaft, der auch dem Seelenleben einen Auftrieb und Leichtigkeit gegeben hat, ist beendet. Mit der Geburt nehmen der Astralleib und das Ich wieder mehr Besitz von dem physischen Leib. Jetzt im Wochenbett ist es nötig, dass der Uterus gut kontrahiert (astralisiert), dass die Milchproduktion und -sekretion gut in Gang kommt (auch primär eine Tätigkeit des Astralleibes), dass die Ödeme ausgeschwemmt werden und das Blut wieder seine übliche Zusammensetzung bekommt. Kurz, in dieser Zeit wird der Organismus seine eigene, geschlossenere Identität wiedererlangen müssen.

Aber es setzt der vertraute monatliche Rhythmus noch nicht ein, es gibt noch keine immer wieder sich lösende Abwechslung zwischen enger und loserer Verbindung zwischen den Wesensgliedern. Im Wochenbett und während der ersten Monate der Stillzeit ist diese Verbindung eher eng und steht in deutlichem Kontrast zu der Situation der Schwangerschaft. Obwohl die Wöchnerin auf der Waage deutlich weniger wiegt als vor der Geburt, muss die gefühlte Leichtigkeit der Schwangerschaft einem deutlich schwereren Lebensgefühl weichen.

Natürlich wird in den meisten Fällen die Freude über das neugeborene Glück genug Erfüllung in die Seele und ins Haus bringen, dass diese körperliche Umstellung gut vollzogen werden kann. Komplikationen und Störungen sind oft auf diese Konstitutionsänderung zurückzuführen. Die Geste, die bei den meisten Komplikationen vorliegt, ist, dass die Frau zu sehr in sich hineingeht und sich nicht mehr nach außen öffnet. Es ist das Bild eines Staus, welches bei dem Lochialstau, dem Milchstau sowie bei der Depression vorliegt.

Heileurythmie, rhythmische Massage sowie Schafgarbe-Leberwickel können insbesondere während eines stationären Wochenbetts hilfreich sein.

8.2 Lochialstau und Wochenbettfieber

Wenn die Lochien ungenügend abfließen, anfangen unangenehm zu riechen und der Unterleib berührungsempfindlich wird, liegt nicht nur ein Stau vor, sondern eine beginnende Entzündung.

Nach der Geburt ist ein aktiver und eingreifender Astralimpuls notwendig, um die sehr große Gebärmutter mit der breiten Wundfläche wieder auf ihre normale Größe zurückzuführen. Ein Astralimpuls ist hier gleichzusetzen mit einer Kontraktion. Fördernd dafür ist ein gewisses Maß an Bewegung sowie natürlich das Stillen. Zu viel Entspannung und Ruhe lösen den Astralleib aus dem Physisch-Ätherischen heraus.

8.2.1 Medikamentöse Therapie

- *Erysidoron 1* Dilution (Weleda), 4 x täglich 20 Trpf.
  Enthält:
  - Apis mellicifa D2 (Honigbiene)
  - Belladonna D2 (Tollkirsche, ganze Pflanze am Ende der Blütezeit)

wirkt entzündungshemmend,
zusammen mit:

- *Tormentilla, ethanol. Decoctum Ø* (= D1) Dilution (Weleda) 4 x täglich 20 Trpf.

zur Anregung der Uteruskontraktion.

Bei Verschlechterung und ansteigendem Fieber sollte abhängig vom klinischen Bild *Methergin* und gegebenenfalls Antibiose eingesetzt werden.

8.2.2 Heileurythmie

Nach der Schwangerschaft und Geburt geht es darum, die notwendige Astralisierung des Organismus zu fördern. Wenn kein Fieber vorliegt, kann bei zu schwacher Tonisierung des Uterus sowie bei Schwierigkeiten, wieder voll in den Organismus strukturierend einzugreifen, mehrfach am Tage kurz die folgende Lautreihe, gerne auch mit den Füßen, geübt werden: R S I U E F.

- R ist ein Laut, der die Ausscheidung im Sinne einer rhythmischen Entleerung fördert.
- Das S wirkt strukturierend und ordnend im Unterleib.
- I bringt den Menschen wieder in seine persönliche Mitte und regt die Streckung an.
- Das U verbindet den Astralleib mit dem ätherischen und physischen Leib.
- Nach der Phase der schwangerschaftsbedingten Lockerung festigt das E das Ich im Ätherleib.
- F aktiviert die ordnenden Tätigkeiten im Unterleib.

8.3 Das Stillen

Selbstverständlich ist es von großer Bedeutung, dass schon während der Schwangerschaft über das Thema Stillen gesprochen wird. Es gibt eigentlich keinen überzeugenden Grund, nicht zu stillen. Auch Brustoperationen (Verkleinerung oder Zustand nach brusterhaltender Therapie bei Mammakarzinomen) müssen kein Hinderungsgrund sein. Mit dem Stillen wird der Säugling auf drei Ebenen ernährt:

- Die Zusammensetzung der Muttermilch ist einmalig abgestimmt auf die Bedürfnisse des Kindes. Außerdem gibt es keine frischer zubereitete Nahrung als die Muttermilch.
- Mit der substanziellen Muttermilch fließt auch die Äterernährung von der Mutter zum Kind. Es ist wie eine Art Fortsetzung der Ernährung über die Nabelschnur, aber jetzt deutlich zurückhaltender und vor allem freilassender. Die Nahrung kann sogar verweigert und wieder ausgespuckt werden. Sie ist auch nicht länger individualisiertes rotes Blut, sondern weiße reine Milch. Diese hat auffällig wenig Eisen, welches für das Ich eine zentrale Rolle spielt, und auch im Vergleich zur Kuhmilch weniger Eiweiß.
- Die seelische Ernährung geht jetzt nicht mehr primär über die Substanz, sondern auch über die Gebärde des Stillens. Diese innigste Nähe ist ein Urbild für eine liebevolle Mutter-Kind-Beziehung. Es ist vielleicht das weiblichste Organ einer Frau, das durch das Stillen seine Aufgabe erfüllen kann.

Viel ist schon über den Stillrhythmus geschrieben worden. Wenn Rhythmen tragende und gestaltende Stützen im Leben sind, bei Kindern noch mehr als bei Erwachsenen, wenn Rhythmen wie eine atmende gesundende Geste für die Entwicklung des Organismus sowie der Seele sind, dann spricht vieles dafür, das Stillen zu einem rhythmischen Geschehen werden zu lassen (nach ca. zwei bis drei Monaten etwa alle vier Stunden). Die rhythmische Gliederung der Zeit bringt für das Kind, die Mutter und die Familie Ruhe und Sicherheit.

Keine ausreichende Milch liegt fast immer an Spannungen oder Stress bei der Mutter oder daran, dass sie selber ungenügend gegessen und getrunken hat. Es hilft Ruhe sowie

- *Stilltee* (Weleda).

Dieser Tee, zusammengesetzt aus Bockshornkleesamen, Anisfrüchten, Fenchelfrüchten, Kümmelfrüchten und Zitronenverbenenblättern, beruhigt und regt die Milchbildung an.

Fördernd ist auch die wohltuende Pflege der Brust mit:

- *Stillöl* (Weleda)
  Mandelöl mit ätherischen Ölen aus Fenchel und Kümmel.

Rhagaden der Brustwarzen lassen sich gut behandeln mit

- *Wecesin* Salbe (Weleda)
  Enthält:
  - Arnica (ganze Pflanze)
  - Calendula officinalis (Ringelblume, blühendes Kraut)
  - Echinacea purpurea (ganze Pflanze)
  - Quarz
  - Stibium metallicum praeparatum (Antimon)

8.4 Milchstau und Mastitis

Der Stillvorgang ist abhängig von einer guten seelischen Beziehung zwischen Mutter und Kind. Wenn soziale Störungen in der Luft hängen (wenn z.B. die Schwiegermutter schon seit fünf Tagen da ist und alles gut organisieren will), wenn Ärger oder Trauer die Mutter plagen, dann kann sie sich nicht genügend dem Kind öffnen. Wenn die Mutter seelisch nicht fließen kann, sondern stockt oder staut, fließt die Milch auch nicht gut.

Ein Milchstau mit Rötung, Schmerz, Wärme und Schwellung ist fast immer mit einer guten Stillanleitung, die auch das soziale Umfeld berücksichtigt, sowie Kühlen und anthroposophischer Medikation recht bald wieder in gute Bahnen zu bekommen. Nur sehr selten ist eine antibiotische Therapie indiziert, auch bei Fieber ist das meistens gut zu umgehen.

Das allerwichtigsten ist, dass Ruhe im Hause einkehrt, kaum (kein) Besuch kommt, die Mutter viel schläft, keine Aufgaben im Haushalt übernimmt.

Äußerlich:

- warmer Öllappen *vor* dem Stillen.
  Ein Stofftaschentuch oder eine kleine Stoffwindel mit ein wenig Stillöl oder Lavendelöl betröpfeln, dann in einer Plastiktüte ca. 10 Minuten zwischen zwei Wärmflaschen legen, aus der Tüte nehmen und ca. 15 bis 30 Minuten auf die Brust legen. Das Tuch kann mehrfach benutzt werden.

- Quarkwickel *nach* dem Stillen.
  Eine ca. 1–2 cm dicke Schicht biologischen Magerquark auf einem Stofftaschentuch oder einer Stoffwindel über eine Fläche von ca. 10 x 10 cm ausbreiten, das Tuch zuklappen und ca. 15–30 Minuten im Liegen auf die Brust legen. Dies mehrfach am Tag wiederholen.

Innerlich entzündungshemmend:

- *Erysidoron 1* Dilution (Weleda) 1–2-stündlich 10 Trpf.
  Enthält:
  - Apis mellicifa D2 (Honigbiene)
  - Belladonna D2 (Tollkirsche, ganze Pflanze am Ende der Blütezeit)

Bei hohem Fieber:

- *Echinacea/Argentum* Ampullen (WALA)
- *Lachesis comp.* Ampullen (WALA) 1–2 x täglich je 1 Amp. zusammen s.c.
  Enthält:
  - Atropa belladonna D3 (Tollkirsche)
  - Hepar sulfuris D7 (Kalkschwefelleber, Calciumsulfid)
  - Lachesis D11 (Buschmeister, Gattung der Grubenottern)
  - Mercurialis perrenis D5 (Wald-Bingelkraut)

Nach der Akutphase zur Resorption oder bei drohender Abszessbildung:

- *Eucalyptus comp.* Paste (Weleda) angewärmt als Wickel auf die gerötete, schmerzhafte Stelle auflegen
  Enthält:
  - Apis mellicifa (Honigbiene)
  - Belladonna (Tollkirsche)
  - Eucalypti aetherolum (Eukalyptusöl)

8.5 Wochenbettdepression

In der einführenden Beschreibung der Situation nach der Geburt wurde schon auf die Umstände hingewiesen, die einer unbeschwerten seelischen Verfassung im Wege stehen können. Mehrere Faktoren können zusammenkommen:

- Die erwartungsvolle Leichtigkeit der Schwangerschaft, die mit der Lockerung der Wesensglieder zusammenhängt, ist vorbei. An ihre Stelle tritt eine dichte Einbindung der oberen in die unteren Wesensglieder. Das allein schon kann ein Gefühl von Schwere und Einschränkung erzeugen.
- Bei stillenden Frauen kommt fast erschwerend noch der Umstand des niedrigen Östrogenspiegels dazu. Das Östrogen, das während der Schwangerschaft viel vorhanden ist und auch mit dem seelischen Auftrieb zusammenhängt, kommt bald nach der Geburt in ein Tief.
- Abgesehen von der Erschöpfung durch die Geburt und die gestörten Nächte mit dem Neugeborenen kann sich leicht ein fataler Teufelskreis anbahnen. Faktoren,

die dabei mitspielen, sind: die Erwartungshaltung der Umgebung, jetzt mit dem Kind doch glücklich sein zu müssen, eine gut stillende Mutter sein zu müssen und jetzt auch wieder funktionieren zu müssen, da die Schonzeit der Schwangerschaft vorbei ist; ungenügendes Verständnis, ungenügende Unterstützung und Hilfe des Partners, sodass die Mutter sich alleine gelassen fühlt; und ein Säugling, der viel schreit, was die Mutter so interpretiert, dass sie nicht genug Milch hat und deshalb keine gute Mutter ist.

- Wenn Depressionen in der Verwandtschaft vorkommen oder wenn die Patientin selber schon mal mit Depressionen zu tun hatte, ist die Gefahr sowie die Angst vor dieser Gefahr wesentlich größer.

Bei alleinstehenden Müttern ist es ebenso wichtig, eine zuverlässige Vertrauensperson zu haben, die täglich kommt und hilft. Zusätzlich sollte eine verlängerte Wochenbettbetreuung durch eine Hebamme organisiert werden.

Wenn eine Frau zunehmend gefühlsarm reagiert, ist es dringend notwendig, genau hinzuschauen, ob eine stationäre psychiatrische Behandlung indiziert ist oder ob mit intensiver Begleitung und vor allem guter häuslicher Unterstützung eine Besserung zu erzielen ist.

Als äußere Behandlung hilft der

- *Ingwer-Nierenwickel.*

Medikamentös:

- *Hypericum Auro cultum Rh D3* Dilution (Weleda) — 3 x täglich 10 Trpf.

oder:

- *Aurum/Apis regina comp.* Ampullen oder Globuli velati (WALA) — 1 x täglich 1 Amp. s. c. oder Glb. 3 x 8 Glb.

  Enthält:
  - Acidum phosphoricum D4 (Ortho-Phosphorsäure)
  - Apis regina D5 (Zelle der Bienenkönigin)
  - Aurum chloratum D6 (Tetrachloridogoldsäure)
  - Avena sativum D2 (Hafer, Stängel, Blatt, Fruchtähre, Auszug mit Zucker)
  - Hypericum perforatum D2 (Johanniskraut, blühende Pflanze)
  - Strychnos ignatii e semine D4 (Ignatiusbohne, Samen)

kombiniert mit:

- *Vitis comp.* Tabletten (Weleda) — 3 x täglich 1 Tabl.,

  Enthält:
  - Calcarea formicica D2 (Calcium und Ameisensäure)
  - Fragaria vesca (Walderdbeere, Blatt)
  - Stibium metallicum praeparatum D5 (Antimon)
  - Vitis vinifera (Weintraube, Blatt)

und gegebenenfalls zusätzlich:

- *Hepar-Magnesium* Ampullen (Weleda) 1–2 x täglich 1 Amp. s. c.

Vermutlich ist eine wirksame Prophylaxe möglich, wenn im Vorfeld die Situation nach der Geburt gut vorbereitet und besprochen wird, die Rolle des Vaters mit ihm gemeinsam angesprochen und entsprechende Hilfe organisiert wird.

Wenn diese Maßnahmen nicht greifen, sollte rechtzeitig psychiatrische Hilfe eingeholt oder eine stationäre Aufnahme erwogen werden.

9. Die Nachsorgeuntersuchung

9.1 Einführung

Ca. sechs Wochen post partum ist die Nachsorgeuntersuchung vorgesehen. Dies ist eigentlich für manche Entwicklungen recht spät, deshalb kann es bei einzelnen Frauen oder Familien ratsam sein, auch zwischendurch (gegebenenfalls telefonisch) nachzufragen, wie es geht oder ob Hilfebedarf vorliegt. Nach sechs Wochen haben sich meistens die ersten Wogen geglättet, es ist wieder eine gewisse Ordnung in den Alltag eingetreten und die Hauptrollenspieler haben sich vorerst etwas aneinander gewöhnen können.

Bei der Nachsorge rate ich meistens auch, einmal zurückzuschauen auf die Schwangerschaft und die Geburt, wie der Schwangerschaftsverlauf erlebt wurde und ob die Geburt ein schönes oder schweres Erlebnis war oder vielleicht eine Traumatisierung durch Komplikationen oder Eingriffe eingetreten ist. Wenn nötig, ist es gut, dies anzusprechen und vielleicht auch später noch einmal die Situation im Gespräch zu bearbeiten. Es kann auch nötig sein, sich dafür nach ca. drei bis sechs Monaten noch einmal extra Zeit zu nehmen. Dies ist für eventuelle spätere Schwangerschaften sowie für die Mutter-Kind-Beziehung wesentlich.

Auch soll natürlich nach der häuslichen Situation sowie nach dem Vater und der Partnerschaft gefragt werden. Auch bei zarten Andeutungen über Stimmungsschwankungen, Überforderung oder Stress kann es nötig sein, großzügig mit der Verordnung einer Haushaltshilfe sowie mit einem weiteren Kontrolltermin zu sein.

Medikamentös bei ausgeprägter Erschöpfung:

- *Skorodit Kreislauf Globuli velati/Inject* (WALA) 2 x täglich 10 Glb. oder 1 x täglich 1 Amp. s. c.
  Enthält:
  - Camphora D3 (Campher, Extrakt aus dem Holz)
  - Hypophysis bovis D7
  - Prunus spinosa D5 (Schlehe, Blüten und junge Triebspitzen)
  - Skorodit D5 (nat. Eisenarsenat)
  - Veratrum album D3 (Weißer Germer, Wurzel)

oder wenn auch depressive Verstimmungen mitspielen:

- *Aurum/Hyoscyamus comp.* Ampullen (Weleda) 1 x täglich 1 Amp. s. c. in den Oberarm

- *Aurum/Hyoscyamus comp.* Dilution (Weleda) — 2x täglich 15 Trpf.
  Enthält:
  - Aurum metallicum praeparatum D10 (Gold)
  - Hyoscyamus niger D5 (Bilsenkraut, ganze blühende Pflanze)
  - Stibium metallicum praeparatum D6 (Antimon)

9.2 Sexualität und Verhütung

Zum Thema Verhütung gehört natürlich auch die Sexualität. In diesem Zusammenhang ist es bei manchen Frauen sinnvoll, darauf hinzuweisen, dass es völlig normal ist, dass eine Frau in den ersten sechs Monaten nach der Geburt oft eine reduzierte Libido hat und dass sie und vor allem ihr Partner das nicht persönlich nehmen sollten. Es hilft, beiden zu erklären, dass die Libido bei Frauen in der Stillzeit durch den hohen Prolaktin- und niedrigen Östrogenspiegel geschwächt ist. Eine solche Erklärung ist vor allem für Männer hilfreich, sonst könnten sie sich an der Seite ihrer Frau noch mehr verdrängt oder überflüssig fühlen. Auch der Stillvorgang selber bedeutet schon so viel körperliche Nähe, dass dies für viele Frauen an Nähe vorerst reicht.

Trotzdem muss natürlich darauf hingewiesen werden, dass das Stillen alleine nicht ausreichend verhütet und dass auch schon vor der ersten Menstruation eine Ovulation auftreten kann.

Als Verhütungsmethode für einen Zeitraum, in dem meistens die Frequenz nicht sehr hoch ist, eignet sich das Kondom am besten. Nachteilig dabei ist, dass bei der geringen Lubrikation oft ein Gleitmittel verwendet werden soll, dazu eignet sich z. B.

- *Vagisan* Feuchtcreme (Wolff).

Die Pille bedeutet immer eine (geringe) Hormonbelastung der Muttermilch. Dies gilt auch für die Gestagenspirale. Die Kupferspirale kann ab der 6. bis 12. Woche post partum meist problemlos eingesetzt werden, hat aber auch ihre Schattenseiten (siehe Seite 95). Da die Zyklusmethoden ausscheiden, bleiben sonst nur die Barrieremethoden. Das Diaphragma ist meistens aufgrund der empfindlichen östrogenunterversorgten Schleimhaut nicht so verträglich, sodass das Kondom übrig bleibt.

9.3 Stärkung des Beckenbodens

Bei der vaginalen Untersuchung im Rahmen der Nachsorge sollte immer auch auf die Kontraktionsfähigkeit des Beckenbodens geachtet werden: Lässt er sich gut, mäßig oder gar nicht anspannen?

Da die Rückbildungsgymnastikkurse für viele Frauen wieder einen Extratermin mit Organisationsstress bedeuten, ist dringend zu empfehlen, zunächst nur den Beckenboden zu trainieren. Es reicht schon, wenn die Frau ihren Beckenboden mindestens dreimal täglich fünf- bis zehnmal hintereinander an- und wieder entspannt. Dabei geht es nicht um viel Kraft oder langes Angespannthalten, sondern um eine nicht anstrengende, häufige Kontraktion, sodass auch das Bewusstsein wieder dorthin geleitet wird. Es muss darauf geachtet werden, dass nur der Beckenboden angespannt wird, ohne die Bauchdecke oder andere Muskelgruppen. Dies braucht also keine extra Zeit zu kosten und kann beim Kochen, Telefonieren, aber lieber nicht zu oft beim Stillen gemacht werden. Auf jeden Fall sollte die Beckenbodenfunktion spätestens nach ca. sechs bis neun Monaten, bei der nächsten Untersuchung, erneut überprüft werden (wenn nach sechs bis neun Monaten wieder ein normaler Zyklus eingetreten ist und nicht mehr voll gestillt wird, ist eine weitere Untersuchung mit Krebsfrüherkennung anzuraten). Bei Bedarf müssen dann gezieltere Übungen der Heileurythmie oder professionelle Krankengymnastik verordnet werden.

9.3.1 Medikamentöse Therapie

■ *Senecio comp.* Globuli velati (WALA) — 2 x täglich 8 Glb. 3 Monate lang

Enthält:

- Olivenit D5 (nat. Kupferarsenat)
- Senecio jacobaea D2 (Jacobs-Kreuzkraut, blühende Pflanze)
- Spinacia oleracea D2 (Spinat, Wurzel)
- Stannum metallicum D7 (Zinn)

Bei ausgeprägter Beckenboden- und Bindegewebsschwäche (GAÄD 2010, 389):

■ *Diaphragma pelvis Gl* D6 Ampullen (WALA)

■ *Senecio comp.* Ampullen (WALA) (Zusammensetzung: s. o.) — 2 x wöchentlich je 1 Amp. zusammen s. c. in den Unterbauch über 3 Monate.

9.3.2 Heileurythmie

Stärkend für den Beckenboden sind insbesondere die Laute B G E U I M.

- B gibt Umhüllung, Schutz und Stütze.
- Mit dem G wird der Außenwelt Widerstand geboten.
- E festigt das Ich im Ätherleib, verbindet also die oberen mit den unteren Wesensgliedern, was tonisiert.
- U führt die parallele Streckung der Beine zusammen und nach unten, es verbindet mit der Tiefe des Organismus.
- I regt die Aufrechte an und festigt das Geistige im Körperlichen.
- Zum Abschluss mildert das M und verhindert die Verkrampfung und sorgt für einen atmenden Ausgleich.

GYNÄKOLOGISCHE ONKOLOGIE

1. Anthroposophische Onkologie und Therapie

1.1 Einführung

Es ist eine subtile und intime Grenze zwischen Außen- und Innenwelt, an der entschieden wird, was beschützt und gefördert oder abgewehrt werden muss.

Wenn aus irgendeinem Grund in einem Organbereich diese Grenze zu sehr nach innen verschoben wird, können Autoimmunerkrankungen auftreten, denn eigenes Gewebe wird abgewehrt und gegebenenfalls beschädigt. Verlagert sich die Grenze zu stark nach außen, so werden Strukturen oder Prozesse, die eigentlich fremd oder fehl am Platz sind, gepflegt und geschützt, als würden sie zum Organismus gehören.

Krebs verursacht selten ein Krankheitsgefühl oder Symptome. Nur wenn in fortgeschrittenen Stadien ausgeprägtere Organläsionen auftreten, entstehen Krankheitssymptome. Krebs wird deshalb per Zufall, bei einer Früherkennungsuntersuchung, durch Selbstuntersuchung oder erst durch spätere Symptome entdeckt. Der Organismus behandelt den Krebs als dazugehörig, deshalb entstehen keine Krankheitszeichen wie Fieber oder Schmerz.

Insbesondere das Phänomen der Neoangiogenese zeigt explizit, was der Organismus unternimmt, um dieses neue (Krebs-)Gewebe gut gedeihen zu lassen. Es soll ihm an nichts fehlen und eine ausreichende Durchblutung wird gewährleistet. Auch spezifische Immunreaktionen bleiben aus, es findet kein Abwehr oder akute Entzündungsreaktion statt.

Es handelt sich bei der Krebserkrankung keineswegs um eine Immunschwäche, sondern eher um einen blinden Fleck des Immunsystems, um eine selektive Wahrnehmungsstörung.

1.2 „Sinnesorganbildung am falschen Ort"

Sinnesorgane lassen Impulse aus der Außenwelt zu und vermitteln die Wahrnehmung. Eindrücke werden aufgenommen und weitergegeben. Der Bau eines Sinnesorgans ist (etwas überspitzt formuliert) fremdbestimmt. Der optimale Bau des Auges wird von den physikalischen Gesetzmäßigkeiten des Außenlichts geprägt. Ähnliches gilt für Klänge und Töne und die Konstruktion des Ohrs. Im Bereich der Sinnesorgane ist diese Beziehung zwischen Außenwelt und Gestalt und Funktion des Organs sinnvoll gegliedert. Die Außenwelt ist tätig im Organismus und diese Tätigkeit darf nur sehr begrenzt zugelassen werden, sonst können Krankheitstendenzen entstehen.

Im Gliedmaßenpol des Menschen ist die Lage umgekehrt. Der Mensch wird tätig in der Welt, er prägt mit seinen Gliedmaßen die Umwelt statt umgekehrt. Er setzt seine Handlungen, die mit seinen eigenen Vorstellungen und Gefühlen verbunden sind, nach außen.

Im Stoffwechselbereich darf die Außenwelt den Organismus nicht prägen. Die Möhre oder das Hähnchen dürfen die Funktion und Gestalt der inneren Organe nicht bestimmen. Bis zur Unkenntlichkeit wird die Nahrung abgebaut, sodass die Stoffwechsel-Aufbauprozesse von der eigenen Tätigkeit und Individualität bestimmt werden können. Fremdbestimmung, die bei Sinnesorganen physiologisch ist, ist im Stoffwechsel-Gliedmaßen-Bereich pathologisch.

Im Zusammenhang mit der Krebsentstehung sprach Rudolf Steiner mehrfach von einer „Sinnesorganbildung am falschen Ort“: „Einer derjenigen Prozesse nun, wo die Nerven-Sinnesorganisation wirklich in einer furchtbaren Art irgendwo innerhalb der Stoffwechsel-Gliedmaßenorganisation auftreten kann, ist die Krebsbildung ... dass die Nerven-Sinnesorganisation in die Stoffwechsel-Gliedmaßenorganisation hineingeht und sich innerhalb dieser geltend macht. ... wird eine Ohranlage oder überhaupt eine Sinnesorgananlage ... an falschem Orte gebildet, so haben wir es mit einer Karzinombildung zu tun.“ (Steiner 1994, 198)

Wenn in einem Organ, wie Lunge, Brust oder Darm, Fremdeinflüsse zu lange oder zu stark tätig werden, ohne dass sie abgewehrt oder ausgegrenzt werden, entsteht an dieser Stelle eine Einwirkung der Außenwelt, eine Fremdbestimmung. Beispielhaft zeigt sich dieser Vorgang an der chronischen Irritation der Bronchialschleimhaut bei Rauchern oder auch bei der chronischen Zervizitis. Auf die Dauer wird diese Irritation, diese chronische Entzündung, nicht mehr als fremd betrachtet, und allmählich fängt der Organismus an, die so entstandenen Dysplasien zu fördern, es entstehen Metaplasien, es findet Infiltration statt und bald auch Angiogenese.

Die Grenze zwischen Innen und Außen wird verletzt und der Organismus reagiert mit Pflege-, Aufbau- und Schutzmaßnahmen für den eingedrungenen Fremdprozess.

Bei einem Bronchial- oder Zervixkarzinom ist dies vielleicht noch nachvollziehbar. Wie sieht es aber aus bei der Brust? Wie kann da von einer chronischen Irritation oder Entzündung die Rede sein?

In der Frauenheilkunde werden wir mit Karzinomen in Organen, die der Fortpflanzung dienen, konfrontiert. Dies sind also Organe, die nicht im Dienste des eigenen Organismus stehen. Neben Lunge und Darm, die einen engen Kontakt zur Außenwelt haben, weisen die Fortpflanzungsorgane bei Frau und Mann eine hohe Krebsinzidenz auf (siehe Tabelle 3, Seite 87). Es sind dies Organe, die auch eine ausgeprägte Außenweltorientierung haben, aber eben zu einer anderen Außenwelt.

1.3 Therapiegrundlagen

Das Ziel einer umfassenden Therapie bei Krebs ist es, die erwähnte sensible Grenze zwischen Außen- und Innenwelt wieder so herzustellen, dass der Krebs nicht länger vom Organismus behandelt wird wie Innenwelt, sondern als Außenwelt erkannt wird. Oder anders formuliert, dass die Neigung zur Sinnesorganbildung an falscher Stelle wieder durch Stoffwechseltätigkeit an richtiger Stelle ersetzt wird: Stoffwechseltätigkeit in dem Sinne, dass die eigene Tätigkeit und die unter der Prägung der eigenen individuellen Ich-Organisation aufgebaute Körpersubstanz in Erscheinung treten, ohne dass sich dabei die Fremdbestimmung einmischt. Dies muss von der aufbauenden Stoffwechseltätigkeit unterschieden werden, die bei vielen Karzinomen im autonomen und raschen Wachstum vorhanden ist, wobei aber organismusfremde oder gar -feindliche Prozesse krankheitshalber in Erscheinung treten.

Gesunde Sinnes- und Nerventätigkeit ist eher mit kühlen Qualitäten verbunden. In dem dreigliedrigen Organismusverständnis wird das Nervensystem als Instrument des Denkens dem Stoffwechsel-Gliedmaßen-System (als Instrument des Wollens) polar gegenübergestellt. Das Letztere lebt in der Wärme und erzeugt Wärme. Das mittlere Rhythmische System sorgt für einen gesunden Ausgleich und die Verbindung der beiden.

Die Wärme ist eine Qualität, die in eigenster Arbeit und mit individueller Prägung erzeugt wird. Sie ist das Element, in dem das Ich seine Taten in die Welt hinaussetzen kann und in dem die Stoffwechselorgane die körpereigenen Substanzen aufbauen. Diese Wärme ist selbstbestimmt und selbsterzeugt.

Bei der Krebserkrankung liegt eine Störung im Wärmeorganismus vor.

Qualitäten der Sinnesbildung, wo Kühle ist und wo jede Selbstbestimmung die Wahrnehmung trüben würde, dringen bei dem Krebs in eine Region ein, wo sie nicht hingehören. Die eigene Wärmetätigkeit ist nicht in der Lage, diese Fremdbestimmung zu verhindern. Nach dem ersten In-situ-Stadium, wenn eine Invasion und später Angiogenese auftreten, werden Vitalkräfte dem Organismus entzogen und missbraucht für einen Vorgang, der den Körper zugrunderichten kann.

1.4 Anregung des Wärmeorganismus

Bei der anthroposophischen Krebstherapie geht es darum, den Wärmeorganismus auf verschiedenen Ebenen anzuregen und zu individualisieren.

- Auf der Ebene des Individuums bedeutet dies die Entfaltung der selbstbestimmten Willenstätigkeit, was die Arbeit an biografischen Fragen, der Lebensgestaltung und eigenen Lebenslinie beinhaltet. Wie sehr ist mein Lebensweg selbst- oder fremdbestimmt? Grossarth-Maticek nennt diese Fähigkeit Autonomie. In aufwendigen Langzeitstudien konnte er nachweisen, dass Menschen mit einem hohen Autonomie-Score (in einem standardisierten Autonomie-Fragebogen) ein geringeres Krebsrisiko haben, aber auch dass Krebspatienten, die ein Autonomie-Training machen, ihre Prognose im Vergleich mit einer Kontrollgruppe verbessern (Grossarth-Maticek 1999). Eine Ahnung der eigentlichen biografischen Zielsetzung des Lebens, der Lebensvisionen sowie eine Begeisterung für deren Umsetzung erzeugt Wärme.
- Mit der Heileurythmie werden die kosmisch gestaltenden Kräfte in der Patientin so angesprochen, dass diese wieder heilsam wirken können und ein gesundes und durchwärmendes Eingreifen des Ichs im Organismus fördern.
- Mehr auf direkt seelischer Ebene wird der Wärmeorganismus durch die Kunsttherapie über eine Anregung des Gefühlslebens aktiviert. Fast alle Patienten berichten, dass sie nach einer Stunde Maltherapie, Plastizieren oder Musiktherapie von Kopf bis Fuß warm geworden sind.
- Auf körperlicher Ebene wird die Wärme durch die Misteltherapie (s. u.) angeregt. Dies kann noch unterstützt werden durch Hyperthermiebehandlung (Ganzkörper- oder lokale Hyperthermie), andere Formen der Fiebertherapie oder auch Öldispersionsbäder. Zur Förderung einer rhythmischen Durchwärmung kann ein täglicher

Spaziergang (ca. 1/2 Stunde) fast allen Krebspatienten empfohlen werden. Inzwischen wurde die Bedeutung körperlicher Aktivität in der Prävention und Therapie von Krebs auch statistisch nachgewiesen (Halle, Schoenberg 2009).

1.5 Ernährung bei Krebs

Es gibt viele Ernährungsratgeber für Krebspatienten. Einiges spricht dafür, dass die Ernährung eine wichtige Rolle bei der Entstehung und der Therapie von Krebs spielt.

Einzelheiten und Hintergründe einer anthroposophischen Ernährungsberatung für Krebspatienten sind kompetent in Buchform veröffentlicht (Kühne, Mittelstraß, Renzenbrink 2006).

In einer kurzen Patientenberatung sollte hingewiesen werden auf:

- die Qualität der Nahrungsmittel, deshalb möglichst konsequent biologisch-dynamische Lebensmittel verwenden,
- gemäßigte vollwertige Kost, also nicht zu grobkörnige Brote oder Getreidegerichte,
- überwiegend vegetarische Kost, überhaupt wenig tierisches Eiweiß,
- reichlich Gemüse, nicht zu viel Rohkost, sondern auch viel gekochtes Gemüse,
- verschiedenste sonnengereifte Getreidearten wie Hirse, Hafer, Dinkel, Buchweizen, Amaranth – diese sind Kartoffeln vorzuziehen,
- zu vermeiden sind Alkohol und Nikotin, nur in geringen Maßen zu genießen sind Zucker, Weißmehl und Kaffee.

Bei allen Ernährungsempfehlungen gilt, dass starrer Fundamentalismus nichts hilft. Jede Diät sollte auch sozialverträglich sein.

1.6 Wie kann eine umfassende adjuvante Therapie aussehen?

Für viele Patientinnen und auch Ärzte ist klar, dass eine alleinige konventionelle adjuvante Therapie keine umfassende Antwort auf den Schicksalsschlag der Diagnose Krebs sein kann.

Wenn die Seele und der Geist etwas mit der Krebsentwicklung zu tun haben, dann müssen sie auch in die Therapie einbezogen werden. Deshalb beinhaltet eine integrative Krebsbehandlung Therapien auf allen vier Ebenen des Menschen:

- auf der physischen Ebene wie Operation, Strahlen- und Chemotherapie,
- auf der ätherischen Ebene wie Misteltherapie, andere komplementärmedizinische medikamentöse Therapien, aber auch Heileurythmie, Ernährung, Lebensstil,
- auf der astralen Ebene wie Kunsttherapie und Psychotherapie,
- auf der Ich-Ebene biografische Psychotherapie im Hinblick auf die Lebenssinnfrage und gegebenenfalls bis zu der Auseinandersetzung mit karmischen Fragen.

Selbstverständlich ist die Zuordnung der gerade genannte Therapien zu den Ebenen der Wesensglieder nicht so eindeutig wie die Aufzählung suggeriert. Die Wirkung zeigt sich oft auch in den angrenzenden Ebenen. So ist die Heileurythmie ein zentrales Heilmittel in der anthroposophischen Onkologie und bezieht sich auf alle vier Ebenen.

■ 2. Misteltherapie

2.1 Einführung

Viscum album ist ein altbekanntes Heilmittel bei unterschiedlichen Indikationen. Sie wird bei Hippokrates, Hildegard von Bingen und Paracelsus erwähnt bei Epilepsie, Lebererkrankungen, Hypermenorrhoe und Hypertonie (Madaus 1979, 2836).

Rudolf Steiner hat erstmalig auf die Mistel als Spezifikum gegen Krebs hingewiesen, dafür müsse das Mittel aber injiziert (Steiner 2011d, 295)) und mittels eines speziellen Verfahrens hergestellt werden. Er hat intensiv mit Ärzten und Pharmazeuten an einer Optimierung der pharmazeutischen Verarbeitung gearbeitet.

Heute ist die Mistel in Deutschland das wichtigste und meist genutzte komplementärmedizinische Mittel gegen Krebs. Es gibt in Deutschland vier Firmen, die anthroposophische Mistelpräparate herstellen: Abnoba *(abnobaVISCUM)*, Helixor *(Helixor)*, WALA *(Iscucin)*, Weleda *(Iscador)*. Gemeinsam haben sie:

- dass Pflanzenextrakt verwendet und nicht auf einzelne Inhaltsstoffe standardisiert wird (Ausnahme: *Iscador spezial* wird auf einen Gesamtlektingehalt von 250 ng/ml standardisiert),
- dass es Ernten im Sommer und im Winter gibt,
- dass der Sommer- und Wintersaft mit einem aufwendigen Mischverfahren zusammengebracht und sie dann weiter verdünnt und verarbeitet werden,
- und dass verschiedene Wirtsbäume zur Verfügung stehen.

Auf Unterschiede wird später eingegangen (siehe Seite 185).

Außerdem gibt es ein nicht anthroposophisches Präparat *(Lektinol)*, das nur im Winter und nur von der Pappel geerntet wird und Mistellektin-standardisiert ist.

Im Weiteren wird nur auf die anthroposophischen Mistelpräparate eingegangen.

2.2 Indikationen

Bei der Krebsbehandlung gibt es verschiedene Indikationen für eine Misteltherapie:

- Als adjuvante Therapie während und nach oder auch (partiell) anstatt einer konventionellen adjuvanten Therapie. Hierbei geht es primär um einen vitalen und seelischen Aufbau, Förderung des Wärmeorganismus und der körperlichen und psychischen Autonomie. Mit anderen Worten, es geht darum, die Umstände, die dazu geführt haben, dass ein maligner Tumor sich entwickeln und wachsen konnte, zu behandeln. Auch wenn der Tumor operativ entfernt wurde, sind diese Umstände geblieben.
- Zur Unterstützung und Verbesserung der Verträglichkeit einer (adjuvanten) Chemotherapie und/oder Radiatio (Piao et al. 2004, Kienle, Kiene 2010).
- Als direkte Therapie im metastasierten Stadium, zur Verbesserung der Lebensqualität, zur Schmerzlinderung, und zur Hemmung des Tumorwachstums.
- Eine noch in Entwicklung befindliche Indikation ist die primäre intraläsionale Misteltherapie, um bei operablen Tumoren präoperativ die lokale „Immunblindheit" zu überwinden. Auch für inoperable Tumoren und Rezidive ist dies eine Möglichkeit, die Immunkompetenz zu verbessern.
- Zur Prophylaxe bei prämalignen Erkrankungen oder auch bei manchen chronischen Erkrankungen mit Störungen des Wärmeorganismus.

Wie kann die Wirksamkeit der Mistel in der Krebstherapie beurteilt werden?

An erster Stelle steht die Frage, ob Krebspatienten durch eine Misteltherapie geheilt werden können oder ob zumindest die Therapie zu einer Lebensverlängerung, einer Verlängerung der rezidivfreien Zeit oder zu einer Verbesserung der Lebensqualität führt und ob der Einsatz konventioneller Therapien reduziert oder umgangen werden kann.

Neben einer Reihe zum Teil eindrucksvoller Einzelfallberichte (Kienle, Kiene 2003, 469 ff) gibt es viele klinische Studien, darunter 31 randomisierte, kontrollierte Studien und einige veröffentlichte systematische Reviews. In einer Beurteilung der vorhandenen Studien und Reviews kommen Kienle und Kiene (2009) zu den folgenden Schlüssen:

- Eine Verbesserung der Lebensqualität ist nachgewiesen und sicher.
- Vermutlich verlängert die Misteltherapie das Überleben.
- Eine bessere Verträglichkeit der konventionellen Krebstherapien ist nachgewiesen.
- Hochdosierte oder intratumorale Injektionen können die Tumorremission bewirken.

Die weitere Frage ist, was die Mistel auf zellulärer und immunologischer Ebene tut.

Folgende onkologisch relevanten Wirkungen auf zellulärer Ebene sind nachgewiesen (Kienle, Kiene 2003, 73ff):

- zytotoxische und zytostatische Wirkung,
- Hemmung der Neoangiogenese,
- Apoptose-Induktion,
- DNA-Stabilisierung

Auch ist der Einfluss auf immunkompetente Zellen sowohl des angeborenen als auch des erworbenen Immunsystems in vivo wie in vitro belegt worden, es handelt sich hierbei um eine Aktivierung von NK-Zellen und T-Zellen und Freisetzung von Zytokinen (Klein 2009).

Für die konkrete Praxissituation braucht es Kriterien, um beurteilen zu können, ob die Dosierung, die Wirtsbaumwahl und die Art der Applikation stimmen. Dabei muss zwischen einer primären Misteltherapie, einer Therapie im sogenannten adjuvanten Stadium und einer palliativen Therapie im progressiven metastasierten Stadium unterschieden werden.

Am Anfang einer Misteltherapie wird immer versucht, eine Wärmereaktion zu erzeugen. Wenn wir mit einem Mistelpräparat einen malignen Tumor behandeln wollen, so Steiner, muss es uns gelingen „die Geschwulst zu umhüllen mit einem Wärmemantel ... Gelingt es uns [durch die Misteltherapie] die Geschwulst zu umgeben mit einem Wärmemantel, dann – primitiv gesprochen – gelingt es uns auch, sie aufzulösen.“ Eine wirklich therapeutische Wirkung auf das Karzinom „drückt sich aus dadurch, dass Fieber zustande kommt. Es muss also die Injektion gefolgt sein von einem Fieberzustande.“ (Steiner 2011d, 138)

Gut beurteilbare Wärmereaktionen sind:

- Als Anfangsziel ist ein direkter Anstieg der Temperatur um mindestens 1 Grad anzustreben, am besten bis über 38 Grad.
- Auch eine Rhythmisierung des Temperaturverlaufs deutet auf ein gutes Ansprechen. Empfehlenswert ist es, über ca. zwei Wochen eine Temperaturkurve erstellen zu lassen, wobei dreimal täglich am besten rektal und vor dem Aufstehen

nach einer Ruhepause gemessen wird. Manche Krebspatienten haben über den Tag gemessen eine sehr konstante Temperatur, die mit Beginn einer Misteltherapie zunehmende rhythmische Tagesschwankungen im Sinne einer beweglichen Aktivierung des Wärmeorganismus zeigt.

- Seelisches Wärmegefühl oder auch andere subjektive Befindlichkeitsveränderungen wie Müdigkeit, leichte Gliederschmerzen, aber auch Aufmunterung und vermehrte Lebensenergie sind ebenso Hinweise auf die Mistelauswirkung. Nach den ersten Spritzen wird oft von grippeähnlichen Symptomen berichtet.
- Lokale Entzündungszeichen wie Rötung, Wärme, Schwellung und Juckreiz/Schmerz. Die lokale Reaktion kann in der Anfangsphase der Therapie auch mal bis zu 10 cm betragen und über drei bis vier Tage anhalten.

Eine oder besser mehrere der beschriebenen Reaktionen sollten auftreten. Wenn gar keine Reaktion auftritt, soll zuerst eine Dosissteigerung erfolgen oder sonst ein Wechsel des Wirtsbaums. Auch im weiteren Verlauf der Therapie, wenn nach einiger Zeit die Reaktionen nachlassen, ist es sinnvoll, durch Dosissteigerung oder Wirtsbaumwechsel wieder Reaktionen zu bekommen. Auch ist es möglich, die Reaktionsfähigkeit des Körpers anzuregen mit:

■ *Formica* D20–D30 Ampullen (Weleda) — 1 x wöchentlich 1 Amp. s. c.

Nach mehreren Monaten werden die Reaktionen aber auch bei hoher Dosierung meistens nachlassen.

Es werden verschiedene Testverfahren angeboten, die die Wirkung einer Misteltherapie belegen sollen oder die Auskunft darüber geben, ob die richtige Mistel oder Misteldosierung gewählt wurde. Vermutlich sagen diese Testergebnisse zwar etwas über die Auswirkung der Mistel auf bestimmte Immunparameter aus, aber weniger über ihre Wirksamkeit auf die Krebserkrankung. Aus diesem Grunde gibt es viele anthroposophisch-onkologisch tätige Kollegen, die solche Verfahren nicht einsetzen.

Arzneimittelporträt *Viscum album* (weißbeerige Mistel)

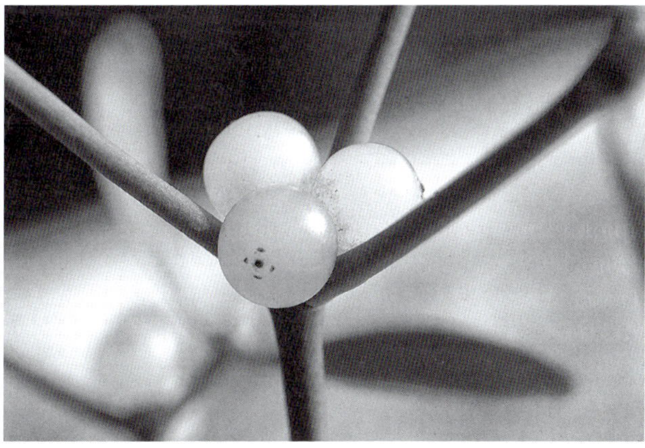

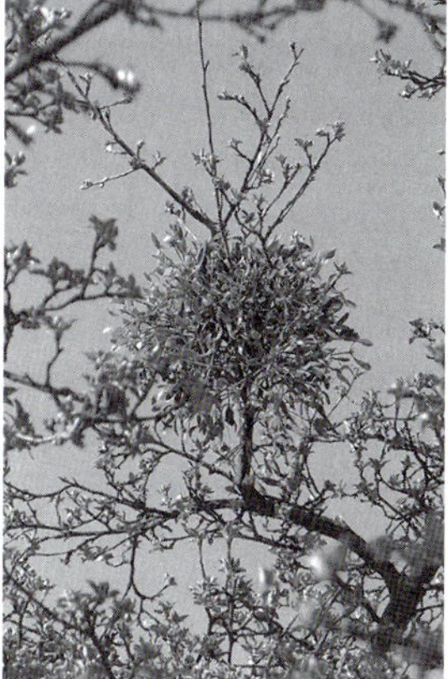

links: Viscum album mit Beeren, rechts: Viscum album mali (Apfelmistel). Fotos: Helixor Heilmittel GmbH, Rosenfeld

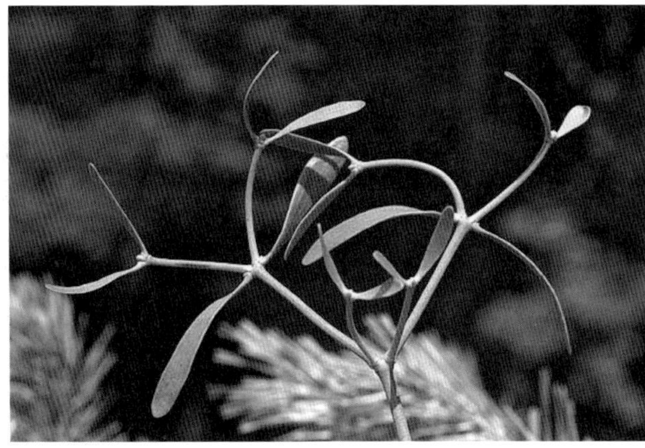

Viscum album pini (Kiefernmistel). Foto: Helixor Heilmittel GmbH, Rosenfeld

Botanisch handelt es sich bei Viscum album um eine wintergrüne Pflanze, die nur auf Holzgewächsen, d. h. – je nach botanischer Subspezies – auf Laubbäumen und -sträuchern, Kiefern oder Tannen wächst. Sie kann einen Durchmesser bis zu einem Meter erreichen und ist über weite Teile Europas verbreitet, findet aber ihre nördliche Grenze in Südskandinavien. Es gibt „männliche" und „weibliche" Pflanzen, sie ist also eingeschlechtlich zweihäusig. Ihre Blüten sind unscheinbar klein, die weißen Beerenfrüchte (der weiblichen Pflanze) springen dafür deutlich ins Auge.

Von den vielen botanischen Besonderheiten der Mistel seien hier vier besprochen.

- Viscum album ist ein Halbparasit, der auf Bäumen wächst. Er hat statt Wurzeln einen Senker, damit arbeitet er sich in die Rinde des Baums bis zum Kambium hinein und verbindet sich mit dessen Wasserleitgewebe. So kann er mithilfe des Senkers Wasser und darin gelöste Nährstoffe ansaugen.
- Bei der Betrachtung der Blätter fällt auf, dass diese immer gleich sind, auch gibt es keinen Unterschied zwischen der Ober- und Unterseite des Blattes. Viele Pflanzen und Bäume zeigen eine gewisse Blattmetamorphose: Die Keimblätter sind meist undifferenziert, die späteren weisen eine ausdifferenzierte Form auf. Die Mistelblätter sehen aus wie Keimblätter und bleiben von der Gestalt her gleich, nehmen nur an Größe zu. Es findet also keine Blattmetamorphose oder -entwicklung statt. Im Herbst fallen die Blätter nicht ab, sondern erst nach anderthalb bis zwei Jahren (bei Nadelbaummisteln können die Blätter bis zu vier Jahren am Busch bleiben) und auch ohne sich vorher zu verfärben. Das Wachstum der Mistelpflanze bedeutet Größerwerden statt einer Metamorphose der Gestalt. Diese Gestalt ist aber in ihrer Art sehr differenziert, da das Blühen die jeweilige Achse beendet und zwei Seitenäste entstehen. Die „seelische Berührung" durch das Blühen prägt die Gestalt jedes Jahr neu. So entsteht ein geometrisch komplexes Gebilde, was typisch ist für viele Giftpflanzen wie z. B. die Belladonna.
- Im Idealfall ist die Mistel kugelrund, oft hängt sie doch ein wenig in die Schwere. Ihr Zentrum ist die Verbindung mit dem Baum. Die runde Gestalt bedeutet, dass es kein Oben und Unten gibt. Ihre Raumorientierung richtet sich nicht nach den irdischen Verhältnissen. Die meisten Pflanzen wachsen nach oben und „wurzeln" nach unten, sie strecken sich aus zwischen Himmel und Erde, sie orientieren sich an den Kräfteverhältnissen der Erde. Nicht so die Mistel, sie richtet ihre Gestalt nicht nach irdischen Raumverhältnissen aus. Auch die Zeitgestalt entspricht nicht den irdischen Jahreszeitenverhältnissen, sie blüht im frühen Frühjahr und fruchtet im folgenden Winter.
- Sehr „eigen-artig" ist die Fortpflanzung der Mistel. Die Bestäubung der weiblichen Pflanzen mit den Pollen der männlichen Blüten geschieht durch Insekten. Dann wachsen die typischen weißen, durchsichtigen Beeren, die in ihrer Mitte eine Art Kern haben. Dieser ist aber kein „echter" Kern oder Samen, sondern besteht aus grünem Nährgewebe, in das

ein bis zwei kleine Keimlinge (Embryonen genannt) eingebettet sind. Er ist immergrün, d. h. es findet dauernd Photosynthese statt (die durchsichtige Beere ermöglicht, dass Licht eindringt) und er ist sofort keimfähig. Dafür muss die Beere aber erst von einem Vogel (meist Drosseln) gefressen oder geöffnet werden, sodass der Mistelkeim aus dem „Gefängnis" der Fruchthülle befreit wird und dann auf einem Ast ausgeschieden wird und haften bleibt (geht auch von Menschenhand). Essenziell ist, dass der Samen nicht, wie bei fast allen anderen Pflanzen, einen Stoffwechselnullpunkt erreicht, in dem er jahrelang ruhen kann, sondern lebendig bleibt und im gleichen Jahr keimen muss.

Rudolf Steiner weist eindringlich darauf hin, dass es ein Fehler ist, die Bestäubung bei Pflanzen Befruchtung zu nennen (Steiner 1993, 120). Die Bestäubung ist anzusehen wie die weitere Vorbereitung des männlichen Samens. Die eigentliche Befruchtung findet erst statt, wenn dieser Samen auf die „Mutter-Erde" fällt. Die Erde ist das Weiblich-Mütterliche, sie ist von dem weisheitsvollen Lebensäther durchdrungen und bereit, die kosmisch geprägte Samensubstanz aufzunehmen, sodass eine neue Pflanze keimen kann. Bei der Mistel geht die Samenreifung nicht durch einen Nullpunkt hindurch und es findet keine Befruchtung der mineralischen Erde, sondern eines lebendigen Baums statt. Es ist wie eine Fortsetzung der Mistel an einem anderen Ort.

So lässt sich von der Mistel sagen, dass ihr Reich nicht von dieser Welt ist, sondern von einem vergangenen Erdenzustand zeugt (Steiner 1994, 73) (in dem Buch „Geheimwissenschaft im Umriss" beschreibt Rudolf Steiner die verschiedenen Stadien der Erdenentwicklung, hier ist die sogenannte Mondenphase gemeint, in der das Mineralische noch nicht vorhanden war (Steiner 1989, 192)). In ihrer Tätigkeit orientiert sie sich nicht an der vorhandenen Gegebenheit von Raum und Zeit, ebenso wenig wie das bei Krebs der Fall ist. Auch die geringe Differenzierung ist eine Gemeinsamkeit zwischen Krebszellen und Mistel. Das Verhältnis Mistel-Wirtsbaum erinnert an die „erzwungene Neoangiogenese" bei der Krebsentwicklung. Und schließlich ist die Metastasierung des Krebses mit der (unechten) Fortpflanzung ohne Mutter zu vergleichen.

Die Mistel ist in dieser Hinsicht nach dem Simileprinzip als Heilmittel bei Krebs zu verstehen, indem sie den Körper durch einen krebsähnlichen Prozess sensibilisiert. Als weiteres Wirkungsprinzip ist aber auch die Gegenwirkung gegen die Krebstendenz zu beachten: „Ich sehe heute in der Mistel das, was nicht reine Erdenbildung hat werden können; es muss auf der fremden Pflanze aufsitzen, weil das Mineralreich am letzten in der Erdenentwicklung entstanden ist." (Steiner 1994, 199)

Bei der Mistel ist auch die Art der Fortpflanzung ein Ausdruck des „Nicht-irdisch-Werdens", weil Samen und Embryonen nicht durch einen fast leblosen, fast mineralischen Zustand hindurchgehen und sofort auskeimen, wenn sie durch einen Vogel auf einem Ast angekommen sind.

„Der Mensch wird zu stark Erde, indem er die Krebsbildung in sich hat; er bildet zu stark die Erdkräfte in sich aus. Diesen übertriebenen Erdkräften muss man diejenigen Kräfte entgegensetzen, die einem Zustand der Erde entsprechen, wo das Mineralreich und die heutige Erde noch nicht waren. Deshalb arbeiten wir auf dem Boden der anthroposophischen Forschung das Karzinommittel aus in einem bestimmten Viscumpräparat." (Steiner 1994, 199–200)

Durch das Mischverfahren, welches für die anthroposophischen Mistelpräparate typisch ist, bei dem Sommer- und Wintersaft gemischt werden, wird die noch vorhandene zeitliche Orientierung, die die Mistel hat, überwunden, man kann vielleicht sagen, dass sie dadurch noch „misteliger" wird. Das sogenannte Mistelmischverfahren ist ein komplizierter Vorgang, den R. Steiner in einer Besprechung mit Ärzten so beschrieb: „Erst bringen wir die Mistelsäfte in eine vertikale Bewegung und diese lassen wir durchsetzen von einer rotierenden Bewegung. Es handelt sich darum, dass man erreicht, dass der Mistelsaft tropft und im Tropfen durchkreist wird, sich verbindet in Horizontalkreisen wieder mit Mistelsaft, sodass bis in die kleinsten Kreise hinein eine besondere Struktur hervorgerufen wird. Das ist eigentlich erst das Heilende des Viscums, was da entsteht. Gewiß, es ist schon an sich ein wirksames Heilmittel; aber das unbedingt spezifische Mittel [gegen Krebs] entsteht erst auf diese komplizierte Art." (Steiner 2011d, 295)

Die wichtigsten Mistelinhaltsstoffe[1]

Die Mistelgifte (Mistellektine und Viscotoxine): Rudolf Steiner hat mehrfach in Vorträgen auf die Bedeutung der Giftwirkung der Mistel hingewiesen, die auch im Baldur-Mythos ihren Ausdruck findet. Die zwei verschiedenen Mistelgifte – Lektine und Viscotoxine – weisen wiederum mehrere polare Eigenschaften auf: Mistellektine zeigen ihre höchste Konzentration im Mistelsenker und in den zentralen verholzten Mistelteilen, während sie zur Peripherie hin stetig abnehmen; nur die Mistelbeeren haben wieder einen höheren Lektingehalt. Viscotoxine sind dagegen vor allem in den peripheren jungen Blättern lokalisiert und nehmen zum Zentrum hin stetig ab. Im Jahreslauf liegt das Maximum des Viscotoxingehalts im Sommer, das der Mistellektine um die Winterzeit. Der toxische Effekt der Viscotoxine greift peripher an der Zellmembran an und führt in wenigen Minuten bis Stunden zur Zellnekrose. Mistellektine haben dagegen einen zentralen Angriffspunkt, in dem sie in einem längeren Zeitraum von zwei bis vier Tagen die Apoptose, d.h. den natürlichen Zelltod induzieren. Ähnliche Lektine wie die Mistellektine finden sich auch in anderen Pflanzen, während die Viscotoxine in Struktur und Funktion eine Analogie zum Kobratoxin, also zu einem tierischen Gift, zeigen. Als stark basische Stoffe gehen sie erst bei saurem pH, z.B. bei einer Milchsäuregärung, vermehrt in Lösung, sodass fermentierte Mistelpräparate viscotoxinreich, nicht fermentierte dagegen viscotoxinarm und lektinreicher sind.

Oligo- und Polysaccharide: Diese Schleimstoffe der Mistel sind in den Beeren (vor allem Arabinogalactane), aber auch in Blättern und Stängel (vor allem Galacturonane) enthalten. Ähnliche Substanzen finden sich in Pilzen und Flechten, Arabinogalactane sind auch als Wirkstoffe in Echinacea bekannt. Sie sind nicht toxisch, zeigen aber immunstimulierende Wirkungen.

Leimsubstanz: Mistelleim (Viscin) vermittelt die Verbindung der Mistel zum Wirtsbaum: Mit seiner Hilfe haftet der Mistelkeim an der Rinde des Baums. Die Leimsubstanz enthält Triternenoide (Betulin- und Oleanolsäure), die ähnlich wie die Mistellektine Apoptose induzieren, aber auch die Neoangiogenese hemmen und die Zelldifferenzierung induzieren.

Flavonoide, Phenylpropanoide: Diese im Pfanzenreich ubiquitären sekundären Pflanzenstoffe sind wahrscheinlich für die DNA-protektiven, antioxidativen und entzündungshemmenden Wirkungen von Mistelextrakten verantwortlich.

2.4 Praxis der Misteltherapie

Wenn mit einer Misteltherapie begonnen wird, muss ärztlicherseits entschieden werden, welcher Wirtsbaum, welcher Hersteller, welche Mistelstärke und Dosierung und schließlich welcher Verabreichungsweg gewählt wird.

Jahrzehntelang war es üblich, die Behandlung mit einer niedrigen Dosierung zu beginnen und diese dann langsam zu steigern, bis eine geringe oder moderate lokale Entzündungsreaktion an der Einstichstelle (Rötung, Schwellung und Induration) und/oder ein Temperaturanstieg entsteht, um dann bei der so erreichten Stärke zu bleiben.

Aufgrund neuerer Mistelstudien (Penter et al. 2002, Orange et al. 2009)· insbesondere zur Onko-Immunologie, gibt es zunehmend Hinweise, dass es von Vorteil ist, die ersten Mistelinjektionen möglichst hochdosiert zu geben. Hierbei können dann aber gegebenenfalls starke lokale Reaktionen mit schmerzhafter Rötung (bis 25 cm) und über mehrere Tage erhöhte Temperatur oder auch Fieber auftreten. Solche Reaktionen sind nach guter Aufklärung in der Regel in der Klinik gut zu begleiten, in der Praxis empfiehlt es

1 Mit Dank an D. Schlodder, Rosenfeld.

sich, etwas weniger heftig anzufangen. Dies spricht also gegen die oft auf dem Beipackzettel empfohlene niedrige Anfangsdosis und langsame Steigerung.

Die Injektionshäufigkeit ist in der Regel zwei- bis dreimal wöchentlich.

2.4.1 Wirtsbaumwahl

Nach welchem Gesichtspunkt sollen wir entscheiden, welcher der vielen zur Verfügung stehenden Wirtsbäume für eine bestimmte Patientin am besten gewählt wird? Hierzu gibt es mehrere gleichwertige Entscheidungsmodelle.

In den Beipackzetteln der Präparate wird eine gut handhabbare, manchmal aber etwas schematische Einteilung benutzt, bei der der Mistel einzelner Wirtsbäume die jeweiligen Krebsarten zugeordnet werden, so z.B. der Apfelbaum bei Brustkrebs, Eiche oder Pappel bei Prostatakrebs, Tanne bei Tumoren des Verdauungstrakts etc.

Ein anderes Entscheidungsmodell bezieht sich auf typologische Zusammenhänge zwischen den Wirtsbäumen und den Patienten, wie dies in ähnlicher Weise aus der Homöopathie bekannt ist und u.a. von Johannes Wilkens ausgearbeitet wurde (Wilkens 2006). So wird z.B. der typische Lindentypus als ein Mensch beschrieben, der eher weich und sanft ist, sich soziale Konflikte stark zu Herzen nimmt, zu Depressionen und vermehrtem Weinen neigt und ein mütterliches Gemüt hat. Eine solche Patientin bekommt dann Mistel von der Linde, unabhängig davon, welches Organ betroffen ist. Für die anderen Bäume gibt es entsprechende typologische Beschreibungen.

Auch kann die Analyse der Inhaltsstoffe entscheidend bei der Wahl des Wirtsbaums sein, so haben z.B. Laubbäume mehr Lektine als Nadelbäume und können deshalb stärkere Immunreaktionen hervorrufen. Dies kann für die Wirtsbaumwahl bei primär hochdosierter oder auch intraläsionaler Therapie entscheidend sein.

Nach welchem Modell über die Wahl des Wirtsbaums entschieden wird, wird unterschiedlich gehandhabt. Wichtig zu wissen ist, dass es diese Verschiedenheit gibt und an welchem Modell man sich orientiert.

Ob tatsächlich die Wirkung einer Misteltherapie so entschieden von der Wahl des Wirtsbaums abhängt, dass sie eine so große Auswahl rechtfertigt, ist zurzeit noch nicht eindeutig belegt. Bei *abnobaVISCUM* gibt es Präparate von neun verschiedenen Wirtsbäumen, bei *Iscucin* der Firma WALA acht, bei *Iscador* der Firma Weleda vier, bei *Helixor* drei. Gemeinsam bieten sie eine Auswahl von 13 Wirtsbäumen an.

abnobaVISCUM	*Helixor*	*Iscador*	*Iscucin*
Abietis (Tanne)	A (Abietis - Tanne)	M (Mali - Apfelbaum)	Abietis (Tanne)
Aceris (Ahorn)	M (Mali - Apfelbaum)	P (Pini - Kiefer)	Crataegi (Weißdorn)
Amygdali (Mandel)	P (Pini - Kiefer)	Q (Quercus - Eiche)	Mali (Apfelbaum)
Betulae (Birke)		U (Ulmi - Ulme)	Pini (Kiefer)
Crataegi (Weißdorn)			Populi (Pappel)
Fraxini (Esche)			Quercus (Eiche)
Mali (Apfelbaum)			Salicis (Weide)
Pini (Kiefer)			Tiliae (Linde)
Quercus (Eiche)			

Tabelle 4: Wirtsbaumauswahl bei den vier anthroposophischen Mistelpräparaten

2.4.2 Wahl des Herstellers

Die vier Hersteller anthroposophischer Mistelpräparate (*Abnoba, Helixor*, WALA-*Iscucin*, Weleda-*Iscador*) haben gemein, dass das Präparat aus einer Mischung von Sommer- und Wintersaft hergestellt wird.

Sie unterscheiden sich u. a. in:

- den Bestandteilen der Mistelpflanze, die geerntet werden,
- dem Zeitpunkten der Ernte,
- der Extraktionsmethode,
- dem Mischverfahren.

Ob diese Unterschiede wesentlich oder nebensächlich in Bezug auf die Wirkung sind, ist zurzeit noch eine offene Frage und wird unterschiedlich gehandhabt.

Präparat	*abnobaVISCUM*	*Helixor*	*Iscador*	*Iscucin*
Pflanzenteile	Terminales Internodium (einjährige Triebe, Blätter, Blüten, reife Beeren)	2,5 terminales Internodium (ein- bis zweijährige Triebe, Blätter, Blüten, reife Beeren)	2,5 terminales Internodium (ein- bis zweijährige Triebe, Blätter, Blüten, reife Beeren)	Junge und alte Triebe, Blätter, Beeren sowie Senker und Holz des Wirtes (außer bei der Eiche)
Erntezeitpunkt	Sommer Winter	Weihnachten Blütezeit Johanni Michaeli	Weihnachten Johanni	Weihnachten Johanni
Fermentation	Nein	Nein	Ja	Nein
Verarbeitung	Tiefgefrieren (-190 °C) Saftgewinnung	Waschen, zerkleinern, einfrieren (-18 bis -30 °C)	Walzenstuhl, Fermentation	Vakuumtrocknung
Mischung Sommer- und Winterextrakt	Hochgeschwindigkeitsscheibe	Strömungs-Wirbelverfahren in vergoldetem Mischgefäß (HEL-Wirbelverfahren)	Hochgeschwindigkeitsscheibe	Verwirbelung in versilberten und vergoldeten Gefäßen (nach Köller-Verfahren)

Tabelle 5: Einige Unterschiede der pharmazeutischen Verarbeitung bei den vier anthroposophischen Mistelpräparaten (modifiziert nach Rippe 2010, 265)

2.4.3 Stärke des Mistelpräparates

Bei der Entscheidung über die Stärke des Mistelpräparates muss zwischen einer adjuvanten Behandlung und einer palliativen im fortgeschrittenen Stadium unterschieden werden. Auch spielt es eine Rolle, ob es sich um eine starke, stabile Patientin handelt oder um eine sehr geschwächte, dünnhäutige und empfindliche Frau. Die Misteltherapie bedeutet eine starke Anforderung an den Organismus, sie fordert eine Auseinandersetzung. Dies kann am Anfang vorübergehend zu Temperaturerhöhung oder Fieber führen oder auch zu grippeähnlichen Symptomen und Müdigkeit. Darauf muss die Patientin vorbereitet sein und in einer Verfassung, das ertragen zu können.

Bei einer therapeutisch-adjuvanten Behandlung hat es Sinn, die Startdosierung sowie die Erhaltungsdosis möglichst hoch zu wählen (im ambulanten Bereich beginnen mit z.B. *AbnobaVISCUM* 0,2 oder auch 2 mg; bei *Iscador* 1 mg ; bei *Helixor* 1 mg; bei *Iscucin* Stärke F oder G).

Wenn die Patientin deutlich geschwächt oder in einem fortgeschrittenen, metastasierten Zustand ist und das Ziel *nicht* die möglichst starke immunologische Reaktion ist, sondern eine Stärkung des Allgemeinbefindens, eine Anregung des Wärmeorganismus oder auch eine Stabilisierung der seelischen Verfassung, dann kann mit etwas niedrigeren Dosen angefangen werden, obwohl auch hier eine starke Anfangsreaktion stärken kann.

Es gibt die Möglichkeit, die Erhaltungstherapie in Form einer rhythmischen Wiederholung ansteigender Dosen mithilfe von Serien *(Helixor, Iscador)* oder Potenzreihen *(Iscucin)* durchzuführen. Manche erfahrenen Kollegen betonen die Bedeutung der Dosisvariation mittels der Seriengabe zur besseren Erhaltung der Patientenreaktion bzw. zur Vermeidung von Gewöhnungseffekten, andere meinen, dass sich der Vorteil dieser wechselnden Dosierungen in der Praxis nicht bestätigt. In diesem Fall wird nur eine Stärke gegeben oder gegebenenfalls bei weiterer Differenzierung zwei Stärken im Wechsel. Wenn nach einiger Zeit (Wochen oder Monate) die lokale Reaktion abnimmt, kann die Dosis um eine Stufe gesteigert werden.

2.4.4 Rhythmus und Dauer

Es empfiehlt sich, am Anfang dreimal wöchentlich zu spritzen. Wenn aber eine länger anhaltende lokale oder systemische Reaktion auftritt, sollte die nächste Gabe erst erfolgen, wenn die vorherige Reaktion deutlich im Abklingen ist.

Wie lange sollte eine Misteltherapie fortgesetzt werden? In der adjuvanten Therapie wird davon ausgegangen, dass ein Zeitraum von mindestens drei bis fünf Jahren notwendig ist, um dem Organismus eine Chance zu geben, sich so zu stärken, dass das Risiko eines Rezidivs oder einer Metastasierung möglichst klein ist. Manchmal sagen die Patientinnen selber, dass sie sich jetzt stark genug fühlen, um auf die Mistel zu verzichten, andere geben an, sie noch viel länger zu brauchen. Dies soll natürlich nicht allein entscheidend sein, aber kann ein guter Hinweis sein. Für manche Patientinnen ist es hilfreich, nach Absetzen noch z.B. zweimal im Jahr eine Kur über sechs Wochen weiter zu spritzen.

2.4.5 Mistel während der Chemotherapie?

Es gibt keine Gründe, während einer Chemotherapie oder auch Bestrahlung die Misteltherapie auszusetzen. Im Gegenteil, es gibt mehrere Studien (Piao et al. 2004), die nachweisen, dass eine Misteltherapie die Verträglichkeit einer Chemotherapie verbessert. Nur sollte beachtet werden, dass am Tag der Chemotherapie nicht eine so hohe Dosis gegeben wird, dass eine ausgedehnte lokale Reaktion oder auch Fieber ausgelöst werden. Es ist also gerade sehr zu empfehlen, schon vor Beginn einer Radiatio und Chemotherapie mit der Misteltherapie anzufangen.

2.4.6 Beginn der Misteltherapie

Obwohl zu oft von ärztlicher und/oder auch vonseiten des Patienten zeitlicher Druck bei der Durchführung der Diagnostik, Operation und adjuvanten Therapie gemacht wird, ist es klar, dass eine Operation zwei Wochen früher oder später keine Rolle spielt. Dagegen hat es einen positiven Einfluss auf den Verlauf, wenn präoperativ mit der Misteltherapie begonnen wird.

2.5 Besondere Applikationsformen der Mistel

Neben der gängigen Verabreichung als subkutane Injektion gibt es noch die intravenöse Infusion, die intrakavitäre (Pleura oder abdominal) und die intraläsionale Injektion.

2.5.1 Infusion

Wenn z.B. im Stadium der Metastasierung eine deutliche Verstärkung der Mistelwirksamkeit gewollt wird oder wenn insbesondere der Wärmehaushalt der Patientin intensiv angeregt werden soll, können regelmäßige Infusionen indiziert sein.

Aber auch wenn eine weitere Dosissteigerung bei der s.c.-Gabe durch zu ausgeprägte lokale Reaktionen begrenzt wird, kann dies durch Infusionen erreicht werden.

Verabreicht wird meist in einem wöchentlichen Rhythmus mit steigender Dosierung, bis die gewünschte Reaktion eintritt, das kann ein Temperaturanstieg bis hin zu Fieber sein (meistens nur bei *Iscador* aufgrund der Fermentation) oder eine deutliche Besserung der Vitalität oder des Befindens.

Praxis: 250 ml phys. Kochsalzlösung mit ansteigend 1, 2, 4, 6, 8, 10 Ampullen eines hochdosierten Mistelpräparates (z.B. *Helixor* 100 mg oder *Abnoba* 20 mg oder *Iscador* 20 mg), dies soll über 1–3 Stunden verabreicht werden.

Kasuistik:

Frau R. hat seit vielen Jahren multiple Metastasen eines Mammakarzinoms und aktuell wieder zunehmende Erschöpfung, geringe Belastbarkeit und ansteigende Tumormarker. Eine erneute Chemotherapie reduziert zwar die Tumormarker, aber die Erschöpfung bleibt. Begleitend zu der Chemotherapie bekommt sie wöchentlich eine Infusion mit (langsam ansteigend) bis zu 800 mg Helixor P. *Sie berichtet, dass sie am Tag danach und dann vier bis fünf Tage anhaltend eindeutig mehr Energie zur Verfügung hat, was sowohl ihrer körperlichen wie seelischen Belastbarkeit und Lebensqualität sehr zugute kommt.*

2.5.2 Intrakavitäre Misteltherapie

Hierbei wird die Mistel in natürliche Körperhöhlen installiert, wie Pleura, Bauchraum, aber auch die Harnblase.

Bei Pleurakarzinosen mit Ergussbildung kann eine hochdosierte Mistelapplikation im Anschluss an eine Punktion eine Pleurodese bewirken und so die schnelle Wiederentstehung des Ergusses verhindern. Zur besseren Verteilung des Arzneimittels ist es ratsam, dieses verdünnt in 10 bis 20 ml steriler Kochsalzlösung zu verabreichen.

Bei Peritonealkarzinose mit Aszitesbildung empfiehlt es sich, das Mistelpräparat bei der Installation in den Bauchraum zu kombinieren mit:

- *Taraxacum Stanno cultum Rh D3* Ampullen (Weleda).

Bei der intraperitonealen Verabreichung ist zu bedenken, dass Adhäsionen entstehen können, die weitere Aszitespunktionen erschweren.

2.5.3 Intraläsionale Misteltherapie

Noch im experimentellen Stadium, aber trotzdem schon mit eindrucksvollen Einzelfallberichten dokumentiert (Orange et al. 2009), ist die intraläsionale Mistelinjektion. Ziel ist, die pathologische Immuntoleranz, die im Organismus dem Karzinom gegenüber existiert, aufzuheben und eine gezielte tumorspezifische Immunantwort hervorzurufen. Dazu wird das Mistelpräparat hoch dosiert in den Tumor hineininjiziert. Dies erzeugt Tumorzellapoptose und zum Teil -nekrose sowie ausgeprägte Entzündungsreaktionen mit Fieber, starker lokaler Rötung und Schwellung, die mehrere Tage anhalten können. Hierdurch werden tumorspezifische Antigene freigesetzt, die zu einer Aktivierung immunkompetenter Zellen und so zu einer tumorspezifischen Immunreaktion führen (Debus 2009a).

In einzelnen Zentren wird dieses Verfahren auch bei solchen Tumoren durchgeführt, die nur endoskopisch erreichbar sind, wie Pankreaskopfkarzinom und Bronchialtumoren.

Bei einem Mammakarzinom bedeutet dies, dass nach der Stanzbiopsie und histologischen Diagnosesicherung der Tumor zunächst nicht operiert, sondern belassen und zur intratumoralen Injektion „genutzt" wird. Dies widerspricht natürlich der gängigen Lehrmeinung, dass der Primärtumor so schnell wie möglich entfernt (oder primärsystemisch chemotherapeutisch behandelt) werden muss. Eine Studie unter dem Titel „Tumor dormancy and surgery-driven interruption of dormancy in breast cancer: learning from failures" (Demicheli et al. 2007) scheint dieses Dogma etwas zu relativieren und bringt Hinweise, die dafür sprechen, dass die operative Entfernung eines Tumors die Umgebung möglicher Mikrometastasen zur Neoangiogenese und damit zum Wachstum der Metastasen anregt. Dies wäre neben der gezielten Anregung einer tumorspezifischen Immunreaktion durch die Mistel ein zweiter Grund, den Primärtumor nicht direkt zu operieren.

Die Reaktion auf eine intraläsionale Mistelinjektion kann wesentlich heftiger sein als auf die übliche subkutane Gabe. Die Brust kann als Ganzes rasch anschwellen, rot und warm werden, manchmal ist dies auch mit Schmerzen verbunden. Außerdem tritt meistens Fieber auf, das zwei bis drei Tage anhalten und bis 39 bis 40 °C ansteigen kann. Dies ist ausgesprochen erwünscht und soll nicht medikamentös gesenkt werden. Die Häufigkeit solcher Injektionen hängt davon ab, wann die lokale Reaktion deutlich rückgängig geworden ist, sie kann meistens alle ein bis zwei Wochen wiederholt werden. Bei weiteren Injektionen nimmt die Reaktion in der Regel etwas ab.

Die meisten Erfahrungen mit der intraläsionalen Behandlung wurden mit *abnoba-VISCUM Fraxini* 20 mg gemacht. Eine erste Injektion kann auch mit 2 mg gegeben werden, später kann bis 60 mg oder höher gesteigert werden.

Parallel zur intraläsionalen lokalen Verabreichung wird die systemische subkutane Behandlung begonnen. Empfohlen wird, dass die ersten Injektionen intraläsional erfolgen, bevor eine systemische Therapie begonnen wird.

Nach einigen intraläsionalen Injektionen sollte in der Regel operiert werden. Versucht wird damit, zumindest die pathologische Immuntoleranz, die auch den wahrscheinlich vorhandenen Mikrometastasen gegenüber besteht, zu durchbrechen und eine tumorspezifische Immunreaktion zu erzeugen, was für den weiteren Verlauf von Bedeutung ist. Vermutlich sind die oben beschriebenen postulierten negativen Folgen der Operation dann weniger gravierend.

Es sind auch Verläufe beschrieben worden, bei denen komplett auf die Operation verzichtet werden konnte, da es unter der Therapie zu einer partiellen oder kompletten Remission kam (Orange et al. 2009).

Statistische Auswertungen dieser Behandlungsmethoden liegen noch nicht vor.

Da es sich hier um ein Off-Label-Use der Mistel handelt und da außerdem die gängige Therapie die rasche Operation (oder primärsystemische Chemotherapie) vorsieht, ist eine sorgfältige Aufklärung und auch Vorbereitung auf die direkten Folgen (lokale und Fieberreaktion) der Behandlung notwendig, welches am besten auch schriftlich geschieht (siehe Beispiel einer Einverständniserklärung im Anhang Seite 237).

Kasuistik:

Frau K. hat einige Jahren nach der operativen Entfernung eines Mammakarzinoms links einen Tumor in der rechten Brust entwickelt, welcher histologisch als Zweitkarzinom diagnostiziert wurde. Außerdem wurde im CT eine 3 cm große Lungenmetastase festgestellt. Das rechtsseitige Karzinom wurde nicht operiert, sondern zwei Jahre lang regelmäßig mit abnobaVISCUM Fraxini *intraläsional behandelt. Zuerst entstanden ausgeprägte lokale und Fieberreaktionen, später nahmen sie ab. Im Laufe dieser Zeitspanne reduzierte sich die Lungenmetastase auf 2 cm und der Brusttumor behielt seine Größe von ca. 1 cm. Leider entwickelten sich einige Jahre später mehrere Knochenmetastasen.*

3. Weitere Therapien in der Krebsbehandlung

3.1 Weitere medikamentöse Therapien

Neben der Mistel als „Basistherapie" bietet die Anthroposophische Medizin verschiedene Möglichkeiten zur Behandlung krebsassoziierter Beschwerden oder zur Unterstützung des Allgemeinzustandes (Debus 2009b).

3.1.1 Leber

Das zentrale Organ des Stoffwechsels zur Individualisierung der Körpersubstanz und auch zur Abgrenzung ist die Leber. Insbesondere wenn auch eine Chemotherapie und Radiatio durchgeführt werden, ist eine Unterstützung der Leberfunktion angebracht. Hierfür eignen sich:

- *Hepatodoron* Tabletten (Weleda) — 3 x täglich 1 Tabl.
  Enthält:
  - Fragaria vesca (Walderdbeere, Blätter)
  - Vitis vinifera (Weintraube, Blätter)

oder:

- *Vitis comp.* Tabletten (Weleda) — 3 x täglich 1 Tabl.

  Enthält:
  - Calcarea formicica D2 (Calcium und Ameisensäure)
  - Fragaria vesca (Walderdbeere, Blatt)
  - Stibium metallicum praeparatum D5 (Antimon)
  - Vitis vinifera (Weintraube, Blatt)

Die Einnahme wird in der adjuvanten Situation für zumindest drei Monate empfohlen. Im metastasierten Stadium ist eine länger dauernde Verabreichung begleitend zur Misteltherapie sinnvoll.

3.1.2 Fatigue

Das sogenannte Cancer Related Fatigue (CRF) ist ein häufig auftretendes Symptom, das die Lebensqualität erheblich einschränkt (Kröz et al. 2009). Insbesondere tritt es während der adjuvanten Chemotherapie, aber auch im palliativen Stadium auf, kann aber auch über viele Jahre chronifizieren. Leider wird es viel zu wenig beachtet und behandelt. Es umfasst u.a. Schlafstörungen (meist unerholsamer Schlaf), Angst, Müdigkeit und Erschöpfung, Konzentrationsstörungen, Depressionen. Ausgehend von den Wesensgliedern ist dies sowohl auf eine erschöpfte ätherische Organisation zurückzuführen als auch auf ein zu geringes Ergreifen der unteren Wesensglieder durch Astralleib und Ich.

Therapeutisch ist neben der schon deutlich wirksamen Misteltherapie, Heileurythmie und Kunsttherapie Folgendes zu empfehlen:

- *Levico comp.* Ampullen oder Globuli velati (WALA) — Inj. 3 x wöchentlich 1 Amp. s.c. oder Glb. 2 x täglich 10 Glb.

  Enthält:
  - Levico-„stark“-Wasser D2
  - Hypericum perforatum D2 (Johanneskraut, blühende Pflanze ohne Wurzel)
  - Prunus spinosa cum ferro D3 (bei Glb. D2) (Schlehdorn)

- *Stibium metallicum praeparatum D6* 10 ml Ampullen oder Trituration (Weleda) — Inj. 1–2 x wöchentlich 1 Amp. i.v. oder Trit. 2 x 1 Msp.

- *Aurum/Apis regina comp.* Ampullen oder Globuli velati (WALA) — Inj. 3 x wöchentlich 1 Amp. s.c. oder Glb. 2 x täglich 10 Glb.

  Enthält:
  - Acidum phosphoricum D4 (Ortho-Phosphorsäure)
  - Apis regina D5 (Zelle der Bienenkönigin)
  - Aurum chloratum D6 (Tetrachloridogoldsäure)
  - Avena sativum D2 (Hafer, Stängel, Blatt, Fruchtähre, Auszug mit Zucker)
  - Hypericum perforatum D2 (Johanniskraut, blühende Pflanze)
  - Strychnos ignatii e semine D4 (Ignatiusbohne, Samen)

- *Amnion Gl* Ampullen (WALA) — 3 x wöchentlich 1 Amp. s.c.

- *Helleborus niger e planta tota* D6 oder D12 Ampullen (WALA) — 2–3 x wöchentlich 1 Amp. s. c.

3.1.3 Depressive Störungen

Wenn depressive Phasen im Vordergrund stehen, kann neben einer Kunsttherapie und psychoonkologischen Begleitung behandelt werden mit:

- *Hypericum Auro cultum Rh D3* Dilution (Weleda) — 3 x täglich 15 Trpf.
- *Aurum/Apis regina comp.* Ampullen oder Globuli velati (WALA) — Inj. 3 x wöchentlich 1 Amp. s.c. oder 2 x täglich 10 Glb.

  Enthält:
  - Acidum phosphoricum D4 (Ortho-Phosphorsäure)
  - Apis regina D5 (Zelle der Bienenkönigin)
  - Aurum chloratum D6 (Tetrachloridogoldsäure)
  - Avena sativum D2 (Hafer, Stängel, Blatt, Fruchtähre, Auszug mit Zucker)
  - Hypericum perforatum D2 (Johanniskraut, blühende Pflanze)
  - Strychnos ignatii e semine D4 (Ignatiusbohne, Samen)
- *Solum Globuli velati* (WALA) — 3 x täglich 8 Glb.

3.1.4 Schlafstörungen

Zu unterscheiden sind Einschlafstörungen, Durchschlafstörungen sowie oberflächlicher unruhiger Schlaf, der nicht erholsam ist. Im Zusammenhang mit Krebserkrankungen kommen Schlafrhythmusstörungen gehäuft vor. Als generelle Empfehlung dabei gilt der tägliche Spaziergang von ca. 30 min.

Medikamentös bei Einschlafstörungen:

- *Avena comp.* Globuli velati (WALA) — abends 10 Glb.

Bei Unruhe und Durchschlafstörungen:

- *Bryophyllum 50 %* Trituration (Weleda)
- *Conchae 50 %* Trituration (Weleda)

mischen, von der Mischung 2–3 x täglich 1 Msp.

Bei ängstlichem, unruhigem Schlaf:

- *Hyoscyamus/Valeriana* Dilution (Weleda) — 2 x täglich 15 Trpf.

Basismittel bei Schlafstörungen und Lebensrhythmusstörungen:

- *Cardiodoron* Dilution (Weleda) 2 x täglich 20 Trpf., oder auch nur abends 20 Trpf.

  Enthält:
  - Hyoscyamus niger (Bilsenkraut, Kraut)
  - Onopordum acanthium (Eseldistel, Blüte)
  - Primula veris (Schlüsselblume, Blüte)

- *Aurum/Lavandula comp.* Creme (Weleda). abendliche Einreibung der Herzgegend

  Enthält:
  - Aurum metallicum praeparatum D4 (Gold)
  - Lavandulae aetheroleum (Lavendelöl)
  - Aetheroleum extractum e floribus recentibus Rosae damascenae et centifoliae (Rosenöl)

3.1.5 Klimakterische Beschwerden

Wenn das Klimakterium nach einer Chemotherapie oder unter antihormoneller Therapie verfrüht einsetzt und Beschwerden verursacht, sind neben den generellen Empfehlungen wie spazieren gehen und Heileurythmie folgende Mittel zu empfehlen:

Bei Hitzewallungen und Herzrhythmusstörungen:

- *Cimicifuga comp.* Dilution (Weleda) 3 x täglich 15 Trpf.

  (Zusammensetzung: siehe Arzneimittelporträt auf Seite 106)

Cimicifuga comp. hat keine phytoöstrogene Nebenwirkungen, da das Cimicifuga in der D5-Potenz enthalten ist.

Wenn Unruhe, Stimmungsschwankungen und Schlafstörungen im Vordergrund stehen:

- *Aurum/Hyoscyamus comp.* Dilution (Weleda) 3 x täglich 15 Trpf.

  Enthält:
  - Aurum metallicum praeparatum D10 (Gold)
  - Hyoscyamus niger D5 (Bilsenkraut, ganze blühende Pflanze)
  - Stibium metallicum praeparatum D6 (Antimon)

3.1.6 Knochenmetastasen

Wenn ossäre Metastasen auftreten, in Kombination mit dem Mistelpräparat:

- *Cerrusit* D8 Ampullen (Bleicarbonat, Weleda) 3 x wöchentlich 1 Amp. s. c. in den Oberschenkel, gegebenenfalls kombiniert mit:

- *Agaricus comp./Phosphorus* Dilution (Weleda) täglich morgens 15 Trpf.
  (Zusammensetzung siehe Seite 110)

Bei Schmerzen Einreibung mit:

- *Solum Öl* (WALA)
  Enhält:
  - Aesculus hippocastanum (Rosskastanie, Samen ohne Schale)
  - Equisetum arvense (Schachtelhalm, Kraut)
  - Lavandulae aetheroleum (Lavendelöl)
  - Solum uliginosum (Moorextrakt)

3.1.7 Lungenmetastasen

In Kombination mit dem Mistelpräparat:

- *Pulmo/Vivianit comp.* Ampullen (WALA) 3 x wöchentlich 1 Amp. s. c.
  - Enthält:
  - Bryonia cretica D5 (Zaunrübe, Wurzel)
  - Pulmo bovis D16
  - Tartarus stibiatus D7 (Kaliumantimonyltartrat)
  - Vivianit D7 (nat. Eisenphosphat)

oder:

- *Pulmo/Mercurius* Ampullen (WALA) 3 x wöchentlich 1 Amp. s. c.
  Enthält:
  - Mercurius vivus D14 (Quecksilber)
  - Pulmo bovis D5

Mistel und Pulmo/Vivianit können auch inhalativ verabreicht werden.

Bei Dyspnoe und Hustenreiz:

- *Helleborus niger aquos.* D12 (oder D6) Ampullen (Helixor) inhalieren, zuerst 1 x täglich, später 2 x wöchentlich.

3.2 Konventionelle Therapien in der Krebsbehandlung

Die gängigen Therapien wie Operation, Chemotherapie, Antihormonbehandlung, Radiatio haben unbestritten ihren Stellenwert in der Krebsbehandlung.

Für die Patientenberatung muss natürlich zwischen der primären, der adjuvanten und der palliativen Therapie unterschieden werden.

3.2.1 Operation

Als primäre Therapie gilt in der gynäkologischen Onkologie in der Regel die Operation, manchmal mit einer vorausgehenden neoadjuvanten Behandlung mit Chemotherapie, Radiatio und/oder endokriner Therapie. Die operative Tumorentfernung ist als Therapie nicht immer unumstritten, wenn wir z.B. an die Ausführungen über die Aktivierung des Dormancy-Status der Mikrometastasen denken (Seite 189). Dazu kommt, dass eine Operation immer eine tiefe Verletzung des physischen Körpers ist, die von einzelnen Patientinnen vehement abgelehnt wird, aber meistens doch nicht zu umgehen ist. Viele Frauen wehren sich gegen eine Brustoperation, Hysterektomie, Adnektomie oder Konisation. Dies ist nachvollziehbar und teilweise auch berechtigt. Der Körper soll nicht unnötig operiert werden. Erkrankte Organe sollen eine Chance bekommen, wieder gesund zu werden. Aber was ist mit Organen, die in ihrer Gestalt und Struktur so erkrankt und deformiert sind oder bei denen man von einem schwer aufhaltbaren Progress ausgehen muss und das Organ nicht mehr „es selbst“ sein kann, sondern fremdbeschlagnahmt wurde? Ein solches Organ ist zum „Störenfried“ geworden. Wie schon im Kapitel IV.10 ausgearbeitet wurde, ist in solchen Situationen eine Operation auch als tatsächliche Therapie zu schätzen. Was passiert, wenn ein Organ wie Uterus, Ovar oder Brust entfernt wird? Ein Organ ist der physische Ausdruck einer geistigen Wirkung. Diese geistigen Kräftewirkungen können nicht wegoperiert werden, sie bleiben auch nach der operativen Entfernung eines Organs vorhanden. „Es kann unter Umständen sogar sein, dass durch die Anwesenheit eines erkrankten physischen Organs ein viel größeres Hindernis eintritt für die Fortdauer der geistigen Wirkungen als durch die Herausnahme des betreffenden Organs.“ (Steiner 1991, 70) Diese Aussage würde bedeuten, dass die Entfernung eines krebsbefallenen Organs unter Umständen die ursprüngliche, geistige Wirksamkeit dieses Organs wieder ermöglichen würde.

Manche Frauen empfinden es als Niederlage oder Kapitulation, wenn sie nicht mehr selber in der Lage sind, den Krankheitsprozess zu besiegen, sondern sich operieren lassen müssen. Ich versuche den zeitlichen Druck meistens sehr zu reduzieren, manche Frauen brauchen ihre Zeit, bis sie selber davon überzeugt sind, dass eine Operation hilfreich ist und auch wieder Kräfte freisetzen kann. Wenn es um die Mammaablatio oder Hysterektomie geht, kann es manchen Patientinnen helfen, darauf hinzuweisen, dass das entsprechende ätherische Organ nicht entfernt werden kann, dass also nach der Ablatio die ätherische Brust noch vorhanden ist.

Die operative Tumorentfernung kann aber trotzdem im eigentlichen Sinne nicht als vollständige Therapie angesehen werden. Wir müssen eingestehen, dass zwar der Tumor oder das krebserkrankte Organ entfernt werden kann, aber die Krankheit, die zu dem Tumorwachstum führte, die Umstände, die Immuntoleranz, die es „erlaubt“ hat, dass ein maligner Tumor über viele Jahre unentdeckt wachsen und sich verbreiten konnte, diese Krankheit wird durch die Operation nicht beseitigt. Wenn wir den Tumor als Symptom der Krankheit ansehen, wäre die Operation eine Symptombehandlung. Trotzdem ist eine solche Behandlung oft unumgänglich.

Maßnahmen wie Chemotherapie, Bestrahlung und Antihormonbehandlung haben ebenso wenig eine wirklich therapeutische Wirkung, sie heilen die Krebstendenz nicht, aber können in manchen Situationen die Metastasierung hemmen oder auch den Primärtumor reduzieren.

3.2.2 Chemotherapie

Das Prinzip der adjuvanten Behandlung ist die Statistik, darüber sollte die Patientin gut aufgeklärt werden. Auch sollte ihr vorgerechnet werden, wie groß der statistisch zu erwartende Benefit einer oder mehrerer adjuvanter Therapien in ihrem Fall in etwa ist. Bei vielen Stadien des Mammakarzinoms übersteigt dieser selten 15 bis 20 %. Im Rahmen der Förderung der autonomen Selbstbestimmung der Patientin muss sie eine gute Grundlage bekommen, sich selber ein Urteil über eine adjuvante Therapie zu bilden und eine Entscheidung zu treffen. Es schwächt die Autonomie, wenn Standardtherapien wie selbstverständlich verordnet werden, ohne diese in Frage zu stellen.

Für alle adjuvanten Therapieoptionen gilt, dass sie tief und zwingend in das Wesensgliedergefüge eingreifen. Dies kann manchmal wie eine Rettung aussehen, solange wir noch zu unfähig sind, einen wirklichen Heilungsvorgang kräftig und schnell genug auf andere Weise in Gang zu bringen. Leider sind wir in den allermeisten Fällen mit der Misteltherapie noch nicht weit genug, dass wir die Erwartung, die Rudolf Steiner an diese Therapie hatte (nämlich das Messer des Chirurgen zu ersetzen (Steiner 1999c, 250)), erfüllen können.

Aber auch das Gesamtergebnis jahrzehntelanger Bemühungen im Bereich der Chemotherapie ist sehr mager. So konnte in den letzten 20 Jahren trotz ständig neuer Therapieschemata mit einer palliativen Chemotherapie bei metastasiertem Mammakarzinom keine Verbesserung der Überlebensdaten oder der Prognose belegt werden (Schlesinger-Raab et al. 2010, zitiert in Girke 2010, 431).

Jede Chemotherapie verursacht eine ausgeprägte Schwächung des Ätherleibes, was auch noch längere Zeit (viele Jahre) nach Beendigung der Therapie bemerkbar ist. Diese Vitalitätshemmung ist auch Teil der erwünschten Wirkung. Aber auch die Wirksamkeit der oberen Wesensglieder wird gehemmt oder zurückgedrängt, bis hin zu einer Einschränkung der geistigen Entfaltungsmöglichkeiten, was sich in Konzentrationsschwäche, Gedächtnis- und Denkstörungen, aber auch veränderten Sinneswahrnehmungen wie Sensibilitäts-, Geschmacks- und Gehörverlust äußert. Die Alopezie ist nicht nur Ausdruck einer geschwächten Vitalität, sondern auch der Verlust des individuellen Haarkleides. Mit der Behaarung ist „die Kieselsubstanz verbunden, die den Menschen sinnesorganartig mit dem geistigen Umkreis verbindet“ (Girke 2010, 431).

Das Fatigue-Syndrom (siehe auch S. 191) deutet auch sowohl auf die ätherische Schwächung als auch auf die Hemmung des Eingreifens von Astralleib und Ich.

Mit Misteltherapie, Heileurythmie und begleitender medikamentöser Leberbehandlung sind solche Auswirkungen reduzierbar, aber nicht vermeidbar.

3.2.3 Radiatio

Auch die Bestrahlung beabsichtigt eine direkte Schwächung des Ätherleibes. Dies hat zur Folge, dass im bestrahlten Areal der Astralleib viel direkter auf den physischen Leib stößt, ohne dass der Ätherleib dies lindern oder auffangen kann. So können die Folgeerscheinungen wie lokale Rötung, Schmerz oder erhöhte Empfindlichkeit und ödematöse Schwellung als Entzündungsvorgänge verstanden werden. Solche Symptome sind oft nur partiell reversibel.

Wenn nach einer Bestrahlung Rötung und Schwellung im Vordergrund stehen, hilft eine lokale Behandlung mit:

- *Combudoron* Gel (Weleda)
  Enthält:
  - Arnica montana (Arnika, ganze blühende Pflanze)
  - Urtica urens (große Brennnessel, blühende Pflanze ohne Wurzel)

Bei anhaltender Empfindlichkeit oder Schmerzen, gegebenenfalls kombiniert mit einer Schwellung, empfiehlt sich:

- *Solum Öl* (WALA).
  Enhält:
  - Aesculus hippocastanum (Rosskastanie, Samen ohne Schale)
  - Equisetum arvense (Schachtelhalm, Kraut)
  - Lavandulae aetheroleum (Lavendelöl)
  - Solum uliginosum (Moorextrakt)

3.2.4 Antihormonelle Therapie

Bei Karzinomen der Brust und des Endometriums liegt bei ca. ¾ der Patientinnen eine zum Teil ausgeprägte Hormonabhängigkeit vor, die therapeutisch genutzt werden kann. So kennen wir vier Gruppen der antiöstrogenen Arzneimittel:

- Das seit Jahrzehnten eingesetzte *Tamoxifen* bewirkt eine kompetitive Hemmung der Östrogenrezeptoren.
- Die GnRH-(Gonadotropin-Releasing-Hormon)-Analoga blockieren auf der Hypothalamus/Hypophyse-Ebene die GnRH-Rezeptoren, hemmen damit die Freisetzung der gonadotropinen Hormone (LH und FSH) und bewirken auf diesem Umweg eine Stilllegung der ovariellen Östrogenproduktion.
- Die Aromatasehemmer binden das Enzym Aromatase, welches für den letzten Schritt der extraovariellen Östrogenproduktion notwendig ist und damit postmenopausal den Östrogenspiegel senkt.
- Das Medroxyprogesteronacetat (MPA) wird vor allem bei der Behandlung von Endometriumkarzinom und -hyperplasie eingesetzt, da es als Gestagen antiöstrogen wirkt.

Hormone sind dem Nerven-Sinnes-System zuzuordnen, da wir es nicht mit Brenn- oder Baustoffen in Verbindung mit Stoffwechselvorgängen zu tun haben, sondern mit Botenstoffen, die Prozesse vermitteln, koordinieren und regulieren, ähnlich wie die Neurotransmitter, aber hier über längere Distanz und vom Blut übertragen werden.

Auch beim zentralen Nervensystem geht es um Koordination und Regulation, dies setzt aber eine Wahrnehmungsfunktion voraus. Das ZNS nimmt über das periphere Nervensystem wahr, was im Organismus vor sich geht und reagiert entsprechend. Auch die Regulation der Hormondrüsen geschieht immer auf der Basis von Wahrnehmungsvorgängen (positive oder negative Feedbacksignale). So kann das Hormonsystem als Instrument verstanden werden, mit dem der Astralleib in den Organismus einwirken kann. Manipulative Änderungen in diesem Bereich führen deshalb zu Störungen in der Verbindung zwischen dem Astralleib und der physisch-ätherischen Organisation.

Viele der Nebenwirkungen der antiöstrogenen Behandlungen deuten auf Störungen im Gebiet des Astralleibes und der Ich-Organisation (klimakterische Beschwerden, Depressionen, Knochen- und Gelenkschmerzen, Osteoporose, Thromboserisiko u.a.).

Aromatasehemmer greifen tiefer in die Stoffwechselprozesse ein als dies bei der Behandlung mit *Tamoxifen* der Fall ist.

GnRH-Analoga setzen dagegen im Nervensystem im Bereich der zentralen hormonellen Regulationsvorgänge an.

Viele Patientinnen fühlen sich nach Absetzen einer solchen Therapie wie befreit oder sprechen aus, dass sie wieder mehr sie selbst sein können, d.h. dass die oberen Wesensglieder und damit auch das bewusste Seelenleben wieder einen ungestörten organisch-körperlichen Halt und Ankerpunkt haben. Es sind manchmal ähnliche Aussagen wie nach dem Absetzen der Pille, wo es sich auch um eine zwingende und unterdrückende Manipulation im Hormonsystem handelt.

Trotzdem kann eine Antihormontherapie das geringere Übel sein und zu deutlicher Metastasenregression oder einer verlängerten rezidivfreien Zeit führen.

3.2.5 Monoklonale Antikörper

Ca. 1/4 der malignen Brusttumore ist HER2-positiv. Es handelt sich um einen Zellrezeptor, der bei Aktivierung Wachstumsbeschleunigung verursacht. Üblicherweise wird bei diesen Patientinnen Trastuzumab *(Herceptin)* empfohlen, ein monoklonaler Antikörper, der die HER2-Rezeptoren blockt. Im angedockten Zustand ist es außerdem antigen-exponierend und damit tumorzellspezifisch immunstimulierend. Da HER2-Rezeptoren auch – in geringerem Ausmaß – an anderen Körperzellen vorkommen (insbesondere an Myocardzellen), gibt es entsprechende Nebenwirkungen. Patientinnen, die mit *Herceptin* behandelt werden, berichten über ein breites Nebenwirkungsspektrum, von klimakterischen Beschwerden über Schmerzsymptomatik bis zu Depressionen, insgesamt aber deutlich weniger ausgeprägt als bei einer üblichen Chemotherapie.

Auch andere monoklonale Antikörper werden zunehmend in das Spektrum der gynäkologisch-onkologischen Therapien aufgenommen.

Zur Herstellung monoklonaler Antikörper werden spezifische antikörperproduzierende B-Lymphozyten biochemisch mit Plasmazellen einer Myelomzelllinie vereinigt, sodass eine Hybridomzelllinie mit unbegrenzter Proliferationskapazität entsteht, die den benötigten Antikörper produziert.

Bei diesen Medikamenten drängt sich die Frage auf, ob es eine Rolle spielt, wo die Substanz herkommt und wie sie hergestellt wird.

Die Entwicklung von Therapien mit monoklonalen Antikörpern ist ein großer Durchbruch, insbesondere bei hämatoonkologischen Erkrankungen. Die hohe Selektivität für Tumorzellen und die dadurch erwartete hohe Wirksamkeit bei nebenwirkungsarmer Verträglichkeit scheint aber nicht ganz in Erfüllung zu gehen. Auch fehlen noch Daten zur Langzeitauswirkung.

4. Mammakarzinom

Es folgen jetzt für die Brust, den Zervix, das Ovar und für das Endometrium jeweils der Versuch einer Typisierung des betreffenden Organs, seiner malignen Erkrankungen sowie eine Beschreibung möglicher onkogener Einflüsse. Die Grundrisse eines therapeutischen

Konzeptes und individueller Therapieoptionen wurden in den vorgehenden Kapiteln schon beschrieben.

Brustkrebs ist die häufigste Krebsart bei Frauen und für viele Frauen auch emotional die bedrohlichste. Um Frauen mit Brustkrebs entsprechend behandeln und begleiten zu können und um das Spezifische dieser Krebsart besser zu verstehen, beginnen wir dieses Kapitel mit einer Beschreibung der Besonderheit dieses Organs sowie mit der Erscheinungsform und Dynamik des Brustkrebses.

4.1 Das Rätsel der weiblichen Brust

Die weibliche Brust ist ein Ernährungsorgan für die Nachkömmlinge, sie ist ein besonderes Merkmal der weiblichen Gestalt und sie hat als Eigentümlichkeit, dass sie erst mit der Pubertät in Erscheinung tritt. Außerdem nimmt sie meistens nur verhältnismäßig kurze Zeit im Leben ihre ernährende Funktion war.

Die Brust ist ein Organ der Mitte, eben ein Brustorgan. Im Gegensatz zu den Milchdrüsen der meisten Säugetieren, die entweder als Euter im unteren Stoffwechselbereich angesiedelt sind oder sich als Milchleiste mit vielen Zitzen von der Axilla bis zur Leiste erstrecken, befindet sich die Brust in dem Bereich der rhythmischen Organe Lunge und Herz. Diese erfüllen eine verbindende und ausgleichende Aufgabe: Die Lungen verbinden Innen- und Außenwelt und ermöglichen einen Gasaustausch; das Herz verbindet oberen und unteren Menschen, großen und kleinen Kreislauf, es macht aus dem kontinuierlichen venösen einen rhythmischen, pulsierenden arteriellen Blutstrom. Diese rhythmischen Organe trennen *und* verbinden, sie bewirken keinen Ausgleich im Sinne einer goldenen Mitte, sondern bewegen sich um die Mitte herum, zuerst in die eine, dann in die andere Richtung. Es sind die Organe, in denen das soziale Gefühlsleben zuhause ist, auch dieses lebt in den wogenden Schwingungen des Hinaus- und Hineingehens.

Auch die Anatomie des Brustkorbs zeigt die rhythmische Mitte zwischen dem abgeschlossenen, umhüllenden und ruhenden Schädel und den radiären, zentral gelegenen Röhrenknochen, die sich vollständig in den Dienst der Bewegung in der Welt stellen. Der Brustkorb umhüllt und schützt die Brustorgane, aber ist auch beweglich und insbesondere nach unten nicht abgeschlossen.

Genau in diesem Bereich befindet sich die paarig angelegte weibliche Brust. Sie liegt aber außerhalb des Brustkorbes, sie ist ein nach außen orientiertes Organ, das nicht für das Leben des eigenen Organismus da ist, sondern in ihrer Funktion als Milchdrüse für die nächste Generation. Mit ihrer Brust zeigt eine Frau etwas von ihrem Inneren.

Als nach außen gerichtete Drüse, die laktierend erhebliche Stoffwechselvorgänge leisten kann, hat sie viele Elemente, die primär dem Stoffwechsel-Gliedmaßen-System zuzuordnen sind. In diesem Sinne kann die weibliche Brust als ein in den rhythmischen Bereich gehobenes Stoffwechselorgan betrachtet werden. Bei vielen Tieren befindet sich das Euter als Stoffwechselorgan auch in der entsprechenden unteren Bauchregion. Bei der Frau ist die Brust ein Organ des mittleren Menschen und damit mehr als eine Milch- und Stoffwechseldrüse, sie hat auch andere Aufgaben, die sich aus ihrer Gestalt ablesen lassen.

Die Milchdrüsen der Säugetiere bekommten ihre Gestalt fast ausschließlich durch das tätige Drüsengewebe. Die ruhende Milchdrüse des Tieres ist klein und kaum sichtbar. Die weibliche menschliche Brust hat auch in nicht stillender Verfassung eine Gestalt.

Mit der Pubertät bildet sich die Brust, und auch Frauen, die nie schwanger wurden, können eine wohlgeformte und auch große Brust haben. Die Form der Brust wird fast ausschließlich durch Fettgewebe, durchsetzt mit Bindegewebe, erzeugt. Das Drüsengewebe und die Milchgänge sind bei der nicht tätigen Brust kaum ausgebildet und spielen für die äußere Gestalt keine nennenswerte Rolle. Warum ist es gerade für die weibliche Brust so typisch, dass ihre Form von Fettgewebe geprägt wird? Das Fettgewebe ist in der menschlichen Gestalt, und insbesondere in der weiblichen, der sogenannte „Plastiker". Menschen haben prozentual wesentlich mehr Fettgewebe als Tiere. Die Form der typischen weiblichen Gestalt ist dem Fettgewebe zu verdanken. Neben der plastischen Aufgabe spielt das Fett eine zentrale Rolle in dem Wärmehaushalt des Menschen. Die Wärme ist *das* Element, in dem das menschliche Ich lebt. Vielleicht ist dem Fett deshalb bei Menschen eine größere gestaltende Rolle zugesprochen worden als bei Säugetieren. So ist die Brust ein typisch menschliches Organ.

Schon die Kunst der Antike zeigt, dass auch damals den Brüsten einer Frau eine besondere Schönheit zugesprochen wurde. Sie gelten immer noch als sehr wesentlicher Bestandteil der weiblichen Gestalt und Schönheit.

Das äußere Erscheinungsbild eines Menschen spiegelt etwas von seinem Inneren, von seiner seelischen und geistigen Beschaffenheit. In der Gestalt und Physiognomie eines Menschen drückt sich etwas von seinem inneren Wesen aus, was auf dem Weg für andere wahrnehmbar wird. Bei dem Anblick eines anderen Menschen kann in der Seele des Betrachters die sympathische Empfindung „schön" entstehen. So kann ein Mensch dank seiner Gestaltsprache in seinem Wesen erkannt werden. Die soziale Fähigkeit der Wesensbegegnung hängt eng mit dem mittleren, rhythmischen Bereich seines Organismus zusammen, es ist eine atmende Fähigkeit, die abwechselnd aufgeht in den anderen und wieder zu sich selbst zurückkommt. In diesem Sinne ist die Brust tatsächlich auch ein rhythmisches Organ.

Der weibliche Körper zeigt in seiner Gestalt im Brustbereich mehr von seinem inneren Wesen als bei der männlichen Brust, die oft behaart ist und somit mehr verborgen gehalten wird. Außerdem wird die Gestalt der männlichen Brust eher von der willensbetonten Muskulatur geprägt, in der sich die nach außen orientierte Ich-Tätigkeit ausdrückt. Die Gestaltung der weiblichen Brust wird dagegen von dem Fettgewebe geprägt, in dem sich mehr die in der Wärme lebende Ich-Präsenz zeigt.

Es hat etwas Ungeschütztes, wie die Frau in ihrer Brustgestalt, in der atmenden Begegnungssphäre etwas von sich zeigt. Auch dies wird als typisch weibliche Schönheit oder Anmut empfunden. Hieraus entstanden edle Gedichte und sehnsüchtige Minnelieder.

Diese Empfindungen können zu den höchsten der menschlichen Gefühle kultiviert werden, aber auch in den Bereich der selbstsüchtigen animalischen Begierde münden.

Jeder Mensch hat einen anderen Körper. Bei manchen ist die Nase etwas größer oder spitzer, bei anderen sind die Hände und Finger kürzer. Aber es hält sich alles in gewissen Grenzen; so gibt es keine Menschen, deren Hände doppelt so groß sind wie bei anderen. Bei der Brust liegen diese Grenzen anders, da ist eine andere Spannbreite zwischen groß und klein. Es kann normal sein, dass die eine Frau Brüste hat, die fünfmal so groß sind wie bei einer Frau mit kleinen Brüsten. Ähnliches gilt für die Größe des Mamillenhofes und die Mamille selber. Eine solch individuelle Prägung (unabhängig von Parität und Stillen) gibt es bei anderen Organen nicht.

4.2 Embryologie und Physiologie

In der frühen Embryonalzeit entwickelt sich die Haut aus dem Ektoderm und differenziert sich in das äußere Periderm und eine basale, proliferierende Zellschicht. Sämtliche Hautdrüsen wie Talg-, Duft-, Schweiß-, aber auch die Milchdrüsen beginnen als epitheliale Knospen im Zusammenspiel mit dem darunterliegenden Mesenchym. Daraus folgt dann die Entwicklung des Drüsengangsystems.

Die Milchdrüsen entstehen entlang der doppelseitig angelegten Milchleiste, die sich von der Axilla bis zur Leiste erstreckt. Mehrere Drüsenknospen entwickeln sich in diesen Leisten. Bis auf ein Paar, die Drüsenknospen auf Brusthöhe, bilden sie sich aber wieder zurück. Nachdem zuerst die Anlagen der ca. 15 bis 20 Milchgänge entstehen, wölbt sich der Bereich der Milchgangmündungen um den Zeitpunkt der Geburt als Brustwarze vor (Eversion).

In diesem Stadium tritt eine Pause ein, die erst mit Beginn der Pubertät beendet wird. Bei den Mädchen fängt dann das Brustwachstum an. Angeregt durch die Östrogene ist es vor allem die Bildung des subkutanen Fettgewebes, das zum Wachstum und zur Gestaltung der Brust führt. Kurze Zeit später folgt dann eine Phase, in der das duktale System weiter wächst und sich anfänglich differenziert. Mit jedem Menstruationszyklus wird in der zweiten Zyklushälfte das duktale Gewebe zur Proliferation und Differenzierung angeregt, aber mit Einsetzen der Blutung wieder zurückgenommen. Erst mit Einsetzen einer Schwangerschaft entsteht eine neue Dynamik in der Brust. Während der ersten sechs Monate kommt es zur verstärkten Proliferation der Milchgänge, und im letzten Schwangerschaftstrimenon differenzieren die Endknospen der Dukti dann endlich zu Alveolen mit Drüsenepithel, bereit für die Laktation. Erst nach der Geburt, unter dem Einfluss sowohl des Oxytocyns als auch der taktilen Reize beim Anlegen des Kindes, setzt die reichhaltige und volumenreiche Milchproduktion und Sekretion ein.

Beachtenswert für unsere Fragestellung ist, dass nach der Stillzeit der größte Anteil des sekretorischen Gewebes zurückbildet wird, was eine Involution sämtlicher Alveolen mit dem apokrinen Drüsenepithel bedeutet. Fast nur das Gangsystem bleibt erhalten. Dieses duktale Epithel enthält ausgedehnte Abschnitte mit reichlich undifferenzierten embryonalen Zellen, die bei einer nächsten Schwangerschaft zu neuen Endknospen und Alveolen auswachsen und bei jedem Menstruationszyklus etwas proliferieren und dann wieder zurückgenommen werden. Es wird vermutet, dass das Vorhandensein dieser wachstumsbereiten embryonalen Zellen in den Dukti der Brust und deren stetiger, leichter Auf- und Abbau wichtige oder entscheidende Faktoren für die Anfälligkeit für die duktale Brustkrebsentstehung sein könnte (Drews 1993, 196).

Bei einer nicht schwangeren Frau ist das Milchdrüsengewebe also nur sehr partiell, in statu nascendi, innerhalb der Brust vorhanden; das eigentliche Drüsengewebe, die Alveolen, fehlt größtenteils.

4.3 Epidemiologie und Risikofaktoren des Mammakarzinoms

Brustkrebs ist die häufigste Krebsart bei Frauen, die Inzidenz steigt. Was lässt sich aus den Daten zu Epidemiologie und Risikofaktoren (sämtlich entnommen aus Silva, Zurrida 2007) über diese Erkrankung ableiten?

- Geografische Verteilung: Brustkrebs kommt in den Industrieländern häufiger vor als in Entwicklungsländern (Nordamerika/Mittelafrika: Faktor 7!).
- Zyklus: Frühe Menarche und späte Menopause sowie ununterbrochene menstruelle Zyklen über lange Zeit erhöhen das Risiko.

- Parität: Nulliparität erhöht das Risiko um bis zu 30 %; frühe erste Gravidität mit Stillzeit senkt das Risiko gegenüber Frauen, die ihr erstes Kind über 30 gebären und stillen.
- Familiäre Belastung: 85 % der Brustkrebspatientinnen haben keine positive Familienanamnese.

In den Industrieländern ist das Alter der Menarche niedriger (USA 12, China 17) als in anderen Ländern, auch ist die Parität geringer und das Alter bei der ersten Schwangerschaft höher. Die Industrieländer befinden sich meist in den gemäßigten Zonen, die Inzidenz in den gemäßigten Gebieten von Südamerika (Argentinien, Chile, Uruguay und Südbrasilien) ist viel höher als in den tropischen Gebieten Südamerikas.

Der Lebensstil in den Industrieländern ist weniger naturverbunden, es gibt mehr Belastung durch Umweltfaktoren und Stress, und es ist eine offene Frage, wo die Menschen wirklich selbst- oder fremdbestimmter leben.

Entscheidend für das Risiko, ein duktales Mammakarzinom zu bekommen, scheint zu sein, ob eine Frau nicht oder erst spät schwanger wird und stillt, und ob der hormonelle Zyklus über eine lange Zeit ununterbrochen für die Auf- und Abbautätigkeit im duktalen Gewebe der Brust sorgt. Auch diese beiden Situationen haben viel miteinander zu tun. Mehrere Schwangerschaften mit Stillphase verkürzen die Zeit des Zyklus um jeweils ca. anderthalb Jahre. Der Faktor Schwangerschaft mit Stillzeit zählt aber auch für sich als Risikoreduktion. Die oben im Abschnitt Embryologie ausgeführte Vermutung, dass die wachstumsbereiten embryonalen Zellen in der Brust ein wichtiger Faktor für die Anfälligkeit für den duktalen Brustkrebs sein können, wird durch diese Risikofaktoren bestätigt.

Die meisten Frauen, die nie schwanger waren und eine lange Zykluszeit hatten, entwickeln dennoch *keinen* Brustkrebs. Wir sollten uns die Frage stellen, welche salutogenen Faktoren neben pathogenen Umständen eine Rolle spielen.

4.4 Histologie

Die pathophysiologischen Merkmale von Mammakarzinomen hängen u. a. von der Histologie des Primärtumors ab.

Die häufigsten histopathologischen Tumortypen sind:

- duktales Karzinom (ca. 80 % der Mammakarzinome, metastasiert in Knochen, Leber, Lunge),
- lobuläres Karzinom (5 bis 10 % der Mammakarzinome, metastasiert bevorzugt in Peritoneum, Ovarien, Hirnhaut; häufiger multifokal und auch bilateral),
- medulläres Karzinom (5 %; meist jüngere Frauen; meist Hormonrezeptor negativ),
- muzinöses Karzinom (3 %; günstigere Prognose),
- Morbus Paget (Adenomkarzinom der Mamille, fast immer zusammen mit einem invasiv-duktalen Karzinom oder duktalen Karzinom in situ [DCIS]).

Die oben ausgeführten Besonderheiten der Brust machen verständlich, warum das invasiv-duktale Karzinom am häufigsten vorkommt.

4.4.1 Duktales Karzinom in situ (DCIS)

In-situ-Karzinome sind proliferierende Karzinomzellen ohne Invasion, d.h. mit intakter Basalmembran. DCIS kann nicht metastasieren. Mit der Zunahme des Mammographie-Screenings wird die Diagnose DCIS häufiger gestellt, da 90% der DCIS-Diagnosen klinisch unauffällig und nur mammographisch, meist aufgrund von Mikrokalk, gestellt werden (Silva, Zurrida 2007). Aber bei 30% der DCIS-Läsionen liegt kein Mikrokalk vor. Bei DCIS ist Multifokalität nicht sehr häufig, Bilateralität nur in 10 bis 15%. Bei größeren DCIS-Tumoren kann der Nachweis der Mikroinvasion erschwert sein.

Ob DCIS sowie CIN II oder CIN III reversibel ist, ist unbekannt. Bei unbehandelten, also auch unoperierten DCIS-Tumoren nach diagnostischer Biopsie liegt das Risiko eines invasiven Karzinoms bei 30 bis 50% (Mayr et al. 2009, 58).

Die derzeitige Therapie sieht nach der Operation eine Radiatio vor, dadurch soll das Rezidivrisiko um 10 bis 30% reduziert werden. Bei hormonrezeptorpositiven Befunden wird manchmal eine *Tamoxifen*-Behandlung empfohlen (kein Aromatasehemmer).

Der weitere Verlauf hängt entschieden von dem Differenzierungsgrad und weiteren Prognosefaktoren ab. DCIS-Tumoren zeigen, wie auch die invasiven Karzinome, ein zum Teil hohes Maß an intratumoraler geno- und phänotypischer Heterogenität.

Da In-situ-Karzinome auf jeden Fall ein hohes malignes Potenzial in sich bergen und eine entsprechende Signatur zeigen, hat es Sinn, diese auch aus der Sicht der Anthroposophischen Medizin mit den gleichen Mitteln und in ähnlicher Intensität zu behandeln wie ein invasives Karzinom.

4.5 Die Rolle der Psyche

Schon in den Siebzigerjahren des letzten Jahrhunderts erschien das Buch „Psychotherapie gegen den Krebs“ von Lawrence LeShan (2008), in dem er unter anderem die typische psychische Verfassung von Frauen mit Brustkrebs beschreibt. Nach LeShan sind dies Frauen, die oft äußern, dass sie doch so viele Jahre immer alles für die Familie und den Ehemann getan haben, kaum Zeit und Energie für eigene Interessen hatten und nun auch noch den Krebs bekommen.

In den darauffolgenden Jahrzehnten haben andere Autoren Ähnliches berichtet, obwohl manche auch die Präexistenz einer Brustkrebs-Psyche verneinen.

In die gleiche Richtung gehen auch die Ergebnisse der Forschungen von Grossarth-Maticek, der sowohl ein geringeres Erkrankungsrisiko bei gesunden als auch eine bessere Prognose bei erkrankten Frauen konstatierte, die einen besseren Autonomie-Score anhand eines Autonomie-Fragenbogens erzielten (Grossarth-Maticek 2002). Demnach soll eine bessere Autonomie sowohl für die Prophylaxe als auch für die Therapie hilfreich sein. Mit Autonomie wird hier eigentlich das Gegenteil von dem gemeint, was LeShan als Brustkrebs-Dispositionspsyche beschrieb, d.h. wenig Fremdbestimmung, gute Abgrenzung, gutes Selbstbewusstsein und Ähnliches.

Diese Beschreibungen passen in das Bild, welches in Bezug auf die Krebsentstehung beschrieben wurde, aber es ist nur ein Faktor von mehreren. Es gibt viele Frauen dieser Art, wie LeShan sie charakterisiert hat, und die dennoch bis ins hohe Alter gesund bleiben und keinen Krebs bekommen.

Es wurde beschrieben, wie die monatliche Proliferation und Zurücknahme des terminalen duktulobulären Systems der normale physiologische Vorgang bei Frauen in der reproduktiven Lebensphase ist, aber dass dies auch einen Risikofaktor für eine maligne Entartung darstellt.

Man kann sich diesen Vorgang auch als Teil der großen monatlichen „Atembewegung" des weiblichen Organismus vorstellen, wenn die oberen Wesensglieder sich erst stärker mit dem Physisch-Ätherischen verbinden und sich dann wieder etwas lösen.

Wir stellen uns solche Vorgänge meistens als Folge hormoneller Regulation vor, ähnlich wie wir uns eine Gliedmaßenbewegung als Folge eines Reizes der motorischen Nerven denken. Insbesondere in seinem Buch „Von Seelenrätseln" (Steiner 2010b), in dem die Idee der funktionellen Dreigliederung des menschlichen Organismus ausführt wird, wies Rudolf Steiner darauf hin, wie der Bewegungsimpuls nicht in dem Nervensystem, sondern originär in den Muskeln als Willensorgan begründet wird.

Der Menstruationszyklus, die regelmäßigen Veränderungen in der Brust, die Schwankungen der Hormonspiegel, all dies ist Ausdruck eines Rhythmus, der in sich keine Kausalverhältnisse zulässt. Dieser Rhythmus an sich kann keine Krankheitsursache sein; sämtliche Rhythmen sind eher ausgleichend und heilend statt krank machend. Fast alle Rhythmen im menschlichen Organismus haben als gleiche Geste ein Sich-Öffnen im Ansatz und dann gleich wieder ein Zurücknehmen oder Abschließen, so auch der Menstruationsrhythmus.

Im Tierreich findet man nirgendwo einen so regelmäßigen und stabilen Zyklus wie beim Menschen (Flindt 1995). Alle 28 Tage, in dem kosmischen Mondrhythmus, Sich-Öffnen, um empfangen zu können, um dann in den meisten Fällen sich wieder zurückzuziehen, das ist eine typisch menschlich-weibliche Fähigkeit. Hiermit bewegt sich eine Frau auf einer immer wiederkehrenden Gratwanderung, indem sie sich, wenn keine Schwangerschaft eintritt, auch für Fremdeinflüsse und Fremdbestimmung öffnet. Steiner weist darauf hin, dass die normale Physiologie des Menschen ständig eine Möglichkeit braucht, krank zu werden (Steiner 2009b, 34); durch das Rhythmische System findet aber fortwährend ein heilender Ausgleich statt.

Ebenso einmalig für die Frau ist, wie schon erwähnt, die Gestaltung der Brust, auch wenn diese nicht laktierend ist. Die Brust bekommt ihre Formgestalt durch spezielles Fettgewebe. Dieses Fettgewebe ist kein Speicher- oder Depotfett und ist damit unabhängig von dem Ernährungszustand. Nur bei ausgeprägtem Nahrungsmangel wird es als Energiereserve mobilisiert. Es ist Ausdruck der typisch menschlichen Wärmeorganisation, die von der Ich-Gestalt geprägt wird. In dieses Fettgewebe ist das Drüsengewebe eingebettet, das im zyklischen Rhythmus wächst und wieder etwas schwindet.

Es ist vorstellbar, dass die Ich-Organisation, wirkend im Fettgewebe, einen schützenden Einfluss auf das duktale Gewebe hat. Das „atmende" duktale Gewebe, das immer wieder der Grenze der Fremdbestimmung naht und dann wieder in das Selbst zurückgeführt wird, braucht die ordnende Kraft der Ich-Organisation. So kann verhindert werden, dass zu viel Fremdes aufgenommen wird, das gegebenenfalls eine wuchernde Eigendynamik entfalten könnte.

Fremdes aufzunehmen ist die gesunde Physiologie der Sinnesorgane, aber nicht der Stoffwechselorgane. Rhythmische Organe pendeln zwischen beiden auf und ab.

Wenn eine Schwangerschaft die Antwort auf die Empfangsbereitschaft ist, dann ist dies keine Fremdbestimmung, sondern eine Bestimmung durch eine Gestalt, die trotz des partiellen Fremdseins dazugehörig ist.

Über lange Zeit einen regelmäßigen Zyklus zu haben, zählt zu den Risikofaktoren. Es bedeutet, dass über lange Zeit immer wieder die Grenze einer möglichen Erkrankung erreicht wird. Der Ausgleich kommt von der Instanz, die sich auch im Seelischen gegen zu viel Fremdbestimmung wehrt, nämlich vom Ich. Die Brust ist ein typisch menschlich-weibliches Organ und damit ein Organ mit einem starken Bezug zu der Ich-Organisation. Wenn dieser Bezug gestört ist, kann die Wachstumstendenz des Drüsengewebes zur Wucherung werden, die sich der Ich-Organisation nicht mehr dienend unterordnet.

So ist es denkbar, dass Brustkrebs entstehen kann, wenn eine Störung in dem Verhältnis zwischen der Ich-Organisation und dem physisch-ätherischen Organsystem vorliegt. Der Brustkrebs könnte nun die Ich-Organisation, bzw. das Ich dazu auffordern, deutlicher in Erscheinung zu treten.

4.6.1 Früherkennung und Vorsorge

Wirkliche Vorsorge bedeutet: Wie können wir vermeiden, dass ein Krebs entsteht? Dies ist klar von der Früherkennung zu unterscheiden, deren Aufgabe es ist, einen vorhandenen Krebs in einem Früh- oder gegebenenfalls Vorstadium zu entdecken. Wenn Vorsorge überhaupt möglich ist, dann hat sie mit Autonomie, Lebensführung und Lebensstil zu tun.

Der Ausgangspunkt aller Früherkennungsprogramme ist die Annahme, dass ein früh erkannter Tumor besser behandelbar sei und eine bessere Prognose habe. Diese These trifft sicher nicht immer zu, da wir uns immer wieder daran erinnern müssen, dass das Mammakarzinom keine lokale, sondern eine systemische Erkrankung ist.

Es werden momentan drei Arten der Früherkennung empfohlen:

- die regelmäßige Selbstuntersuchung,
- die jährliche gynäkologische Früherkennungsuntersuchung,
- das Mammographie-Screening alle zwei Jahre bei allen Frauen zwischen 50 und 69 Jahren.

Eigentlich ist gegen die Selbstuntersuchung nicht viel einzuwenden, außer wenn sie dazu führt, dass die Brust in der Vorstellung und Empfindung der betreffenden Frau zu einer potenziellen Lebensbedrohung oder Lebensgefahr wird. Eine zu ängstliche und häufige Selbstuntersuchung kann zu einer Entfremdung von der eigenen Brust führen, was vermutlich für die Gesundheit der Brust nicht förderlich ist. Anzustreben ist eher, dass jede Frau versucht, einen guten und liebevoll wahrnehmenden Bezug zu ihrer Brust zu entwickeln, dass sie z.B. regelmäßig ihre Brust mit Zuwendung statt mit Angst einreibt und dabei die Beschaffenheit und Besonderheit des Gewebes kennenlernt und wie es sich im Laufe des Zyklus ändert, sodass ihr sicherlich auffallen wird, wenn da etwas wächst, was neu und fremd ist.

Die jährliche Brustuntersuchung im Rahmen der Früherkennung kann als Anlass genommen werden, auf die oben beschriebenen Fragen zur Selbstuntersuchung einzugehen.

Mammographie und Sonographie sind sehr hilfreiche Verfahren in der Diagnostik bei Beschwerden oder Tastbefunden. Das Screening-Verfahren ist aber weiterhin nicht unumstritten, unter anderem aufgrund der

- Diagnostik und Therapie eines Karzinoms, das ohne das Screening zu Lebzeiten nicht aufgefallen wäre,
- häufigen abklärungsbedürftigen falsch-positiven Befunde,
- häufigen DCIS-Diagnosen, die vermutlich oft überbehandelt werden.

Der Nutzen des Screenings ist auch von statistischer und konventionell-wissenschaftlicher Seite umstritten (Junkermann, Becker 2008, Mühlhauser 2008, A.T.I. Arzneimittelinformation Berlin GmbH 2006) und darüber hinaus sind das Vorgehen (Adressen vom Einwohnermeldeamt!), die Kosten, die Rechtsgrundlage (Katzenmeier 2006) und die Monopolisierung (oft nur geringe Möglichkeiten, eine zweite Meinung einzuholen oder eine abweichende Therapie zu erhalten) fragwürdig.

Ein zentrales Anliegen der Anthroposophischen Medizin ist es, Bewusstsein, Entscheidungsfreiheit und damit Eigenverantwortung zu ermöglichen. Die üblichen sogenannten Präventionskampagnen arbeiten jedoch mit entindividualisierten Programmen, Ängsten und scheinbaren Notwendigkeiten. Aus dem Grund ist ein Patientenmerkblatt zu dem Thema Mammographie-Screening erstellt worden (siehe Anhang Seite 238).

4.7 Therapieziele und Therapie

In der oben ausgeführten Beschreibung der Brust wurde zuerst versucht, ein innerlich erlebbares Bild dieses Organs aufzubauen, das über die Anatomie und Physiologie hinausgeht.

Anschließend wurden verschiedene Aspekte der Pathophysiologie des Brustkrebses besprochen und versucht zu erfassen, was sich seelisch-geistig in dieser Erkrankung ausdrücken will.

Hiervon ausgehend soll nun der Schritt folgen, wie aus der Diagnose eine entsprechende Therapie hervorgeht.

Das Therapieziel für eine Frau mit Brustkrebs beinhaltet in erster Instanz die Heilung des Verhältnisses zwischen der Ich-Organisation und dem Physisch-Ätherischen der Brust.

In dem Rhythmus zwischen Sich-Öffnen (Fremdbestimmung) und Abgrenzen (Selbstbestimmung) soll im Seelischen/Sozialen darauf hingearbeitet werden, die Autonomie/ Selbstbestimmung zu stärken, ohne jedoch aus dem Auge zu verlieren, dass es nicht nur um Abgrenzung geht, sondern um den Rhythmus. Dies kann Thema in einer Psychotherapie sein, aber auch bei einer entsprechend geführten Kunsttherapie oder mit bestimmten Heileurythmieübungen.

Auch bei der Beratung in Bezug auf konventionelle primäre und adjuvante Therapien ist es von entscheidender Bedeutung, hier auf Fremdbestimmung zu verzichten. Nichts „muss" in der Krebstherapie sein (wie z.B. „wer sich brusterhaltend operieren lässt, *muss* sich unbedingt bestrahlen lassen"). Bei sämtlichen Therapieoptionen und Empfehlungen sollte ausreichend Freiraum (auch zeitlich) geboten werden, um mit der Patientin zu einer selbst gewollten und nicht auferlegten Entscheidung zu kommen. Fremdbestimmung würde zu einer Fortsetzung der Krankheitskonstitution führen.

Im Bereich der Lebensgestaltung geht es um Hilfe bei der Suche nach dem eigenen roten Lebensfaden: das Leben selbst in die Hand nehmen. Insbesondere von Brustkrebspatientinnen ist immer wieder zu hören, dass sie dank der Erkrankung und Therapie zu einem biografischen Aufwachen gekommen sind, das sie nicht hätten verpassen wollen.

Hier geht es um die Frage nach dem Sinn der Krankheit. Sinn ist immer zukunftsorientiert, Ursache oder Schuld richten sich auf die Vergangenheit. Die Suche nach Ursachen kann oft zu Schuldgefühlen fühlen und Hilflosigkeit auslösen. Die Suche nach dem Sinn ergibt sich, wenn erlebt wird, welche neuen Seiten sich seit der Erkrankung eröffnet haben.

Dies kann dazu führen, dass neue Wege eingeschlagen werden, z. B. die Suche nach einer spirituellen Lebensvertiefung, nach Meditation oder auch Religion.

In der Partnerschaft können diese Impulse zu einer gemeinsamen Intensivierung der Beziehung führen, aber es kann auch anders ausgehen. Eine verstärkte Autonomie, neue eigene Wege, biografisches Aufwachen: Dies kann in der Partnerschaft zu einer neuen Belebung oder auch zu einer Entfremdung und einem Auseinanderleben führen. In diesem Fall kann eine Trennung in manchen Situationen hilfreich und therapeutisch sein, wenn der Partner nicht gewillt oder in der Lage ist, diesen Schicksalsschlag zum Anlass zu nehmen, sich auch selbst zu besinnen und sich zentrale Lebensfragen zu stellen, d. h. sich auf den Weg zu begeben.

Auf der körperlichen Ebene stellt sich die Frage, was mit dem lokalen Primärtumor zu tun ist. Einerseits ist Brustkrebs keine lokale Erkrankung, er ist die Folge eines gesamtkonstitutionellen Vorgangs, der in einem Brusttumor resultiert und womit alle Wesensglieder zu tun haben. Andererseits ist es eine Stelle in der Brust, an der letztendlich Zellentdifferenzierung, Neoangiogenese und invasives Wachstum entsteht. Wie schon besprochen, muss die Entfernung des Primärtumors nicht immer die einzige Lösung sein (Demicheli et al. 2007). Kann tatsächlich die Operation dazu beitragen, dass eventuell vorhandene Mikrometastasen aus ihrem Ruhezustand (dormancy state) geweckt werden und dadurch erst die Angiogenese einsetzt mit allen weiteren Folgen?

Der Primärtumor ist die „Erscheinungsstelle" einer pathogenen Konstitution. Die Erkrankung, die zuvor im seelisch-ätherischen Bereich schon vorhanden war, verdichtet und verankert sich im Physischen, das Karzinom tritt in Erscheinung. Wenn nun dieser Tumor entfernt wird, ist es zumindest vorstellbar, dass dadurch das pathogene Potenzial der Gesamtkonstitution wieder angeregt wird und dies zu einer Aktivierung neuer, anderer Inkarnationspforten oder Erscheinungsstellen führt.

So gesehen kann es vielleicht in manchen Situationen sinnvoll sein, den Primärtumor zuerst zu behandeln, statt ihn direkt zu entfernen.

4.7.1 Präoperative Therapie bei primärem Mammakarzinom

Bei einer Frau mit einem primären Mammakarzinom im noch nicht operierten Stadium sollte nach der histologischen Sicherung zuerst der Zeitdruck genommen werden. In Ruhe muss gesprochen und nachgedacht werden über die Wahl der Klinik, über einen präoperativen Beginn einer Misteltherapie und – abhängig von der Einstellung der Patientin – über eine intraläsionale Misteltherapie. Eine intensive Begleitung ist notwendig, um damit zu verhindern, dass das übliche Standardprogramm wie selbstverständlich abläuft. Auch wenn am Ende tatsächlich die Entscheidung für dieses Programm getroffen wird, ist die kritische Auseinandersetzung im Vorfeld notwendig!

Praktische Einzelheiten zur Misteltherapie: siehe Kapitel VI.2.4.

Da es auch in anthroposophischen Kliniken budgetär schwierig ist, jemanden eine Woche präoperativ für eine Misteleinleitung aufzunehmen, muss dies meistens ambulant geschehen. Es sollte eher mäßig hoch bis hoch dosiert begonnen werden, am besten mit einem Laubbaum-Mistelpräparat (z. B. *abnobaVISCUM Fraxini* 0,2 oder 2 mg; *Helixor* M 1 mg; *Iscucin Crataegus* Stärke F oder G; *Iscador* M 1 mg), um eine starke Erstreaktion zu bekommen, worauf die Patientin gut vorbereitet sein muss.

Auch präoperativ mit Heileurythmie anzufangen, ist sehr empfehlenswert, z. B. mit der Lautreihe: O E M L Ei B D. (Näheres dazu siehe S. 209)

Medikamentös:
Als medikamentöse Vorbereitung auf die Operation empfiehlt sich:

- *Cardiodoron* Dilution (Weleda) — 3 x täglich 15 Trpf.
  Enthält:
  - Hyoscyamus niger (Bilsenkraut, Kraut)
  - Onopordum acanthium (Eseldistel, Blüte)
  - Primula veris (Schlüsselblume, Blüte)

Siehe auch die allgemeine Ausführungen zur präoperativen Behandlung Kapitel IV.10.

Wenn eine intraläsionale Therapie begonnen wird, muss vorher eine sorgfältige Beratung und Aufklärung stattfinden. Nähere Einzelheiten siehe Kap. VI.2.5.

4.7.2 Therapie im adjuvanten Stadium

Viele Patientinnen kommen erst postoperativ im adjuvanten Stadium zum anthroposophischen Arzt, da sie zusätzlich zu der konventionellen Behandlung noch eine Misteltherapie möchten, eine zweite Meinung zu den Therapien wünschen oder auf der Suche nach einer umfassenden, komplementärmedizinischen Behandlung sind.

Auf jeden Fall sollte darauf hingewiesen werden, wie sinnvoll eine Misteltherapie auch während einer Chemo- und Strahlentherapie ist. Zusätzlich muss aber auch über den Lebensstil, das Lebensziel, die Verfassung der Seele und begleitende Therapien wie Heileurythmie, Kunsttherapie und eventuelle weitere medikamentöse Therapien gesprochen werden.

In Prinzip kann während einer Chemotherapie eine Misteltherapie begonnen werden, obwohl eine Fiebererzeugung eher zu vermeiden ist, da es unter Umständen verwirrend und schwer ist, zwischen Fieber aufgrund einer Neutropenie und als Mistelfolge zu unterscheiden. Dennoch kann schon so dosiert werden, dass eine ordentliche lokale und mäßige systemische Reaktion erwartet werden darf.

Nach der konventionellen adjuvanten Therapie ist es gut, die Mistelbehandlung noch drei bis fünf Jahre oder auch länger fortzusetzen und immer mehr zu versuchen, auch die Wirtsbaumwahl nach der individuellen Situation zu richten.

Neben der Misteltherapie sollte zumindest während der Zeit der Chemotherapie und in den ersten drei Folgemonaten zur Unterstützung der Leber gegeben werden:

- *Vitis comp.* Tabletten (Weleda) — 3 x täglich 1 Tabl.
  Enthält:
  - Calcarea formicica D2 (Calcium und Ameisensäure)
  - Fragaria vesca (Walderdbeere, Blatt)
  - Stibium metallicum praeparatum D5 (Antimon)
  - Vitis vinifera (Weintraube, Blatt)

4.7.3 Heileurythmie

Rudolf Steiner hat einer 32-jährigen Patientin mit einem operierten und nachbestrahlten Mammakarzinom folgende heileurythmische Lautreihe empfohlen: O E M L Ei B D.

Obwohl dies eine individuelle Heileurythmieangabe war, spricht viel dafür, ihr einen generellen Wert, nicht nur beim Mammakarzinom, zuzusprechen.

Abgesehen von der Bedeutung der einzelnen Laute liegt der Wert dieser Reihe auch in dem atmenden Wechsel zwischen Vokalen und Konsonanten sowie dem Zusammenklang von O und E, von M und L, von B und D.

- Das O bringt sämtliche Stoffwechselprozesse wieder miteinander in Zusammenhang und wirkt auf diesem Wege autonomen Wachstumsprozessen entgegen.
- Auch das E fügt zusammen und festigt die Autonomie des Ichs gegenüber wuchernden ätherischen Prozessen.
- Mit dem M bringt der Patient seine organischen Prozesse wieder in Einklang, im Einverständnis mit dem Seelisch-Geistigen.
- Das L bringt in lebendige Bewegung und verhindert die Erstarrung.
- „Sie werden leicht begreifen, dass ei, der Doppelvokal, so etwas wie ein liebevolles Anschmiegen bedeutet." (Steiner 1990, 69)
- B umhüllt und schützt den eigenen Innenraum gegen Fremdbestimmung und unterstützt so die Kraft, Eigenes statt Fremdes walten zu lassen.
- Mit dem D schließt diese Lautreihe ab, indem ihr durch den Organismus hindurch einen Boden gegeben wird.

4.7.4 Therapie im metastasiertem Stadium

Hier richtet sich die Therapie ganz nach dem individuellen Therapiebedarf.

In Bezug auf eine Anpassung und Intensivierung der Misteltherapie bietet sich oft erfolgversprechend die Mistelinfusion an. Unter Umgehung einer möglichen dosislimitierenden Lokalreaktion kann der Organismus mit einer hochdosierten Misteltherapie angeregt werden. Siehe dazu auch Kapitel VI.2.4. Bei der Wirtsbaumwahl kann es notwendig sein, auf die etwas mildere und aufbauende Nadelbaummistel umzustellen.

5. Zervixkarzinom

5.1 Zervix als Wächter- und Wahrnehmungsorgan

Die Zervix ist ein Wächterorgan an der Grenze zwischen außen und innen. Da unterscheidet sich der weibliche Organismus sehr von dem männlichen, indem es eine direkte Verbindung zwischen der Außenwelt und der Bauchhöhle gibt (über Zervikalkanal, Cavum uteri und die Tuben). Bei Männern ist die Bauchhöhle nicht substanziell zugänglich für die Umwelt.

Diese Offenheit oder Zugänglichkeit bei Frauen ist natürlich die Voraussetzung für die Befruchtung und die Geburt sowie für die Menstruation, aber auch für aufsteigende Infektionen (die dann oft für ein Ende dieser Zugänglichkeit sorgen, indem die Tuben infektbedingt verkleben).

Da in der Bauchhöhle Sterilität herrschen soll, ist es eine höchst anspruchsvolle Aufgabe der Scheidenflora und insbesondere des Zervikalkanals, aufsteigende Infekte zu verhindern, ohne den Durchgang für Spermien zu blockieren. Hier wirken bakterielle

(Döderleinflora), physikalische (Zervixschleim) und immunologische Faktoren zusammen.

Die Zervix selber ist auch der Übergang von Endo- und Ektozervix. Gerade diese Übergangs- und Transformationszone ist die Schwachstelle im System.

Für viele Frauen ist die psychosomatische Sichtweise nachvollziehbar, nämlich dass die Erkrankung der Zervix auch mit der Abgrenzung zwischen innen und außen zu tun hat. Dass die Reversibilität der Dysplasien auch auf dieser Ebene beeinflusst werden kann, ist zu vermuten.

Wie bei dem Bronchialkarzinom (die Bronchien sind auch ein Übergangsorgan zwischen innen und außen!) ist der Einfluss von externen Faktoren auch beim Zervixkarzinom sehr gut belegt. Auch die dysplastischen Vorstufen lassen sich bei beiden Krebsarten ähnlich gut nachweisen.

Auf Seite 176 wurde im Zusammenhang mit der Onkogenese auf den Unterschied zwischen Sinnesorganen (die die Welt in sich aufnehmen) und Stoffwechsel-Gliedmaßenorganen (mit denen der Mensch sich in der Welt hinaussetzt) hingewiesen. Bei den Verdauungsorganen wird sorgfältig verhindert, dass fremde Substanzen aufgenommen werden, ohne diese bis ihre Bausteine abzubauen. Ganze intakte Zellen werden nie über die Darmgrenze aufgenommen.

Die einzige Ausnahme stellt das weibliche Genitalorgan dar. Da kann die Außenwelt aufgenommen werden, Samenzellen bekommen Zugang bis ins Innere des weiblichen Organismus. Ist das weibliche Genitalorgan damit nicht eigentlich ein Sinnesorgan, das sogar bis ins Stoffliche „die Welt so wie sie ist" in sich aufnehmen kann? Dies im Gegensatz zu dem männlichen Geschlechtsorgan, das nichts aufnimmt, sondern stofflich etwas aus sich heraus in die Welt hineinsetzt, wie das die Gliedmaßen – nicht stofflich – auch machen.

5.2 Zur HPV-Frage

Eine Besonderheit des Zervixkarzinoms ist, dass dieses sich so gut wie nie ohne die Anwesenheit von HP-Viren entwickelt. Bei keiner anderen Krebsart ist der Zusammenhang zwischen einem exogenen Faktor (hier Virus) und der Onkogenese so offensichtlich. Hier kann also eine zu große Offenheit oder zu geringe Abgrenzung weitreichende Folgen haben. Trotzdem bedeutet das nicht, dass es sich hierbei um einen monokausalen Zusammenhang handelt.

5.2.1 Humane Papillomaviren[2]

Humane Papillomaviren haben eine Größe von 55 nm und sind damit auch für Viren sehr klein. Von einem ikosaedrischen Kapsid umschlossen, enthält die doppelsträngige DNA ca. 8000 Basenpaare. HPV repliziert sich im Nukleus der befallenen Zelle. Durch bestimmte Gensequenzunterschiede lassen sich über 100 Subtypen unterscheiden. Durch Unterschiede in dem Kapsid ist die Bindung an spezifische Epithelzellen möglich. Die virale Replikation ist mit einer ausgeprägten Proliferation der epidermalen Zellschichten verbunden. Es kommt zur Para- und Hyperkeratose sowie zur Koilozytenbildung. Im Falle einer malignen Transformation, bei der die virale DNA in die Wirts-DNA integriert

2 Dieser Abschnitt folgt Kuck et al. 2007.

wird, lässt sich in dem Wirtschromosom eine Aktivierung von Onkogenen nachweisen (Friese, Schäfer, Hof 2003, 97). Durch primär zelluläre und nur geringe humorale Immunreaktionen kommt es häufig zu einer spontanen Rückbildung des Befundes.

Die kutanen HPV-Typen verursachen z.B. Hautwarzen bei Kindern im Schulalter. Diese bilden sich meist innerhalb von zwei Jahren zurück.

Die ca. 40 genitomukosalen HPV-Typen werden sexuell übertragen. Die Low-risk-Typen 6 und 11 sind die Hauptverursacher der anogenitalen Warzen (Kondylome), die ebenfalls häufig eine Spontanregression zeigen. Ca. 15 High-risk-HPV-Typen können Dysplasien und Neoplasien, hauptsächlich an der Umwandlungszone der Cervix uteri, hervorrufen. Auch solche Dysplasien sind in ca. 50% der Fälle nach ein bis zwei Jahren nicht mehr nachweisbar. Die Persistenz der HPV-Infektionen an der Zervix nimmt mit dem Alter der Frau zu (Friese, Schäfer, Hof 2003, 98), d.h. bei jungen Frauen kommt es viel häufiger zu einer spontanen Regression!

Die genitale HPV-Infektion wird über Geschlechtsverkehr übertragen. Der Schutz durch Kondome gegen eine Infektion an der Zervix mit High-risk-Typen ist nachgewiesen (Winer et al. 2006).

Ungefähr 70% aller Menschen haben sich im Laufe ihres Lebens mindestens einmal mit einem genitalen HPV infiziert. Die Prävalenz liegt zwischen 3% und 50%.

5.2.2 Zervikale Neoplasien und HPV

Bei 99% der Frauen mit einem invasiven Zervixkarzinom wird ein High-risk-HPV-Infekt nachgewiesen. 70% davon sind Typ 16 und 18. Der Umkehrschluss darf nicht gezogen werden, denn weniger als 1% der Frauen mit einer High-risk-HPV-Infektion erkranken an einem Karzinom. Bei CIN I oder II findet in 50 bis 56% eine Regression statt, bei weiteren ca. 25 bis 35% bleibt der Zustand über viele Jahre stabil und nur 14 bis 20% entwickeln sich zum CIN III (IARC 2005, zitiert in Selg 2009, Hillemanns, Mehlhorn, Rinnau et al. 2007). Auch bei CIN III wird noch eine Regression von 10 bis 33% beschrieben (Kind, Kuhlmann 2004, 1477), während sich bei einer Langzeitstudie nur bei 20% der Frauen mit CIN III ein invasives Karzinom entwickelt hat (Raffle et al. 2003). Persistenz und Progression sind häufiger bei zervikalen Läsionen, z.B. aufgrund anderer Infektionen.

In der Regel braucht es ca. zehn Jahre, bis eine HPV-Infektion zu einem invasiven Karzinom führt.

Nach Konisation bei CIN II oder III bleibt bei ca. 25% der Patientinnen der HPV-Befund im Verlauf positiv (Padberg 2007).

Persistierende High-risk-HPV-Infektionen werden als eine Voraussetzung für die Entstehung einer zervikalen Neoplasie angenommen. Als weitere Co-Faktoren sind bekannt: hormonelle Kontrazeptiva (aufgrund der Substanz und nicht nur durch die Möglichkeit der Promiskuität), Nikotin und wahrscheinlich auch andere vaginale Infekte (z.B. durch Chlamydien) sowie sicher noch viele bisher unbekannte Faktoren.

Die Durchführung einer HPV-Bestimmung routinemäßig bei dem Pap-Abstrich hat weder therapeutische noch klare prognostische Konsequenzen und fördert nur eine ängstliche Entfremdung sowie die Fixierung auf einen Virusbefund, welcher wahrscheinlich nach wenigen Monaten wieder verschwunden ist. Sinnvoll ist der HPV-Abstrich bei einem Pap-III- oder -IIID-Befund, da ein positiver Befund Einfluss auf die weitere Behandlung hat.

(Siehe auch Anhang 7, Merkblatt zur HPV-Impfung, Seite 240)

5.3 Früherkennung und Prävention

Die langsame Dynamik der Entstehung – viele Jahre bzw. Jahrzehnte – und auch die relativ einfache Erreichbarkeit für die Diagnostik bieten beim Zervixkarzinom eine Möglichkeit zur echten Prävention.

Der Erfolg der gynäkologischen Krebsfrüherkennungsuntersuchung mittels Zervixabstrich wird damit belegt, dass es in den vergangenen Jahren eine Reduktion der Inzidenz von 35/1000 (1971) auf 12/1000 (2001) gegeben hat, und dies obwohl die Beteiligung an der Früherkennung bei max. 50 % liegt. Für welchen Teil dieses Rückgangs die Früherkennung verantwortlich gemacht werden kann, ist damit noch nicht geklärt. Fest steht, dass die Zahl der Konisationen bei Befunden, die auch spontan in Regression gehen können, sprunghaft angestiegen ist.

Dieser Rückgang der Inzidenz des Zervixkarzinoms gilt sowohl in Deutschland, wo die Kontrollen bei allen Frauen ab 20 jährlich sind, aber auch z. B. in den Niederlanden, wo nur Frauen zwischen 30 und 60 alle fünf Jahre kontrolliert werden. Auch in den meisten anderen europäischen Ländern findet die Kontrolle in Normalfall nur alle drei Jahre statt.

5.4 Vorgehen bei Dysplasie

Bei einem Pap-IIID-Befund stellt sich die Frage, was während der „Wartezeit“ gemacht wird. Ist nur abwarten und kontrollieren nicht etwas wenig?

- An erste Stelle gehört eine sorgfältige Aufklärung über die Bedeutung des Befundes, die Rolle des HPV und insbesondere über die Rate der Spontanremissionen. Diese beträgt bei CIN II (mäßige Dysplasie) bis zu 40 %, und auch bei CIN III kann es noch in bis zu 15 % bis 20 % der Fälle zu einer spontanen Besserung kommen. Auch muss gut über den sehr langsamen Verlauf dieser Veränderungen informiert werden; dass nicht innerhalb weniger Wochen aus einem CIN II ein invasiver Krebs entstehen kann, da dies in der Regel viele Jahre braucht. Hingewiesen werden soll auch auf die Faktoren, die die HPV-Persistenz fördern.
- Dann steht natürlich eine Beratung zur Lebensführung an, die eine möglichst adäquate Immunantwort fördert. Hier geht es um das Rauchen, die Ernährung, rhythmische Tagesgestaltung, wechselnde sexuelle Kontakte, Wärmehaushalt (insbesondere Füße, Beine, Gesäß).
- Es kann sinnvoll sein, eventuell vorhandene Traumata, Konflikte oder Probleme anzusprechen (oder in eine Therapie überzuleiten), wie frühere oder auch noch aktuelle Grenzüberschreitungen (sexuell oder psychosozial) und überhaupt das Thema Abgrenzung und Öffnung.
- Empfehlungen zur Verhütung: IUP entfernen, Pille absetzen, lieber symptothermale Methode und/oder Kondom.
- Wichtig ist eine gesunde Vaginalflora. Wenn diese nicht vorhanden ist, kann mit z. B. mittels Döderleinpräparaten und/oder *Majorana Vaginalgel* (WALA) (Zusammensetzung: siehe Arzneimittelporträt auf Seite 64) behandelt werden.

Darüber hinaus gibt es ein anthroposophisches lokales Arzneimittel, um so die Chancen einer Remission zu fördern:

- *Antimonit/Formica/Viscum* Vaginalovula (Apotheke an der Weleda) — 2 x wöchentlich für 10 Wochen

  Enthält:
  - Antimonit D6 10 % (Grauspießglanz)
  - Formica D1 1 % (Waldameise)
  - Viscum Mali 5 % (Mistel)

Danach sollte eine Abstrichkontrolle erfolgen. Gegebenenfalls kann die Kur noch einmal wiederholt werden.

Diese Therapie kann gegebenenfalls begleitet werden mit Mistelinjektionen s.c., insbesondere ab CIN III.

Wenn bei einer Konisation der Befund „CIN III gut im Gesunden entfernt" erhoben wird, ist schulmedizinisch die Behandlung abgeschlossen und es wird die übliche (im ersten Jahr drei- bis sechsmonatliche, danach jährliche) Abstrichkontrolle empfohlen. Der Befund ist zwar operativ entfernt, aber die Umstände, die dazu geführt haben, dass sich dieser Befund entwickeln konnte, sind wahrscheinlich unverändert vorhanden. Aus dem Grund ist es sinnvoll, eine drei- bis sechsmonatige Nachbehandlung mit Mistelinjektionen (siehe Kapitel VI.2.4) zu empfehlen, und natürlich noch einmal auf die Bedeutung der Vaginalflora, der immunologischen Gesundheit und der Lebensführung hinzuweisen.

5.5 Therapieziele bei Zervixkarzinom

Die onkologischen Leitlinien legen fest, was bei einem mikroinvasiven Karzinom oder auch bei höheren Stadien zu tun ist. Diese orientieren sich an möglichst großer statistischer Sicherheit. Im individuellen Fall ist es immer lohnend, diese Statistik, die erwarteten Gewinnchancen und die „Number needed to treat" anschaulich zu erklären, sodass die Patientin wissen kann, worüber sie entscheidet und welche Chancen und Risiken für welchen Preis sie auf sich nehmen will.

Wie bei allen adjuvanten, aber auch therapeutischen und palliativen Behandlungen ist es von entscheidender Bedeutung, dass die Patientin nicht in der Therapieentscheidung fremdbestimmt wird, sondern aufgrund guter Informationen und Daten selber mit entscheiden kann und soll.

So kann bei einem mikroinvasiven Karzinom (pT1a1) ohne Hysterektomie weiter beobachtet werden, wenn dies von der Patientin gewünscht wird.

Wie im Kapitel VI.2.4 beschrieben, sollte eine Misteltherapie wenn möglich vor einer Operation angefangen und während und nach einer konventionellen Therapie wie Radiatio und Chemotherapie fortgesetzt werden.

■ 6. Ovarialtumoren

6.1 Das Ovar als Wahrnehmungsorgan

Die Ovarien sind ein relativ kleines, paarig angelegtes Organ, welches gut verborgen und fast frei schwebend im kleinen Becken eingebettet ist. Sie sind weiß oder weißlich, ruhend und werden auch nicht von außen bewegt.

Mit dieser Beschreibung drängt sich eine gewisse Verwandtschaft zum Gehirn auf, welches zwar viel größer ist, aber auch fast paarig ist, weißlich und unbeweglich und sich fast frei schwebend im Liquor in der Schädelschale befindet.

Das Gehirn ist das Zentralorgan des oberen Pols, des Nerven-Sinnes-Systems, wo Qualitäten wie Ruhe, Unbeweglichkeit, aus der Erdenschwere enthoben sein, Spiegelfunktion, Wahrnehmung und Bewusstsein zuhause sind (siehe auch Seite 8). Das Ovar befindet sich aber tief im Bauchraum, wo eigentlich der Ort des Stoffwechselsystems, des unteren Pols ist, da gibt es Bewegung, Wärme, Stoffwechsel und normalerweise keine Wahrnehmung oder Bewusstsein.

Das Ovar macht den Eindruck, tief im weiblichen Stoffwechselbereich ein Element des Nerven-Sinnes-Systems zu repräsentieren. Auch die Physiologie des Ovars weist in diese Richtung. Es ist ein Organ mit einer zweifachen Aufgabe: einerseits Hormondrüse, andererseits bewahrt es die Eizellen und lässt diese ganz langsam und wohl dosiert reifen, um sie dann rhythmisch freizugeben.

Wo sind die Hormondrüsen im Verständnis der Dreigliederung einzuordnen? Hormondrüsen produzieren zwar Hormone, was als Stoffwechselvorgang angesehen werden kann, aber diese Substanzen sind keine Brenn- oder Bau-, sondern Botenstoffe, um Prozesse zu vermitteln, zu koordinieren und zu regulieren, ähnlich wie die Neurotransmitter, aber über längere Distanz und vom Blut übertragen.

Auch bei dem zentralen Nervensystem geht es um Koordination und Regulation, dies setzt aber eine Wahrnehmungsfunktion voraus. Das ZNS nimmt über das periphere Nervensystem wahr, was im Organismus vor sich geht.

Das Ovar nimmt auch wahr, bevor es sekretorisch tätig wird. Es registriert u. a. die LH- und FSH-Spiegel im Blut. Das Ovar nimmt auf diese Weise etwas von der seelischen und physischen Verfassung wahr, um dann regulierend darauf zu reagieren. Diese Seite der ovariellen Funktion hat die Signatur des Nerven-Sinnes-Systems, des oberen Pols.

Eng damit verbunden ist die andere Aufgabe des Ovars, nämlich das Konservieren der schon embryonal angelegten primären Oozyten sowie die Regulation ihrer rhythmischen Reifung und Freisetzung mit der Ovulation.

Was wird da freigesetzt? Eine Eizelle als physische Grundlage, die von außen befruchtet werden kann, um dann in dieser irdischen Substanz Kosmisches empfangen zu können. Auch hier kann eine Parallelität zum Gehirn gefunden werden. Das Gehirn bietet die physische Grundlage, um kosmische Ideen zu Menschengedanken verdichten zu können. Das Wahrnehmen und Aufnehmen einer Samenzelle ermöglicht erst, dass ein kosmischer Impuls, der kosmische Wille einer sich inkarnierende Menschenseele, Erdengestalt annehmen kann.

Das Ovar nimmt über das Blut u. a. die Verfassung des Körpers wahr und kann dann zum richtigen Zeitpunkt mit der befruchteten Eizelle eine Menschenseele wahrnehmend „aufnehmen".

Wir können uns die Lage im Bereich der Ovarien etwa so vorstellen: Im Dämmerdunkel, von vielen und dauernd sich bewegenden und Gluckergeräusche produzierenden Darmschlingen umgeben, liegt/schwimmt/hängt da in größter Ruhe ein weißliches und ovales

Ovar, an dem zuerst gar keine Bewegungen oder Veränderungen bemerkt werden. Erst im Laufe mehrerer Wochen zeigt sich die langsame Bildung eines Bläschens, das immer größer wird und sich dann langsam öffnet. An der Stelle, wo das Bläschen war, entsteht im Laufe einiger Tage vorübergehend der Gelbkörper. Im Vergleich zu der Dynamik in seiner direkten Umgebung ist die des Ovars sehr langsam.

6.2 Embryologie, Physiologie und Zeitgestalt

Eine andere Besonderheit des Ovars ist die „biografische" Zeitgestalt seiner Tätigkeit: Schon in der frühen Embryonalzeit beginnen die Keimdrüsen ihre Entwicklung und etwa ab dem 28. Tag wandern die primordialen Keimzellen in die Gonadenanlagen ein. Es ist wichtig, dass wir uns klar machen, dass das Wort Keimdrüse eigentlich irreführend ist, da das Ovar keine Drüse in dem Sinne ist, dass Keimzellen „produziert" werden, sondern nur ein Ort, an dem die eingewanderten Geschlechtszellen ihre spezifische Differenzierung erfahren. Erst Ende der siebten Woche beginnt die sichtbare Trennung der geschlechtlichen Entwicklung. In den Hoden wird von den Leydig-Zellen schon ab der achten Woche Testosteron entwickelt, während die den Leydig-Zellen entsprechenden Thekazellen des Ovars erst ab der Pubertät das Östrogen produzieren. Bei der Ovarentwicklung proliferieren die Keimzellen in der Rindenzone (also in der Peripherie), bei den Hoden dagegen im Markbereich (zentral). In dieser Rindenzone treten die Keimzellen schon in ihre erste Reifeteilung ein, in deren Prophase werden sie aber durch meiosehemmende Faktoren in ihrer Weiterentwicklung angehalten. Am Ende des fünften Monats beträgt die Zahl der Keimzellen etwa 7 Millionen, ab dem Moment können keine neuen mehr dazukommen. Fast entgegengesetzt ist die Vermehrung der männlichen Keimzellen: Ihr Eintritt in die erste Reifeteilung erfolgt erst mit der Pubertät. Obwohl der embryonale Organismus sich weiterhin in voller Entwicklung und im Wachstum befindet, fängt im Ovar schon ein stetiger Abbauprozess an, indem die Oozytenzahl (Primordialfollikel) sich auf ca. 700.000 zum Zeitpunkt der Geburt reduziert. Bei Beginn der Pubertät sind es nur noch 100.000 (Primärfollikel) und letztendlich werden im Laufe des Lebens einer Frau maximal ca. 350 reife Eizellen entwickelt und bei der Ovulation in Erscheinung treten.

Die Pubertät bedeutet, dass die Ruhephase des Ovars vorerst vorbei ist. Angeregt durch die Östrogenbildung und deren Regulation mittels LH und FSH beginnt die zyklische Aktivität des Ovars. Nach jeder Menstruation fängt eine Kohorte von etwa zehn bis 15 Primärfollikeln ihre Weiterentwicklung an, zuerst erfolgt eine Vermehrung der hormonproduzierenden Follikelzellen (Sekundärfollikel), dann entsteht die Follikelhöhle, bis schließlich nur der dominante Follikel zu einem reifen Graaf-Follikel (Tertiärfollikel) wird und alle anderen auf dem Wege eingegangen sind. Erst kurz vor der Ovulation fällt die Meiosehemmung weg und es kann die erste Meiose, die schon unter Umständen viele Jahrzehnte vorher, nämlich im fünften Embryonalmonat angefangen hat und solange angehalten wurde, fortgesetzt werden, dabei entsteht ein erstes Polkörperchen. Die zweite Meiose erfolgt nach der Ovulation, aber diese wird nur zu Ende geführt, wenn die Eizelle befruchtet wird. Das bedeutet, dass nur sehr wenige Eizellen ihre vollständige Keimzellentwicklung beenden können.

Eine bemerkenswerte radikale Metamorphose findet in dem entleerten Follikel statt, indem aus den östrogenproduzierenden Follikelzellen innerhalb kurzer Zeit der gestagenproduzierende Gelbkörper entsteht. Aber auch diesem ist nur eine sehr beschränkte Lebensdauer gegönnt.

Die Keimzellen wandern in der frühen Embryonalphase von „außen“ in die Gonadenanlage ein und einige wenige davon werden auch wieder nach außen entlassen. Mit jeder Ovulation findet eine Läsion des äußeren Epithels statt; dies fördert vermutlich das Karzinomrisiko.

Irgendwann nach etwa 30 bis 40 Jahren tritt erneut eine Ruhephase des Ovars ein, es findet keine Follikelreifung mehr statt, keine Östrogenproduktion, auf die gonadotrope Stimulation folgt keine Reaktion mehr. Liegt es daran, dass es keine Primärfollikel mehr gibt? Das würde bedeuten, dass Frauen, die oft schwanger waren und lange gestillt haben oder die lange die Pille eingenommen haben, viel später in das Klimakterium kämen, was beides nicht zutrifft. Wahrscheinlich setzt sich der ständige Zerfall der Primärfollikel auch während Schwangerschaft, Stillzeit sowie Pilleneinnahme fort.

Das Ovar hat – wie das Gehirn – nur eine geringe Vitalität und es finden viele Abbauvorgänge statt. Die Aktivitätsdauer ist wesentlich beschränkter als die des gesamten Organismus. Eine der Hauptaufgaben ist das Bewahren und das rhythmisch-sporadische Ausreifenlassen einzelner Keimzellen. Eine weitere Aufgabe ist die hormonelle Versorgung des weiblichen Zyklus.

6.3 Risikofaktoren und Epidemiologie

In Deutschland steht der Ovarialkrebs an fünfter Stelle in der Rangfolge der Inzidenz und bildet ca. 4,8 % aller weiblichen Krebserkrankungen. Die Inzidenz steigt mit zunehmendem Alter, bei 50- bis 75-Jährigen ist sie doppelt so hoch wie in der Altersgruppe von 20 bis 50 Jahren.

Mehr als 90 % der Ovarialkarzinome treten sporadisch auf, Genmutationen von BRCA1/2 sind nur in 5 bis 10 % der Fälle vorhanden. Wenn eine solche Genmutation vorliegt, ist das Erkrankungsrisiko mit 30 bis 50 % deutlich geringer als bei Brustkrebs (80 %). Bei Mutationsträgerinnen steigt das Ovarialkarzinomrisiko erst ab dem 40. Lebensjahr, also meistens nach der Fortpflanzungsphase (Kuschel et al. 2007).

Die wichtigsten Faktoren, die das statistische Erkrankungsrisiko erhöhen, haben mit Reproduktion und Ovulation zu tun. Die Hypothese lautet, dass ständige Ovulationen mit kleinen Traumata und Heilungsvorgängen an der epithelialen Oberfläche des Ovars die Grundlage für Mutationen und Neoplasien bilden. So wird das Erkrankungsrisiko bei Frauen, die länger als fünf Jahre die Pille einnehmen, um 25 bis 35 % gesenkt, auch bei Mutationsträgerinnen wird durch die Pilleneinnahme das Risiko erheblich gesenkt. Eine Schwangerschaft mit Stillzeit bewirkt eine Risikoreduktion von 25 %, bei Multigravidität entsprechend mehr. Dies ist ähnlich wie beim Mammakarzinom. Auch das Phänomen, dass frühe Menarche und spätes Klimakterium das Risiko erhöhen, haben Ovarial- und Mammakarzinom gemein.

Diese Zahlen gelten nur für das Ovarialkarzinom, nicht jedoch für die Keimzell- und Keimstrangtumoren (s. u.).

Es gibt bis jetzt keine Hinweise auf Vorläuferläsionen wie CIN an der Zervix, DCIS in der Brust oder auch TIN beim Testiskarzinom. Auch das Borderlinekarzinom ist keine Vorstufe und wird selten invasiv.

Bei ca. 60 bis 75 % der Erstdiagnosen liegt schon ein Figo-Stadium III bis IV vor, in dieser Gruppe haben nur 25 bis 50 % eine Lebenserwartung von mehr als 5 Jahren.

6.4 Histologische Klassifikation

Histologisch ist eine Vielzahl an Gruppen und Untergruppen zu unterscheiden. In der WHO-Klassifikation werden knapp 50 verschiedene maligne und Borderlinetumoren aufgeführt. Diese Vielfalt ist ein typisches Merkmal des Ovarialkrebses.

Es gibt vier Hauptgruppen der malignen Ovarialtumoren, die alle eine eigene Altersverteilung und eigene Risikofaktoren haben (Schmalfeldt 2007):

- Karzinome (serös, endometrioid, muzinös, klarzellig und Borderline), mit 90 % die größte Gruppe, bei diesen liegt das mediane Alter bei Erstdiagnose bei 64 Jahren,
- Keimstrangtumoren (davon 70 % Granulosazelltumoren, sonst Sertoli-Leydig-Zelltumoren und seltene andere), 5 bis 8 % aller malignen Ovarialtumoren, medianes Alter 54 Jahre,
- Keimzelltumoren (davon 50 % Dysgerminom, sonst Teratom, endodermaler Sinustumor u. a.), nur 1 bis 2 % der malignen Ovarialtumoren, medianes Alter 21 Jahre. Die am häufigsten vorkommenden Keimzelltumoren sind aber reife benigne Teratome (Dermoidzysten).
- Multiple Histologien und Mischformen: 4 %.

6.4.1 Epitheliale Ovarialkarzinome

Für diese größte Gruppe gelten die oben aufgeführten Risikofaktoren. Folgende histologische Gruppen werden unterschieden:

- Seröse Karzinome: Diese stellen mit 50 % aller Ovarialkarzinome die größte Gruppe dar, mikroskopisch zeigen sich feingliedrige papilläre Epithelstrukturen.
- Endometrioide Karzinome: Mit 9 % die zweitgrößte Gruppe, histologisch zeigt sich ein drüsiges Bild, das nicht von endometrioiden Karzinomen des Uterus zu unterscheiden ist, da es häufig mit Endometriose assoziiert ist.
- Muzinöse Karzinome: 6 bis 7 %, unregelmäßig proliferierende muzinöse Drüsenstruktur. Schlecht differenzierte muzinöse Karzinome sind histologisch schwer von Metastasen eines intestinalen Adenokarzinoms zu unterscheiden.
- Klarzellige Karzinome: seltener vorkommend, das histologische Bild zeigt große Tumorzellen mit klarem glykogenreichem Zytoplasma, bei > 50 % liegt auch eine Endometriose vor.
- Sonstige seltenere Formen.

6.4.2 Borderlinetumoren

10 % der malignen Ovarialtumoren gehören der Gruppe Borderline oder Low-malignant-potential-(LMP)-Tumoren an. Diese Tumoren gehören zu den epithelialen Karzinomen und haben definitionsgemäß eine verstärkte atypische Epithelproliferation ohne destruierendes invasives Wachstum. Auch bei den Borderlinetumoren wird unterschieden zwischen serösen, muzinösen, endometrioiden und klarzelligen Tumoren.

Die Standardtherapie beinhaltet eine sorgfältige, vollständige Operation ohne adjuvante Therapie.

6.4.3 Keimstrang-Stromatumoren des Ovars

Keimstrangtumoren haben als Ursprungsgewebe nicht das ovarielle Epithel, nicht die Keimzellen, sondern das ovarielle Stroma (Mesenchym) oder es sind Abkömmlinge der Keimstränge (Sertoli- und Granulosazellen). Diese Tumoren haben ein eher geringes malignes Potenzial.

So wird unterschieden zwischen:

- Granulosazelltumoren: dies ist mit 70% die größte Gruppe der Keimstrangtumoren. Selten ist die juvenile (zwischen zehn und 25 Jahren) Form, meistens (95%) tritt die adulte Form in der Peri- oder frühen Postmenopause auf. Diese Tumoren produzieren meistens Östrogene, was zu einer entsprechenden Symptomatik führt, wie Postmenopause-Blutungen (oder Pseudopubertas praecox). Der therapeutische Nutzen einer adjuvanten Therapie ist nicht eindeutig belegt. Insbesondere die adulte Form ist nur niedrig maligne.
- Sertoli-Leydig-Zelltumoren: sehr seltene Tumoren, androgenproduzierend, meist im Alter von 20 bis 30 Jahren, unterschiedlicher Differenzierungs- und damit Malignitätsgrad.
- Fibrosarkome: Neben den nicht sehr seltenen ovariellen Fibromen gibt es selten die hochmalignen Fibrosarkome.

6.4.4 Keimzelltumoren

Wie ist es möglich, dass Keimzellen, die aus dem Dottersack während der frühen Embryonalzeit in die Keimdrüsenanlagen eingewandert sind und als „nicht individualisierte" Zellen eigentlich der nächsten Generation vorbestimmt sind, die bei der Frau bis zur Reifungsphase „aufbewahrt" und beim Mann ständig vervielfältigt werden, dass diese nicht eigenen und daher „unberührten" Zellen eine lebensbedrohliche Erkrankung bei dem noch recht jungen „Gastgeber" verursachen können? Das ist die Frage, vor die die Keimzelltumoren, sowohl bei Frauen als auch bei Männern, uns stellen.

Was haben diese Tumoren mit dem erkrankten Menschen zu tun, was mit der oben erwähnten „Sinnesorganbildung an falscher Stelle"? Ist es eine alte Erkrankung aus früheren Zeiten oder eine sehr zukünftige, ausgehend von Zellen, die ihr „Leben" noch vor sich haben?

Die Veranlagung der Keimzelltumoren wird in der sehr frühen Embryonalzeit vermutet, also vor Eintritt in das Erdenleben des Patienten. Die meisten erkranken in einem Alter, in dem die Lebensphase der Fortpflanzung gerade oder gerade noch nicht angefangen hat (Frauen deutlich früher als Männer). Handelt es sich um eine Erkrankung der Keimbahn, die als ein durchgehender Strom durch die Generationen angesehen werden kann? Oder ist es vor allem der Organismus, der nicht ausreichend in der Lage ist, ein gewisses Potenzial dieser Keimzellen in Schach zu halten? Diese Krebsart stellt uns wirklich vor ein Rätsel.

Histologische Untergruppen der Keimzelltumoren sind:

- Dysgerminome: Diese kommen mit 50% der malignen Keimzelltumoren der Frau am häufigsten vor, sie gehen von den undifferenzierten Primordialzellen aus und entsprechen dem Seminom beim Mann. Das mittlere Alter der Erstdiagnose liegt bei 22 Jahren. Dysgerminome sind sehr chemotherapiesensibel.

- Die zweite Gruppe betrifft die embryonalen Karzinome, bei denen zwischen Karzinomen mit extraembryonaler (z.B. endodermale Sinustumoren) und mit embryonaler Differenzierung (z.B. reife und unreife Teratome) unterschieden wird.
- Dottersacktumor oder endodermaler Sinustumor: Etwa 20% der Keimzelltumoren sezernieren meistens Alpha-Fetoprotein (AFP); mittleres Alter bei 19 Jahren. Kennzeichnend ist ein schnelles und aggressives Wachstum. Gute Prognose wegen der hohen Chemosensibilität.
- Teratom: Das reife benigne Teratom oder die Dermoidzyste kommt 25-mal häufiger vor als die unreife maligne Form. Die Letzteren sind meist große Tumoren, 20 bis 25 cm, das mittlere Diagnosealter beträgt 19 Jahre. Histologisch finden sich unterschiedlich differenzierte unreife Anteile aller drei Keimblätter. Auch diese Tumoren haben mit Chemotherapie eine sehr gute Prognose.
- Sehr selten ist das ovarielle Chorionkarzinom (also nicht schwangerschaftsassoziiert), das embryonale Karzinom.

6.4.5 Gliederung der malignen Ovarialtumoren

Wenn man die Borderlinetumoren und die Mischformen weglässt, haben wir es mit drei Gruppen zu tun.

Die Karzinome gehen von dem Oberflächenepithel aus, verbreiten sich schnell, kommen vor allem bei etwas älteren Frauen vor. Diese Tumoren treten am allerhäufigsten auf. Man kann sie eher dem oberen Pol zuordnen.

Die Keimstrangtumoren gehen von dem verbindenden und stützenden Gewebe aus, sie sind nicht sehr maligne, kommen bei etwas jüngeren Frauen vor. Sie entsprechen dem mittleren Gebiet.

Die Keimzelltumoren sind die seltensten, sie gehen aus von den eigentlichen Akteuren des Ovars und treten bei jungen Frauen auf. Sie sind deutlich aggressiver als die Keimstrangtumoren, obwohl die allermeisten dieser Sorte gutartig sind (Dermoidzyste). Diese Tumoren repräsentieren den unteren Pol, den Willenspol.

6.4.6 Vergleich zu Hodentumoren

Bemerkenswert ist, dass bei den männlichen Keimdrüsen 90% der malignen Tumoren Keimzelltumoren sind. Bei den Ovarien beträgt der Anteil der Keimzelltumoren nur 1 bis 2%!

Das mediane Alter bei Erstdiagnose des Hodenkrebses liegt bei 30 Jahren. Die Zahl der Hodenkrebs-Neuerkrankungen in Deutschland verdoppelte sich in der zweiten Hälfte des 20. Jahrhunderts!

Der Unterschied in dem Vorkommen von Keimzelltumoren bei Frau und Mann ist vielleicht dadurch zu erklären, dass die Gesamtzahl der Oozyten im fünften Embryonalmonat schon erreicht ist und danach nur noch abnimmt, also keine Vermehrung mehr stattfindet und wenig Vitalität vorhanden ist. Das Gegenteil finden wir bei dem Mann: Ein rasches und fast unbegrenztes Vermehrungspotenzial charakterisiert die Spermatogenese.

6.5 Therapieziele

Die ausführliche Beschreibung der Embryologie, Physiologie und Pathophysiologie des Ovars war zum besseren Verständniss der verschiedenen malignen Erkrankungen gemeint. Es würde den Rahmen dieser Darstellung sprengen, wenn wir die konventionellen Therapieschemata und Vorgehensweisen auflisten würden. Leider haben wir momentan noch keine Erfahrung oder Hinweise dafür, ob bei den unterschiedlichen histologischen Untergruppen der malignen Ovarialtumoren unterschiedliche Mistelarten indiziert sein können. Da die allermeisten Patientinnen mit malignen Ovarialtumoren postoperativ eine adjuvante Behandlung durchführen lassen, ist die Misteltherapie in solchen Situationen begleitend zu der konventionellen adjuvanten Therapie.

Mehrere kontrollierte Studien konnten belegen, dass die Lebensqualität und die Toleranz einer Chemo- und/oder Strahlentherapie statisch signifikant besser waren bei Patientinnen, die zusätzlich eine Mistelbehandlung bekamen (Kienle et al. 2009).

Ansonsten gelten für diese Patientinnen die Empfehlungen, die in Kapitel 6.1 und 6.2 ausgeführt wurden.

7. Endometriumkarzinom

7.1 Einführung

Verschiedene Besonderheiten des Organs Uterus wurden schon in Kapitel 4.6.2. beschrieben. Der Uterus ist jenes wunderbare Gebilde, das wie ein zweites Herzorgan in einem kosmischen Rhythmus lebt. Er kann sich öffnen und verschließen, er kann aufnehmen und weiterleiten, empfangen und schützend lebenspendend gedeihen lassen und stellt sich dabei in den Dienst der nächsten Generation. Im Allerinnersten dieses mächtigen Muskelorgans befindet sich ein Hohlraum. Eigentlich ist das Cavum uteri nur ein potenzieller Raum, der nur dann zum Raum wird, wenn er als solcher genutzt wird. Er hat die Fähigkeit, zu einem lebenfördernden Freiraum, einem schützenden Innenraum zu werden. Wird er nicht als solcher benutzt, ist dieser Raum nur als Möglichkeit vorhanden und bietet Platz für die lebendig atmende Auskleidung, das Endometrium. Es hat fast etwas Geheimnisvolles, dass ein solcher Raum, der zwei Zugänge hat (eigentlich sind es drei, aber einer ist gepaart vorhanden, einer ist ungepaart) und eine solche dicke wohlgeformte Muskelwand um ein Inneres herum, nur als Möglichkeit vorhanden ist.

7.2 Embryologie und Physiologie

Embryologisch werden beide Müller-Gänge im cranialen Bereich zur Tube und wachsen kaudal zusammen, sodass das Uteruslumen entsteht. Bekannt sind der Uterus duplex und bicornis als Entwicklungsanomalien beim unvollständigen Zusammenwachsen. Was ursprünglich von der Veranlagung her ein zweigeteiltes Organ mit vier Zugängen war, wird im Laufe der Embryonalentwicklung zu einem ungeteilten Hohlraumorgan mit zwei Tuben und einer Zervix. Im Vergleich zum Herzen fällt auf, dass dieses Hohlraumorgan noch zweigeteilt ist und seine vier Zugänge behalten hat.

Der ausgewachsene Uterus wird untergliedert in die Tuben, den Korpus und die Zervix. Er ist während einer Schwangerschaft zu enormem Gestalt- und Funktionswandel in der Lage. Nicht nur das Myometrium, auch das Endometrium zeigt physiologische

Einmaligkeiten, die sonst nirgendwo in dieser Art auftreten. Wo gibt es sonst ein Organ, das spontan ohne Verletzung regelmäßig immer wieder über mehrere Tage blutet? Von der Pubertät bis zum Klimakterium wird jeden Monat die hoch aufgebaute funktionelle Schicht des Endometriums blutig abgestoßen. Dies kann unter Umständen sogar zu erheblichem Blutverlust und zu Blutarmut führen. Innerhalb von ca. zehn Tagen wird während der östrogenbetonten Proliferationsphase ein 6 bis 10 mm dickes, sehr gut durchblutetes und drüsenreiches Endometrium aufgebaut. Nach der Ovulation folgt die progesterongeprägte Sekretionsphase, in der das Gewebe weiter ausdifferenziert wird, die Drüsen und Gefäße winden sich, bis ca. sechs Tage später der Zeitraum der maximalen Aufnahmefähigkeit ensteht. Wenn dieser nicht in Anspruch genommen wird, nimmt der Progesteronspiegel ab, der erreichte Zustand kann nicht länger gehalten werden und die Menstruation wird vorbereitet.

Während dieses monatlichen Wechsels wird physisch-organisch bildhaft zum Ausdruck gebracht, wie die ätherische Wachstumstendenz in der ersten Phase in Erscheinung tritt und dann, kurz bevor das Wachstum zur Wucherung wird, die Ovulation stattfindet und wachstumshemmende ausdifferenzierende Kräfte der oberen Wesensglieder überhandnehmen, was sich dann zum Schluss in der blutigen Abstoßung und Ausscheidung steigert.

Wieder drängt sich der Vergleich mit dem Herzen auf: Während der Diastole findet die Entspannung und Zunahme statt, dann folgt der Einschlag des oberen Menschen in der Kontraktion der Systole, was zur Folge hat, dass das Blut das Herz wieder verlässt, ausgeschieden wird.

7.3 Endometriumhyperplasie

Anders als der Uterus kennt das Herz fast keine onkologischen Erkrankungen, sehr selten sind die primären Sarkome des Herzens, selten auch die Metastasen (z. B. des malignen Melanoms) (Lam, Dickens, Chan 1993). Von den malignen Entartungen des Corpus uteri ist das Endometriumkarzinom weitaus am häufigsten, weniger häufig kommen Sarkome und die gestationellen Trophoblasterkrankungen vor. Es wurde schon darauf hingewiesen, dass die Geschlechtsorgane auffällig häufig erkranken (siehe S. 87).

Bei der Pathogenese des Zervixkarzinoms spielt die chronische Reizung und virale Infektion eine große Rolle, beim Endometriumkarzinom ist es vor allem die ungehemmte proliferierende Wucherung, die ungenügend durch die wachstumshemmende Gestaltung in die Schranken gewiesen wird. Als Vorstadium des Karzinoms gilt die Endometriumhyperplasie. Es wird unterschieden zwischen der einfachen Hyperplasie ohne Atypien (früher glandulär-zystische Hyperplasie genannt), der komplexen Hyperplasie ohne Atypien (früher adenomatöse Hyperplasie) und der Hyperplasie mit Atypien (Dannecker et al. 2007). Bei der komplexen Hyperplasie mit Atypien ist in 29 % mit einer Progression zum Karzinom zu rechnen, bei 14 % mit einer Persistenz und immerhin auch in 57 % mit einer spontanen Regression (Kurmann et al. 1985, zitiert in Dannecker et al. 2007).

Sehr wirksam bei der Hyperplasie wie auch beim Karzinom ist die Behandlung mit Medroxyprogesteronacetat (MPA), was bestätigt, dass die gestagenbetonten Differenzierungseinflüsse im Verhältnis zu dem östrogenassozierten Wachstum viel zu schwach sind.

Diese Hyperplaie-Neigung kann auch mit Arzneimitteln der Anthroposophischen Medizin behandelt werden:

- *Melissa/Phosphorus comp.* Dilution (Weleda) — morgens und mittags 15 Trpf.
  (Zusammensetzung: siehe Arzneimittelporträt auf Seite 51)

Es ist vor allem die Kombination von Agnus castus, Corpus lutea und Phosporus, begleitet von den vier deutlich astralitätsdurchdrungenen Heilpflanzen (Majorana, Melissa, Levisticum, Pulsatilla), die die wachstumshemmende und gestaltungsfördernde Wirkung der zweiten Zyklushälfte anregt.

Diese Wirkung kann noch unterstützt werden mit:

- *Stibium arsenicosum* D8 Ampullen (Weleda) — 1 x täglich 1 Amp. s. c.

Hier ist es die tonisierende Wirkung des Arsens und die gestaltende Wirkung des Antimons, die vor allem der Verselbstständigung von Flüssigkeits- und Wachstumsprozessen im Bereich der Schleimhäute entgegenwirkt.

Bei Hyperplasie mit Atypien wird üblicherweise die Hysterektomie empfohlen oder sonst zumindest drei Monate MPA.

Wenn die Patientin trotz Aufklärung einen anderen Weg gehen will, ist o. g. Therapie kombiniert mit Mistel eine Option, wenn nach drei bis sechs Monaten eine Histologiekontrolle stattfindet. Hierbei ist z. B. zu denken an:

- *abnobaVISCUM Fraxini* 2 mg Ampullen (Abnoba) — 2–3 x wöchentlich 1 Amp. s. c.

7.4 Endometriumkarzinom

Das Endometriumkarzinom ist in Deutschland das vierthäufigste Malignom bei Frauen, kommt aber bei der Mortalität auf Platz neun (DKG, DGGG 2008). Die große Mehrzahl der Endometriumkarzinome sind östrogenabhängig (Typ I), dabei gelten als Risikofaktoren Östrogen-Monotherapie, Adipositas (BMI > 25), Diabetes mellitus, PCO-Syndrom, Nulliparität, lange Lebensphase mit Menstruationsblutungen sowie Mammakarzinom in der eigenen Anamnese.

Beachtlich ist, dass Faktoren, die eher vitalitätshemmend sind, wie Rauchen und die Einnahme der Pille, risikosenkend sind. Auch Multiparität und körperliche Belastung verringern das Risiko, ein Endometriumklarzinom zu bekommen (DKG, DGGG 2008). Die Erkrankungshäufigkeit nimmt mit steigendem Alter zu, nur recht selten tritt es unter 40 Jahren auf.

Die Standardbehandlung nach histologischer Diagnosestellung und präoperativem Staging ist die Operation. Der Umfang der empfohlenen operativen Therapie ist stadiumabhängig.

Für die begleitende und adjuvante Behandlung im Rahmen der Anthroposophischen Medizin gelten die Empfehlungen wie in Kapitel 6.1 und 6.2 beschrieben.

*

Hiermit wird die Besprechung der gynäkologisch-onkologischen Erkrankungen abgeschlossen. Einige Krankheitsbilder sind gar nicht zur Sprache gekommen. Ziel dieser Ausführungen war es, Anregungen zu geben, wie wesentliche Aspekte der organspezifischen und individuellen Krebsdisposition, -entstehung und -therapie mehr und mehr erkannt werden können. Es war nicht die Absicht, sämtliche gynäkologischen Erkrankungen zu beschreiben und entsprechende Therapien zu empfehlen, sondern anhand häufig auftretender Diagnosen Wege zu zeigen, wie auch bei anderen Erkrankungen Herangehensweisen zum tieferen Verständnis der Diagnose und zur Therapiefindung möglich sind.

ÜBER DIE GESINNUNG IN DER ANTHROPOSOPHISCHEN MEDIZIN

Abschließend, wie eine Art Nachwort, möchte ich mit einigen kurzen Worten auf die eigentliche Essenz der Anthroposophischen Medizin und den Weg zum Arzt-Sein im Dienste dieser Medizin hinweisen.

Das innere Anliegen eines jeden Arztes ist es, kranke Menschen zu heilen oder ihnen zu helfen.

Das hohe Ziel oder der Kulturauftrag der Anthroposophie als moderner Geisteswissenschaft ist es, den Menschen einen Erkenntnisweg anzubieten, der es ihnen ermöglicht, den geistigen Ursprung von Welt und Mensch zu erkennen sowie an der Verwirklichung des geistigen Ziels von Welt und Mensch verantwortungsbewusst mitzuarbeiten.

Dieses geistige Ziel wurde durch Christus auf Golgatha vorgelebt, indem er seinen geistigen Ursprung existenziell mit dem Physischen der Welt bis in den Tod verbunden hat und er durch die Überwindung des Todes, durch die Auferstehung einen drohenden Sieg des Irdischen über das Geistige, der einem Sieg der Gegenmächte gleichkäme, verhindern konnte.

Dieser drohende Sieg ist aber für die heutige Weltkulturlage nicht abgewendet. Die moderne Menschheit droht fast vollständig an die physische Welt gekettet und von ihr bestimmt zu werden, von einem geistigen Ursprung oder von Auferstehung ist nicht viel bemerkbar.

Durch die Einflüsse der Technik (Biochemie, Kernphysik etc.) auf Landwirtschaft, Medizin und andere Felder des menschlichen Alltags taucht der Mensch und mit ihm die Natur immer tiefer in die Verstofflichung ein und beschränkt seine Existenz zunehmend auf das Leben zwischen Geburt und Tod, ohne für diese Technikeinflüsse ein heilendes Gegengewicht zu haben. In dem letzten Aufsatz, den Rudolf Steiner kurz vor seinem Tod verfasste, wird beschrieben, wie die Menschheit von den in der modernen Technik waltenden Gegenmächten (Ahriman) überwältigt zu werden droht, wenn sie nicht die Kraft aufbringt, die Inhalte der Geisteswissenschaft erkennend aufzunehmen, denn nur dann wird sie in der Lage sein, in der Welt heilsam Ahriman gegenüberzutreten (Steiner 1998a, 258).

Das Ziel der Anthroposophischen Medizin ist es, Kranke zu heilen auf eine Weise, die versucht, den Menschen vor der Reduktion auf sein Physisches zu bewahren, indem jede Heilung wie eine Art Auferstehung des Geistigen über das Physische werden kann.

Wenn jemand sich als Arzt in den Dienst dieses geistigen Ziels der Menschheitsentwicklung stellen will, ist es erforderlich, sein Innenleben durch Schulung und Meditation so zu entwickeln, seine Seelenqualitäten so zu schärfen, dass er in seinem Denken den Patienten in seiner Erkrankung und die Natur mit ihrem Heilmittelschatz erkennen lernt; dass er in seinem Fühlen liebevolles Mitgefühl als Grundlage für die ärztliche Behandlung entwickelt; und dass er in seinem Willen Geistesgegenwärtigkeit übt, um im richtigen Moment die individuell passende Therapie anwenden zu können.

So kann er für den erkrankten Menschen und auf diesem Weg indirekt auch für die Menschheit Momente der Auferstehung im Dienste des Christus-Heiland-Impulses ermöglichen.

Wer als Arzt diese Gesinnung in seiner Seele entwickeln und immer wieder neu wachrufen will, braucht dafür mehr als gute Absichten. Das Ziel, sich als Repräsentant in den Dienst eines christlich-esoterischen Heilimpulses stellen zu wollen, ist ein hohes Ziel und ein anspruchsvoller Weg. Es reichen dafür nicht einfach ein paar Fortbildungskurse. In einem Kursus für junge Ärzte und Medizinstudenten sagte Rudolf Steiner 1924: „Der esoterische Weg ist eben entweder ein schwieriger oder er ist gar keiner. Und man kann eine esoterische Entwicklung nicht auf einem bequemen Weg erreichen. (...) So dass es sich sozusagen nicht handeln kann beim esoterischen Weg um eine Beigabe, sondern dass es sich nur handeln kann um eine völlige Erfüllung des Lebensweges mit den esoterischen Impulsen.“ (Steiner 2009b, 74)

Ein solcher Weg bedarf:

- eines sorgfältigen Studiums der geisteswissenschaftlichen Erkenntnisse,
- aber auch eines sozialen Zusammenschlusses, um gemeinsam mit anderen diesen Impuls verwirklichen und umsetzen zu können,
- und als zentrale Voraussetzung gilt der treue Wille, ein meditatives Leben zu führen.

In diesem erwähnten Kursus hat Steiner viel über diesen Weg gesprochen und dabei fünf fachspezifische Meditationen gegeben und erläutert.

„Gerade wenn es sich um das Arztwerden handelt, so sollte man im tiefsten Sinne des Wortes bedenken: Arzt werden sollte nicht so aufgefasst werden, wie man es heute auffasst, in einen Beruf hineinzukommen. Sondern Arzt werden sollte man eigentlich durch innere Berufung, durch innere Hingabe an das Heilen und so weiter. Und wenn man diesen Trieb, zu heilen, im Allgemeinen empfindet, dann wird man die Wegleitung haben an dieser Meditation und wird dann dem Ziele zugeführt. Es ist vielleicht bei wenigen Berufen so schädlich, wenn man den Beruf als äußere Verpflichtung auffasst, wie gerade beim Arztberuf. Es gehört eben durchaus zum Arztberuf Liebe zur Menschheit und ein wirkliches selbstverständliches Sich-Hineinfinden in das Arztsein.“ (Steiner 2009b, 159)

Die hier wiedergegebenen GAÄD-Merkblätter können bestellt oder von www.gaed.de heruntergeladen werden.

Anhang 1: Merkblatt für werdende Eltern über die Plazenta

Was tun mit der Nachgeburt?

Die Entwicklung eines Kindes im Mutterleib ist untrennbar mit der Entwicklung der Plazenta (Mutterkuchen) und der Eihäute (Fruchtblase etc.) verbunden. Während der Embryonalzeit bilden diese Hüllen eine kleine Welt für sich. Sie ermöglichen, dass das Kind im Fruchtwasser schwebend – wie in einem eigenen Kosmos – sich frei von den Kräften der Erde, z. B. der Schwerkraft, entwickeln kann.

Mit dieser Informationsschrift möchten wir Ihnen das Besondere dieser Organe näherbringen und Sie zu einem bewussten, individuellen Umgang mit der Nachgeburt (Plazenta und Eihäute) Ihres Kindes ermutigen.

Sowohl der sich entwickelnde Embryo als auch die Plazenta und Eihäute stammen aus der Befruchtung von Eizelle und Samenzelle. Es bildet sich daraus in den ersten drei Wochen nicht gleich der Embryo, sondern zunächst schrittweise ein gegliedertes embryonales Hüllen- und Höhlensystem, das die angemessene Entwicklungsumgebung für das Kind schafft. Mitten darin entwickelt sich dann aus einem zentralen Anteil der eigentliche Embryo und bildet schließlich eine geschlossene Körperform. Aus den Embryonalhüllen entstehen Plazenta und Eihäute.

Der Name Mutterkuchen kann missverstanden werden, so als ob es sich um ein Organ der Mutter handele. Die Plazenta und die Eihäute sind jedoch zu 98 Prozent kindliches Gewebe und kindlichen Ursprungs. Beide, Plazenta und Embryo, entwickeln sich auf der genetischen Grundlage beider Eltern. Doch während sich in dem Kind ganz vielfältige Strukturen, verschiedene Gewebe und Organe und insbesondere Innenräume herausdifferenzieren, entwickelt sich außerhalb des kindlichen Leibes die Plazenta zu einem einheitlichen Organ, das auf seine Umgebung hin orientiert ist. Als universelles Organ übernimmt die Plazenta vielfältige Funktionen: die der Lunge, der Nieren, der Leber, der Hormondrüsen, der Wärmebildung und des Verdauungssystems des Kindes, die später die „inneren“ Organe des Kindes übernehmen. Gleichzeitig stellt sich die Plazenta in dieser Aufgabe vermittelnd (sowohl verbindend als auch abgrenzend) zwischen den mütterlichen und kindlichen Organismus. Damit leistet sie einen ganz entscheidenden Beitrag zum Gelingen des Werdens und Wachsens des Kindes.

In der Anthroposophischen Medizin werden die umgebenden Embryonalhüllen und die Plazenta als ein physisches Korrelat des geistigen Wesens des Kindes aufgefasst, das in der Embryonalzeit seinen individuellen menschlichen Organismus für ein irdisches Leben aufbaut.

Die Plazenta besteht also aus eben solchem „kindlichen Gewebe“ wie der Leib des Kindes. Sie ist daher als ein dem noch ungeborenen Kind zugehöriges außerhalb gelegenes Organ zu verstehen. Mit der Geburt des Menschen vollendet die Plazenta ihre Aufgabe. Sie wird in aller Regel kurze Zeit nach dem Kind geboren und von dem Kind getrennt. Mit der Geburt ist also auch ein Trennungs-, ein Sterbeprozess verbunden: Das vorgeburtliche Ur-Organ des Kindes stirbt und wird als Nachgeburt geboren.

Was wird nun mit der Nachgeburt getan? Wird sie entsorgt, beerdigt oder für andere Zwecke benutzt? In vielen Kulturen zeugen verschiedenste Bräuche – meist in der Form einer rituellen Beisetzung der Nachgeburt –, dass den vorgeburtlichen Hüllen des Kindes Ehrfurcht und Respekt entgegengebracht wurden. Aus dem Blick auf die höhere Einheit von Kind und Plazenta im vorgeburtlichen Leben ergibt sich auch heute die Frage nach einem achtsamen Umgang mit diesem Organ nach der Geburt.

Plazenta-Entsorgung

Üblicherweise wurden bis vor 10 Jahren die Plazenten der Kosmetikindustrie übergeben, die deren Hormone verwendete. Davon hat man inzwischen allgemein Abstand genommen. Heute werden die Nachgeburten meistens in der Krankenhausverbrennungsanlage entsorgt.

Plazenta-Beerdigung

Manche Eltern nehmen die Nachgeburt mit und beerdigen diese im Wald oder in ihrem Garten und pflanzen einen Baum oder z.B. einen Rosenbusch darauf.

Plazenta als potenziertes Medikament

Es gibt Firmen und Apotheken, die aus einem kleinen Stück der Plazenta potenzierte Arzneimittel herstellen. Potenzierte Plazenta ist für die Behandlung verschiedener körperlicher und seelischer Probleme desselben Kindes im weiteren Verlauf seines Lebens, aber auch der Mutter gedacht. Aus ganzheitlicher Sicht stellt sich allerdings die kritische Frage, ob es wirklich sinnvoll und möglich ist, aus diesem besonderen, aber bereits abgestorbenen Organ ein Heilmittel zu machen.

Nabelschnurblut als Stammzell-Rücklage

Nabelschnurblut, das heute tiefgefroren aufbewahrt werden kann, ist eine Quelle für die Gewinnung von Stammzellen. Im Rahmen einer Behandlung mancher Blutkrebserkrankungen kann eine Stammzelltransplantation notwendig sein, um die Blutbildung wieder zu ermöglichen. Hierzu eignen sich Stammzellen aus dem Blut oder Knochenmark Erwachsener, aber auch Stammzellen aus Nabelschnurblut. Nabelschnurblut kann in nicht-kommerziellen Blutbanken gespendet werden, dann steht es jedem, für den seine Eigenschaften zutreffen, zur Verfügung.

Verschiedene private Firmen bieten dieses teure Verfahren kommerziell an. Die Nabelschnur-Stammzellen sind dann nur für das eigene Kind und ggf. für Geschwister zu verwenden. Wenn Sie die Entnahme des Nabelschnurblutes wünschen, bedarf es in jedem Fall der Vorbereitung und Organisation vor der Geburt und es ist notwendig, die Nabelschnur direkt nach der Geburt zu durchtrennen.

Die vorbeugende Lagerung zum Zwecke der privaten Nutzung ist derzeit medizinisch nicht sinnvoll, ggf. mit Ausnahme von Familien mit besonderer Krankheitsbelastung durch Blutkrebs, z. B. bereits erkrankten Geschwister.

Dieses Merkblatt wurde von der Gesellschaft Anthroposophischer Ärzte in Deutschland 2009 herausgegeben.

Anhang 2: Merkblatt über die „Pille"

Die „Pille" ist eine seit ca. 1960 erprobte und als sehr zuverlässig geltende Verhütungsmethode – und gerade bei jungen Frauen sehr beliebt: Fast 70 Prozent der Jugendlichen verhüten mit der Pille, obwohl heute auch die Infektionsverhütung (Kondom) eine immer größere Rolle spielt. Da die Pille jedoch nicht frei von Risiken und Nebenwirkungen ist, lohnt es sich, Vor- und Nachteile sorgfältig abzuwägen. Welche Auswirkungen hat die Pille auf den weiblichen Organismus, insbesondere auf den jugendlichen? Welche anderen Verhütungsmethoden gibt es? Diese Fragen, die viele junge Menschen und auch deren Eltern bewegen, möchte das vorliegende Merkblatt beantworten, um so bei der Entscheidung für oder gegen diese Form der Verhütung hilfreich zu sein.

Wie wirkt die Pille?

Die Pille enthält synthetische Hormone, die den Hormonen des Eierstocks entsprechen. Das gilt auch für den „Scheiden-Ring" und das „Pillen-Pflaster", die in ihren Substanzen (und ihren Risiken und Nebenwirkungen) mit der Pille identisch sind, nur wird die Substanz an anderer Stelle in den Organismus aufgenommen. Durch die Einnahme der Pille wird die Funktion der Eierstöcke unterdrückt. Auch die Bildung von Hormonen in der Hirnanhangdrüse, die im „Dialog" mit den Eierstöcken stehen, erlischt vorübergehend. Komplexe Wechselwirkungen, die dem weiblichen, rhythmischen Zyklus zugrunde liegen und die mit vielen anderen körperlichen und seelischen Funktionen vernetzt sind, werden somit ausgeschaltet. Dabei ist gerade dieses Rhythmische für den weiblichen Organismus charakteristisch. Der männliche Organismus kennt dieses rhythmische Prinzip nicht. In ihm ist Gleichmäßigkeit und Stetigkeit vorherrschend.

Die Schwingungsfähigkeit im weiblichen Zyklus gilt sowohl für körperliche als auch seelische Funktionen. An ihre Stelle wird unter Pilleneinnahme eine gleichförmige Steuerung in einem festen Takt gesetzt.

Wie wird die Pille eingenommen?

Mit dem ersten Regeltag wird die Pille 21 Tage lang eingenommen, in den dann folgenden sieben Tagen Pause kommt es zur Blutung. Mittlerweile wird die Pille auch drei Monate lang durchgehend empfohlen und erst dann eine Woche Pause gemacht mit der typischen Blutung. Bei Erbrechen, Durchfall oder Antibiotika-Einnahme ist die Sicherheit der Pille nicht gewährleistet, ebenso wenig, wenn einzelne Pillen vergessen wurden. In solchen Fällen muss bis zum Beginn der neuen Packung zusätzlich mit Kondomen verhütet und die laufende Pilleneinnahme fortgesetzt werden.

Welche Nebenwirkungen hat die Pille?

Die Pille verhindert den Eisprung, indem sie keinen Zyklus mehr zulässt. Sie blockiert die hormonelle Regulation und die Interaktion zwischen Gehirn (Hirnanhangdrüse) und Geschlechtsorganen. Lästige Nebenwirkungen der Pille können sein: Gewichtszunahme, Pickel, Haarausfall, Übelkeit. Darüberhinaus begünstigt die Pille Abwehrschwäche und Infektanfälligkeit: Scheideninfektionen mit Pilzen (Candida) und anderen Erregern, aber auch andere Infektionen, treten deutlich häufiger auf. Studien zeigen außerdem immer wieder, dass das Risiko für Thrombose und Embolie, Herzinfarkt und Schlaganfall um 10 Prozent (bei Frauen, die gleichzeitigen rauchen, um 30 Prozent) sowie das Risiko, einen Lebertumor zu bekommen, steigt. Beobachtet wird außerdem immer wieder, dass unter der Pilleneinnahme sexuelle Lustlosigkeit, Antriebsschwäche und Depressionen vermehrt auftreten. Bei Langzeiteinnahme nimmt das Krebsrisiko für die Brust und den Muttermund zu. Das Risiko, an Eierstockkrebs zu erkranken, sinkt jedoch.

Aufgrund der möglichen Nebenwirkungen und der Beeinträchtigung des weiblichen Organismus sollte die Pille abgesetzt werden, wenn keine Verhütung nötig ist. Treten nach dem Absetzen Zyklus- und Rhythmusstörungen auf, können diese oft mit anthroposophischen, pflanzlichen oder homöopathischen Arzneimitteln erfolgreich behandelt werden.

Kritisch angemerkt

Für Sie

Die „Pille“ ist ein stark wirksames empfängnisverhütendes Hormonpräparat, das die Funktion vieler Organe beeinflusst – also Auswirkungen auf den gesamten weiblichen Organismus hat. Außer zur Verhütung wird sie auch eingesetzt, um die unregelmäßige oder schmerzhafte Regelblutung zu korrigieren oder um Akne zu behandeln. Bei der Verhütung geht es darum, das Drama einer ungewollten Schwangerschaft zu verhindern – eventuell auch das einer Abtreibung. Die Pille ist ein sicheres Verhütungsmittel, bringt aber auch die genannten Risiken und Nebenwirkungen mit sich. Gerade bei jungen Frauen, bei denen der Zyklus als gleichsam lernendes rhythmisches System noch ausgebildet und individualisiert wird, sollte man ein solches Eingreifen differenziert abwägen.

Für Ihn

Selbstverständlich ist Verhütung heute keine alleinige Frauensache. Aber wie kann die Verantwortung für die Verhütung gemeinsam getragen werden? Die Alternativen zur Pille sind zwar weniger bequem, aber dafür weniger belastend für die Frau. Außerdem verschärft die Pille das Problem des fehlenden Schutzes vor sexuell übertragbaren Krankheiten, da sie die Infektionsabwehr schwächt.

Für die Eltern

Junge Menschen haben Neugierde und Freude an Begegnungen, Beziehungen und Sexualität. Zum Erwachsenwerden gehört es auch zu lernen, selbst Verantwortung zu tragen. Dies gilt für die Sexualität wie für alle anderen Dinge des Lebens. Bezogen auf die Verhütung bedeutet dies: Bei Mädchen in der Pubertät entwickelt der junge weibliche Organismus erst langsam eine regelmäßige Hormonproduktion – es dauert oft Jahre, bis die Frau ihren Zyklus individualisiert hat. Dieser Lernprozess des Organismus betrifft nicht nur den Körper, sondern ebenso das seelische Empfinden. Dabei treten die Mädchen aus der einheitlichen Stabilität des kindlichen Organismus und müssen nun mit dem dauernden Wechsel zu Recht kommen, um sich schließlich mit dem (immer zuverlässiger werdenden) Rhythmus zu identifizieren. Dieser empfindliche Prozess der Individualisierung wird durch die Einnahme der Pille gestört. Für die Mädchen kann es dadurch viel schwieriger werden, ihre Weiblichkeit kennenzulernen und ihre spezifisch weiblichen Potenziale anzunehmen.

Welche Verhütungsmethoden gibt es noch?

Kondome

Kondome schützen vor Schwangerschaft, HPV, HIV, Chlamydien, Hepatitis B und C und vielen anderen Erregern. Vorteil: Unkompliziert, stehen leicht zur Verfügung und einfach in der Handhabung. Nachteil: Wird ein Kondom ungeschickt oder unsachgemäß verwendet, zerreißt oder verrutscht es, dann muss die Frau gegebenenfalls die „Pille danach" nehmen.

Temperatur- oder symptothermale Methode

Eine Frau ist nur an max. 7 Tagen pro Monat fruchtbar. Um diese Tage zu ermitteln, wird mit einem Fieberthermometer oder einem speziellen kleinen Computer die Morgentemperatur vor dem Aufstehen gemessen und in eine Übersichtstabelle eingetragen. Zusätzlich können anhand der Veränderung des Muttermundschleims der Zeitpunkt des Eisprunges und damit die fruchtbaren Tage abgeleitet werden. Die Sicherheit dieser Methode hängt von der Konsequenz der Anwendung ab und entspricht im Idealfall der einer Kupferspirale.

Temperaturmessung plus Kondome

Mit dieser Kombination ist eine sehr sichere Verhütung möglich. Allerdings müssen beide Partner gut über den Zyklus informiert sein und bereit sein, in gemeinsamer Verantwortung für die Verhütung zu sorgen. Damit kann die Verhütung zu einer partnerschaftlichen Aufgabe werden und muss nicht alleine in den Händen der Frau liegen.

Diaphragma (Scheidenpessar)

Das Diaphragma ist eine weiche schalenförmige Kappe aus Latex, die mit einer spermienhemmenden Creme (gibt es auch auf Milchsäurebasis) vor den Muttermund geschoben wird – die Anwendung muss gut geübt werden, damit das Diaphragma richtig liegt. Ein Diaphragma ist wasch- und wiederverwendbar und muss nach dem Verkehr noch 6 bis 8

Stunden in der Scheide verbleiben. Die Größe muss angepasst werden. Ein Diaphragma ist etwas weniger sicher als ein Kondom.

Persona

Eine vergleichsweise teure Methode, die anhand von morgendlichen Hormonmessungen im Urin abklärt, ob die Frau fruchtbar ist. Die Sicherheit liegt deutlich unter der Temperaturmethode.

Spirale

- Die Kupferspirale kann fünf Jahre in der Gebärmutter bleiben – oft wird damit die Blutung stärker, schmerzhafter oder länger. In der Regel verhindert die Spirale bereits die Befruchtung, manchmal aber auch erst die Einnistung des schon befruchteten Eis.
- Die Hormonspirale kann ebenfalls für fünf Jahre gelegt werden. Dabei gibt es eine geringere oder oft gar keine Regelblutung. Das Gelbkörperhormon dieser Spirale, das fortwährend abgegeben wird, gelangt in den Blutkreislauf und kann Nebenwirkungen verursachen.
- Grundsätzlich ist eine Spirale für Mädchen und Frauen, die noch keine Kinder geboren haben, weniger geeignet, da dann die Nebenwirkungen und Risiken höher sind.

„Stäbchen" und Dreimonatsspritze

Für diese Formen der hormonellen Verhütung gelten ähnliche Überlegungen wie für die Pille. Das "Stäbchen" (Implanon) wird in örtlicher Betäubung in den Oberarm eingesetzt und nach drei Jahren wieder entfernt. Ähnlich wirkt die Dreimonatsspritze, bei der alle 12 Wochen Gelbkörperhormon gespritzt wird. Bei diesen Formen der Verhütung gibt es keine Regelblutung.

„Die Pille danach"

Die „Pille danach" ist kein Verhütungsmittel, sondern ausschließlich für den Notfall gedacht. Früher handelte es sich dabei um eine hochdosierte Gelbkörperhormon- und Östrogengabe mit oft starken Nebenwirkungen (insbesondere Übelkeit). Heute wird mit der gleichen Wirksamkeit ein niedriger dosiertes Gelbkörperhormonpräparat gegeben, das weniger Nebenwirkungen hat. Die Tablette muss innerhalb von 48 (höchstens 72) Stunden nach dem ungeschützten Verkehr eingenommen werden. Abhängig vom Zykluszeitpunkt werden entweder der Eisprung oder die Einnistung des befruchteten Eis verhindert.

Einerseits ist die Pille ein sicheres Verhütungsmittel. Gerade junge Frauen fühlen sich mit der Pille am sichersten – und deshalb sollte man sich auch in jedem Fall mit dieser Form der hormonellen Empfängnisverhütung auseinandersetzen. Das bedeutet andererseits aber auch, Risiken und Nebenwirkungen genau abzuwägen. In diesem Merkblatt haben wir versucht, die wichtigsten Aspekte zur Pille, zu ihrer Wirkung und zu ihren Nebenwirkungen zusammenzutragen, sowie mögliche Alternativen vorzustellen. Dazu gehört auch, kritisch zu hinterfragen, wie sich eine hormonelle Verhütung auf Körper, Seele und auch auf die Partnerschaft auswirken kann.

Besonders jungen Frauen möchten wir mit diesem Merkblatt zeigen, dass es neben der Pille noch andere Möglichkeiten zur Verhütung gibt – die durchaus einfach, unproblematisch und weniger belastend sind und die als ebenso zuverlässig gelten können. Viele junge Paare können in den unterschiedlichsten Lebenssituationen auch ohne Pille Freude an der Sexualität und Erfüllung in ihrer Partnerschaft finden, ohne auf eine sichere Verhütung verzichten zu müssen.

Dieses Merkblatt wurde von der Gesellschaft Anthroposophischer Ärzte in Deutschland 2009 herausgegeben.

Anhang 3: Folsäure – ein Mangelvitamin?

Folsäure ist ein wenig bekanntes Vitamin der B-Gruppe. Sie ist in vielen Lebensmitteln enthalten, wird aber dennoch oft in zu geringer Menge aufgenommen. Allerdings wurden die Referenzwerte im Jahr 2000 von 300 auf 400 µg erhöht. Auch wird die Wirksamkeit an der synthetischen freien Folsäure bestimmt, wie sie für Vitaminierungen verwendet wird. In Lebensmitteln findet man meist nur die gebundene Form, das Folat, welches eine niedrigere Bioverfügbarkeit aufweist (ca. 50%). Es ist aber eigenartig, dass das synthetische Vitamin als Eichgröße genommen wird.

Der Name Folsäure stammt von folium = Blatt, weil die Folsäure dort und in grünem Gemüse vorkommt. Folsäure hat Aufgaben im Zellstoffwechsel, daher wird sie im wachsenden Organismus, wo sich viele neue Zellen bilden, vermehrt gebraucht (z. B. Schwangerschaft). Dagegen kann zuviel Folsäure bei älteren Menschen ein Tumorwachstum begünstigen. Dies wäre ein Wachstum an falscher Stelle.

Eine Wirkung der Folsäure ist die Regulierung des Homocysteinspiegels, dies schützt vor Arteriosklerose und Herz-Kreislauf-Erkrankungen. Ob Folsäure dem seltenen Defekt des Neuralrohrs vorbeugt, ist nicht völlig geklärt. Allerdings müsste dazu die werdende Mutter bereits vor der Schwangerschaft und bis zur 4. Schwangerschaftswoche genügend Folsäure aufnehmen. Bestimmte östrogenhaltige orale Kontrazeptiva („Anti-Baby-Pille“) wie auch Antibiotika vermindern die Verwertung der Folsäure.

Der Stoffwechsel der Folsäure darf nicht isoliert betrachtet werden, da er mit anderen Vitaminen zusammenhängt. So führt zu geringe Aufnahme an Vitamin B 12, welches in tierischen und fermentierten Lebensmitteln vorkommt, zu Folsäuremangel. Hiervon sind vor allem Veganer betroffen. Ähnliche Verbindungen gibt es zu Vitamin B 6 und Eisen. Folsäuremangel äußert sich oft in Anämie (Eisenmangel im Blut). Dies ist z. B. von Babys bekannt, die ausschließlich mit folsäurearmer Ziegenmilch gefüttert wurden.

Eine Vollwerternährung mit viel Gemüse, Obst und Getreide ist gut geeignet, auf natürliche Weise den Bedarf an Folsäure zu decken (s. Tabelle). Folsäure ist empfindlich gegenüber Hitze, Licht, Sauerstoff und Auslaugung. Daher erhält man sie am besten durch schonendes Dünsten von Gemüse mit Verwendung des Kochwassers, durch Rohkost und bei gesteigertem Bedarf durch Weizenkeime oder Hefeflocken, wo sie reichlich vorkommt.

Empfohlene Zufuhr an Folat-Äquivalenten (= Nahrungsfolat)

Kinder 4–10 Jahre	300 µg
Erwachsene	400 µg
Schwangere, Stillende	600 µg

Beispiel für eine Tagesmenge in µg Folat-Äquivalent

1 Portion Müsli (50 g Haferflocken, 150 ml Milch, 1 Apfel, 30 g Nüsse)	80 µg
2 Scheiben Brot	40 µg
2 Sch. Schnittkäse (50 g)	10 µg
200 g Gemüse, gekocht	100 µg
150 g Salat, roh	150 µg
1 Joghurt (150 g)	20 µg
Summe	**400 µg** Folat

Folsäuregehalt einiger Lebensmittel (in µg pro 100 g)

Bierhefe	3170	Spargel, roh	108	Gurke, roh	27
Weizenkeime	520	Haferflocken, Weizen	87	Weizenvollkornbrot	25
Kichererbsen	340	Walnuss	77	Orangensaft	24
Feldsalat	145	Camembert	66	Apfel	12
Brokkoli, roh	111	Spargel in Dosen	55	Mehl Type 405	10

Dieses Merkblatt wurde vom Arbeitskreis für Ernährungsforschung e. V., Bad Vilbel, 2011 herausgegeben.

Anhang 4: Merkblatt Eisen und vegetarische Ernährung

Eisen ist ein wichtiger Mineralstoff für den menschlichen Stoffwechsel. Es ist an die roten Blutkörperchen im Hämoglobin gebunden. Dort unterstützt es die Atmung und Sauerstoffbindung. Beim Zerfall der Blutkörperchen wird es über die Leber der Galle zugeführt, wo es mithilft, die fettigen Nahrungsbestandteile abzubauen. Außerdem kann es durch Komplexbildung Giftstoffe unschädlich machen.

Dabei unterliegt Bildung und Vergehen der roten Blutkörperchen einem 24-Stunden-Rhythmus. Der gemessene Eisengehalt schwankt zu den Tageszeiten. Ebenso verändert sich der Eisenanteil im Blut im Lauf des Lebens. Das Kleinkind bis zum 6. Lebensjahr hat noch wenig Eisen im Blut, erst um das 13. Lebensjahr nähert sich der relative Eisenanteil dem des Erwachsenen. Dies hängt damit zusammen, das Eisen ein Element des Bewusstseins ist. Dies bildet sich erst im Laufe der Kindheit und Jugend aus.

Der menschliche Eisenbedarf beträgt nach Angaben der Deutschen Gesellschaft für Ernährung (DGE)

für Frauen, Mädchen ab 10 Jahren	15 mg/Tag
für Männer	10 mg/Tag

Der Wert für Frauen ist wegen der Menstruation höher. Auch im letzten Drittel der Schwangerschaft werden täglich bis 30 mg, in der Stillzeit 20 mg Eisen empfohlen. Durch Schlafmangel, Stress, geistige und körperliche Belastungen oder starkes Wachstum wie in der Pubertät steigt ebenfalls der Eisenbedarf.

Eisenmangel führt zu Ermüdung, Schwäche, blassem Aussehen, geringerer Leistungsfähigkeit. Er kann durch Nahrung mit zu wenig (verfügbarem) Eisen, aber auch durch erhöhte Blutverluste wie durch Verletzungen, Blutspende, innere Blutungen oder Operationen ausgelöst sein.

Zuviel Eisen ist ebenfalls ungünstig. Es fördert die Oxidation, d.h. Alterung, begünstigt Erkältungen und Herz-Kreislauf-Erkrankungen und schwächt das Immunsystem.

Wie erhält der Mensch Eisen?

Eisen wird hauptsächlich durch die feste Nahrung aufgenommen. In Wasser finden sich nur Spuren. Sie werden oftmals entfernt, weil sie einen unangenehmen Metallgeschmack verursachen. In der anthroposophischen Ernährung wird darauf hingewiesen, dass Eisen auch über die Luft in feinster Verteilung aufgenommen wird (das so genannte Meteoreisen von Kometen, Sternschnuppen etc.)

Ein hoher Eisengehalt der Nahrung sagt noch nichts aus über die Verwertbarkeit. Es kommt entscheidend auf die Zusammenstellung der Speisen, aber auch auf die Aufnahme im Körper an.

So steigern Säuren wie in Fruchtsaft, Früchten oder Joghurt die Eisenaufnahme. Bekannt ist auch, dass der Vitamin-C-Gehalt (Ascorbinsäure) der Nahrung die Eisenverwertung erhöht.

Außerdem reguliert der Stoffwechsel durch aktive Resorption: Bei Bedarf kann der Körper die Eisenmenge aus der Nahrung erheblich steigern. Mineralisches Eisen (Tabletten) haben eine sehr schlechte Aufnahmerate. Homöopathisches Eisen (z.B. Schüssler Salze) enthalten so gut wie kein stoffliches Eisen, wirken über die Verbesserung der Eisenverwertung aus der Nahrung.

Bei der Verwertung spielt die Magensäure eine Rolle. Sie verändert das Eisen in seiner chemischen Wertigkeit, wodurch eine Aufnahme im Darm erst möglich wird. Daher ist ausreichend Magensäure erforderlich. Nur teilweise können die Säuren in der Nahrung dies ausgleichen.

Eisengehalt verschiedener Lebensmittel

Lebensmittel (100 g)	Eisen (mg)	Lebensmittel (100 g)	Eisen (mg)
Kürbiskerne	12,5	Spinat, Brennnessel	4,1
Sesam-Samen	10,0	Topinambur	3,7
Amaranth	9,0	Weizen	3,3
Linsen	8,0	Reis, natur	3,2
Weizenkeime	8,5	Fenchel	2,7
Hirse	6,9	Feldsalat	2,0
Sonnenblumenkerne	6,3	schwarze Johannisbeere	1,3
Hafer	5,8	Reis, poliert	0,8
Aprikosen, getr.	4,4	Kartoffel	0,4

Quelle: Die große GU-Nährwert-Kalorien-Tabelle 2010/11, München 2009

In Getreide, Hülsenfrüchten und Nüssen ist relativ viel Eisen enthalten, aber schwer verfügbar. Es muss eine entsprechende Zubereitung erfolgen, damit der Mensch es nutzen kann. Dazu gehört Einweichen, Kochen und Nachquellen. Vorbehandelte Getreideprodukte wie Flocken (aus dem Handel) oder Thermogetreide brauchen diesen Aufschluss nicht. In weißem Mehl oder poliertem Reis ist kaum noch Eisen, weil es durch die Verarbeitung mit den Randschichten entfernt wurde (s. Tabelle).

Gemüse sollte schonend gedünstet und das Kochwasser immer mit verwendet werden, da sich dort die Mineralstoffe und auch Eisen sammeln. Als besonders anregend für die Eisenaufnahme gelten alle Blattgemüse, besonders *Spinat* und als Frucht die *Walderdbeere*. Auch die *Brennnessel* ist eisenreich, so dass sie als Heilmittel bei Eisenmangel verwendet wird. Man isst sie gehackt und gegart in Suppen, Gemüse oder trinkt sie als Teezubereitung. Daneben sind Weizenkeime eisenreich. Die Getreide *Hafer* und *Hirse* tragen ebenfalls besonders zur Eisendeckung bei. Früher empfahl man bei Eisenmangel, einen Apfel zu essen, in dem für einige Tage ein Eisennagel gesteckt hatte. Die Säuren des Apfels lösen nämlich das Eisen aus dem Nagel heraus. Selbst naturbelassener Blütenhonig (Demeter-Qualität) wurde früher zur Heilung der Anämie verwendet. Dazu verzehrt man täglich etwa 1 EL.

Eisen aus tierischen Lebensmitteln wie *Fleisch* und *Fisch* werden relativ gut aufgenommen. Bei einer abwechslungsreichen Vollwertkost auf Getreidegrundlage müssen diese tierischen Lebensmittel nicht enthalten sein. *Milch* ist eisenarm, aus *Eiern* ist die Eisenaufnahme schlecht, sodass beide Lebensmittel keine Rolle für die Eisenversorgung spielen. Hemmend wirken schwarzer Tee, Kaffee und Calcium. Auch übergroße Getreidemengen vermindern die Eisenaufnahme, insbesondere wenn sie zu wenig aufgeschlossen sind. Gleiches gilt für Kleie, die oft als Abführmittel aufgenommen wird.

Literatur

G. Schmidt: Dynamische Ernährungslehre. Bd. II. St. Gallen 1980, S. 80–83, 250–260.

C. Leitzmann: Die Ernährung des Menschen. Stuttgart 2004, S 44–248.

Dieses Merkblatt wurde vom Arbeitskreis für Ernährungsforschung e. V., Bad Vilbel, herausgegeben.

■ Anhang 5: Merkblatt zur Vitamin-K-Prophylaxe

Liebe Eltern,
bitte möglichst bis zur Geburt, spätestens bis zur Vorsorgeuntersuchung U2 durchlesen. Fragen dazu können mit Ihrem Arzt besprochen werden.

Was ist Vitamin K?

Vitamin K ist ein Vitamin, das für das kindliche Blutgerinnungssystem eine außerordentlich wichtige Rolle spielt. Es ist in allen Nahrungspflanzen und in der Milch, besonders reichlich in Blattgemüse, Salat, Kohl, Karotten und Sojaöl enthalten. Der Bedarf eines jungen Säuglings an Vitamin K liegt normalerweise in der Größenordnung von 1 µg/Tag und ist für die allermeisten Kinder durch die Muttermilch gedeckt. (1µg, Mikrogramm = 1.000.000stel Gramm.)

Das Problem: Kinder, die voll gestillt werden, erhalten weniger Vitamin K als Kinder, die mit Flaschennahrung oder früh mit Beikost ernährt werden. Dies führte dazu, dass in den Jahren vor Einführung einer generellen Vitamin K-Prophylaxe Blutungen (z.T.auch Blutungen im Gehirn) bei voll gestillten Kindern durch Vitamin K-Mangel beobachtet wurden. Ein Teil dieser Blutungen führte zu einer bleibenden Behinderung oder zum Tode des Kindes. Ohne Vitamin-K-Prophylaxe treten diese Blutungen bei ca. einem von 10.000 Kindern auf. Welche Kinder besonders gefährdet sind, ist nur schwer zu erkennen. Dies führte zu der derzeit in Deutschland gültigen Empfehlung, allen Kindern direkt nach der Geburt, bei der 2. und bei der 3. Vorsorgeuntersuchung jeweils 2 mg Vitamin K zu geben. Die dabei gegebene Dosis entspricht dem 2000-fachen dessen, was ein Kind täglich über die Muttermilch erhält. Ein Teil dieser Dosis wird vom Kind bis zur nächsten Gabe gespeichert.

Spricht etwas gegen die offizielle Empfehlung zur Vitamin-K-Prophylaxe?

Man kann sich die Frage stellen, ob es nicht einen Sinn hat, dass das Gerinnungssystem Neugeborener wegen des vergleichsweise niedrigen Gehaltes der Muttermilch an Vitamin K langsam reift. Verzögerte Reifungsprozesse sind vielfach eine Besonderheit der menschlichen und vor allem der kleinkindlichen Entwicklung.

Tierexperimentelle Untersuchungen weisen darauf hin, dass z. B. ein extrem niedriger Gehalt des embryonalen Blutes an Vitamin K vor Chromosomen-Brüchen schützt. Auch gibt es Hinweise, dass Vitamin K die Tumorabwehr hemmt. In einer englischen Studie hatten Kinder, die 1 mg Vitamin K nach der Geburt gespritzt bekommen hatten, ein mehr als doppelt so hohes Risiko, später an einer Krebserkrankung zu erkranken, als Kinder, die kein Vitamin K oder dieses nur in Tropfenform bekommen hatten. In späteren Studien ließ sich dieser Zusammenhang aber nicht mehr bestätigen.

Es muss bedacht werden, dass es sich bei der jetzt gegebenen Dosis um eine unnatürlich hohe Dosis handelt, auch wenn dadurch bisher keine Nebenwirkungen bekannt geworden sind. Deshalb, und weil es noch offene Fragen zur Bedeutung von Vitamin K für den menschlichen Organismus gibt, wollen wir gemeinsam mit Ihnen zu einer individuellen Entscheidung bezüglich der Anwendung von Vitamin K kommen.

Welche anderen Möglichkeiten gibt es?

1. In Holland wurde über viele Jahre gestillten Kindern unmittelbar nach Geburt eine einmalige hoch dosierte Gabe von 1 mg gegeben, gefolgt von einer verdünnten Vitamin-K-Lösung 3 Monate lang täglich ab dem zweiten Lebenstag. Die Dosis entsprach einer täglichen Menge von 25 µg entsprechend 2 Tropfen dieser Lösung. Für Kinder ohne Störung des Gallenflusses war diese Prophylaxe sehr effektiv, nach Untersuchungen der letzten Jahre jedoch nicht für Kinder mit einer Störung des Gallenflusses (Cholestase). Diese Kinder benötigen für eine sichere Vorbeugung von Vitamin-K-Mangelblutungen wesentlich höhere Dosen wie sie z. B. in Dänemark üblich sind. Dort bekommen alle Kinder 2 mg nach der Geburt und über 12 Wochen jede Woche 1 mg. Nicht immer ist eine Cholestase gut zu erkennen. Wer sein Kind vor einem Blutungsereignis durch einen – sehr selten auftretenden – Cholestase-bedingten Vitamin-K-Mangel möglichst sicher schützen will (Häufigkeit ca. 1:30 000), sollte den deutschen Empfehlungen folgen oder sogar den dänischen.

2. Viele der Eltern in anthroposophischen Praxen und Kliniken haben sich seit Jahren für eine niedriger dosierte Prophylaxe mit 2 Tropfen einer verdünnten Vitamin-K-Lösung täglich entschieden. Sie kann ergänzt werden um eine einmalige, höher dosierte Gabe von 1 mg nach der Geburt zum verstärkten Schutz vor Blutungen in den ersten beiden Lebenswochen. Dieses Vorgehen orientiert sich stärker an einer natürlichen Vitamin-K-Versorgung durch die Nahrung und bewirkt einen guten Schutz für gesunde Säuglinge. Dabei erhält das Kind täglich immer noch etwa die 20fache Vitamin-K-Menge dessen, was die Muttermilch enthält. (Rezeptur und mögliche Bezugsquelle dieser Zubereitung siehe unten.)

3. Falls Sie sich für das Stillen Ihres Kindes und gegen eine Vitamin-K-Prophylaxe in Tropfenform entscheiden, gibt es die Möglichkeit, durch reichlichen Verzehr von Haferflocken, frischem Blattsalat, Blattgemüse, Möhren, verträglichen Kohlsorten wie Brokkoli oder Verwendung von Maiskeim- oder Olivenöl als Speise- und Salatöl den Gehalt der Muttermilch an Vitamin K mehr als zu verdoppeln. Bei dieser Art der Prophylaxe ist vermutlich der Schutz vor einer Blutung nicht so groß wie bei der Gabe der Vitamin-K-Tropfen; Überdosierungen sind damit ausgeschlossen.

4. Falls Ihr Kind überwiegend Flaschennahrung erhält, ist die tägliche Gabe von 2 Tropfen einer verdünnten Vitamin-K-Lösung täglich weitgehend sicher und ausreichend, auch bei einer bislang unerkannten Störung des Gallenflusses.

Worauf muss besonders geachtet werden?

In den ersten Lebensmonaten sollte jede Blutung beim Kind, also z. B. Punktblutungen, Nasenbluten, Blutauflagerungen auf dem Stuhl oder auffällige Blutungsflecke an der Haut, zum Anlass genommen werden, das Kind so schnell wie möglich einem Arzt vorzustellen. Außerdem sollte eine länger anhaltende Gelbsucht sowie eine ungenügende Gewichtszunahme als möglicher Hinweis auf eine Störung des Gallenflusses ernst genommen und ärztlicherseits abgeklärt werden.

Rezeptur

■ Vitamin K1, ölige Tropfen	12,5 µg/Tropfen 20 ml
■ Rp. Phytomenadion (PHEOR)	6,26 mg
■ Oleum amygdalarum	ad 20,0

Dosierung: Täglich 2 Tropfen vor einer Stillmahlzeit über 12 Wochen geben.
Jede Apotheke muss und kann diese Rezeptur herstellen.

Dieses Merkblatt wurde von der Gesellschaft Anthroposophischer Ärzte in Deutschland 2009 herausgegeben.

Anhang 6: Einverständniserklärung intra-tumorale Mistelinjektion

In Ergänzung zu dem Einverständnis zur allgemeinen Misteltherapie habe ich das Prinzip der intra-tumoralen Misteltherapie erklärt bekommen und habe verstanden, dass die Immunrespons des Körpers hierdurch spezifischer und stärker werden kann als durch die alleinige subkutane Mistelinjektion.

Ich habe verstanden, dass:

- das Ziel der intra-tumoralen Mistelinjektion die Verstärkung der Vorteile der subkutanen Misteltherapie ist;
- dokumentierte Erfahrung zeigt, dass die intra-tumorale Mistelinjektion gut verträglich und sicher ist und dass sie insbesondere nicht zu verstärktem Tumorwachstum oder Streuung führt;
- obwohl es dokumentierte gute Erfahrungen gibt, noch keine studienbelegten Beweise der Wirksamkeit der intra-tumoralen Mistelinjektion vorliegen, sodass diese Form der Therapie experimentell ist;
- die intra-tumorale Mistelinjektion eine heftige Immun-Antwort hervorrufen wird mit grippe-ähnlichen Symptomen, Schüttelfrost, Fieber und einer lokalen Rötung und Schwellung. Diese Symptome sind vorübergehend, ungefährlich und brauchen nicht behandelt zu werden.

Achtung:

- Patienten, die schon länger mit Mistel vorbehandelt wurden, können nach der intra-tumoralen Mistelinjektion eine Art allergische Reaktion bekommen, die nur selten medizinisches Eingreifen erfordert.
- Einfache Zeichen einer Überempfindlichkeit können variieren von allgemeiner Hautrötung, -schwellung und -jucken bis zu gesteigerten Symptomen wie angeschwollenen Augenlidern und Lippen, Kurzatmigkeit und Blutdrucksenkung. Dies muss ggf. mit einfachen Maßnahmen wie Antihistaminika behandelt werden.
- So wie auch bei anderen Medikamenten kann die Mistel eine Anaphylaxie (eine akute schwerwiegende allergische Reaktion) verursachen, die direkt behandelt werden muss. Die Häufigkeit ist mit weniger als 0,01 % sehr gering.

Ich habe das Prinzip, das Ziel und die möglichen Nebenwirkungen der intra-tumoralen Mistelinjektion verstanden und bin ausreichend informiert worden.

Datum   Unterschrift Patient   Unterschrift und Stempel Arzt

■ Anhang 7: Patientenmerkblatt Mammographie-Screening

Soll ich wirklich regelmäßig eine Mammographie machen lassen? Viele Frauen stellen sich diese Frage, wenn sie alle zwei Jahre im Rahmen des Mammographie-Screenings angeschrieben werden. Mit diesem Merkblatt möchten wir Ihnen einige wichtige Hinweise und Anregungen geben, um Sie bei dieser Entscheidung zu unterstützen.

Warum Mammographie-Reihenuntersuchungen?

Mit jährlich rund 55.000 Diagnosen ist Brustkrebs die häufigste Krebsart bei Frauen in Deutschland. Da die Heilungschancen meist größer sind, je eher der Krebs entdeckt wird, wurden für Brustkrebs, aber auch für Gebärmutterhalskrebs, Darmkrebs, Hautkrebs oder Prostatakrebs verschiedene Früherkennungsprogramme eingeführt. Damit soll der Krebs entdeckt werden, bevor entsprechende Beschwerden auftreten oder bevor der Tumor tastbar wird.

Da Brustkrebs am häufigsten im Alter von 50 bis 70 Jahren auftritt, wird *allen* Frauen in dieser Altersgruppe angeboten, regelmäßig an einer Mammographie-Reihenuntersuchung („Mammographie-Screening") teilzunehmen. Eine Reihenuntersuchung ist also etwas anderes als eine *gezielte* Untersuchung, die bei Beschwerden oder auffälligen Befunden durchgeführt wird. Die Kosten für die Reihenuntersuchung werden von der Solidargemeinschaft aller Versicherten getragen und betragen rund 400 Millionen Euro jährlich.

Welche Untersuchungsmethoden gibt es?

Leider gibt keine der heutigen Untersuchungsmethoden der Brust umfassende Sicherheit:

- Eine gute und gründliche *Tastuntersuchung* kann je nach Beschaffenheit des Brustdrüsenkörpers eine gute Beurteilung möglich machen.
- Eine *Ultraschalluntersuchung* kann viele auffällige Befunde darstellen, manche Krebsarten sind im Ultraschall auch besser als in der Mammographie sichtbar. Wieder andere Krebsknoten und vor allem deren Vorstufen können mit dem Ultraschall nicht gesehen werden.
- Eine Kombination von *Tastuntersuchung* und *Ultraschall* ist entsprechend aussagekräftiger. Trotzdem können auch damit einige Krebsgeschwüre und -vorstufen nicht erkannt werden.
- Eine *Mammographie* ist eine Röntgenuntersuchung, mit der bestimmte (strahlenabsorbierende) Brusttumore und einige Vorstufen gesehen werden können. Bei der *Reihenuntersuchung*, um die es in diesem Merkblatt geht, wird nur eine Mammographie, aber keine Tastuntersuchung durchgeführt. Die Strahlenbelastung der Untersuchung erhöht jedoch wiederum das Krebsrisiko.
- Eine *Kernspintomographie* kann einige Krebsarten besser zeigen als eine Mammographie. Allerdings gibt es bisher noch weniger Erfahrung mit dieser Methode – auch nicht dazu, wie sich das starke Magnetfeld dieser Untersuchung auf die Gesundheit auswirkt. Die Kosten für diese sehr teure Untersuchung werden nur in Ausnahmefällen von der Krankenkasse übernommen.

Kritische Anmerkungen zur Reihenuntersuchung

Eine Reihenuntersuchung zielt vor allem darauf ab, eine Krankheit früh zu erkennen und damit möglichst heilen zu können. Gerade beim Brustkrebs gilt dieser Ansatz aber nicht immer. Denn manche Tumorarten streuen schon in einem sehr frühen Stadium (dann käme die Früherkennung zu spät), wohingegen andere langsam wachsen, weniger aggressiv sind und auch im späteren Stadium – zum Beispiel, wenn der Knoten schon tastbar ist – nicht streuen (dann hätte die Früherkennung keinen Nutzen).Von einer Mammographie-Reihenuntersuchung profitieren also die Frauen, deren möglicher Brustkrebs noch nicht tastbar ist und nicht gestreut hat, aber bei tastbarer Größe schon gestreut hätte. So kann die Aussagekraft der Mammographie individuell durchaus beschränkt sein. Jeder zweite operierte Brustkrebs wird per Zufall in der Zwischenzeit zwischen zwei Mammographien entdeckt, was besonders bei den rasch wachsenden Tumoren häufig vorkommt.

Zu dem Vertragswerk der Mammographie-Screening gehört auch, dass die weitere Diagnostik und die Überleitung zur Therapie von der Screeningsstelle koordiniert wird, *ohne* dass der behandelnde Frauen- oder Hausarzt einbezogen werden muss. Eine solche zusätzliche Begleitung durch den vertrauten Ansprechpartner ist nicht vorgesehen. Es ist ebenfalls nicht eingeplant, dass Sie als Patientin eine ärztliche Zweitmeinung einholen.

Nutzen oder Schaden beim Screening?

- Bei der Mehrzahl der Frauen werden im genannten Zeitraum zehn Mammographien gemacht, die glücklicherweise ohne Befund bleiben. Schätzungen ergeben, dass die Strahlenbelastung bei 10.000 Frauen, die je zehn Mammographien erhalten, zu einem zusätzlichen Brustkrebs-Todesfall führt.
- Wird der Brustkrebs früh entdeckt, bedeutet das nicht immer, dass die Patientin durch eine längere Überlebenszeit profitiert. In zehn Jahren stirbt von 2.000 Frauen, die an der Reihenuntersuchung teilnehmen, eine Frau weniger an Brustkrebs.
- Bei zehn dieser 2.000 Frauen wird ein Brustkrebs diagnostiziert und behandelt, der ohne das Screening zu Lebzeiten nicht aufgefallen wäre. Der Krebs hätte sich unentdeckt bis zum (natürlichen) Lebensende der Frau weiterentwickelt, ohne die Patientin zu gefährden. Bei einem auffälligen Befund folgen jedoch chirurgische Eingriffe sowie Strahlen- und Chemotherapien.
- Bei jeder fünften Frau gibt es innerhalb von 20 Jahren einen abklärungsbedürftigen Befund, der weitere Untersuchungen bis hin zur Biopsie oder Operation nach sich zieht, bevor dann Entwarnung gegeben werden kann. Die psychologischen, medizinischen und sozialen Auswirkungen des Brustkrebs-Screening sind bisher jedoch kaum untersucht.

Eigenverantwortlich handeln

Bei einer Entscheidung für oder gegen die Teilnahme am Screening gilt es, Folgendes zu bedenken: Eine Mammographie ist keine vorbeugende Maßnahme, die verhindert, dass sich eine Krebserkrankung entwickelt. Vielmehr handelt es sich dabei um eine Methode zur Früherkennung, die selbst potenziell krebserregend ist. Dieses Merkblatt möchte Ihnen helfen, zu einer eigenen Entscheidung zu finden, ohne zusätzliche Ängste zu wecken. Angst spielt aber gerade dann eine große Rolle, wenn es darum geht, Frauen zur Teilnahme an der Reihenuntersuchung zu bewegen.

In der Konsequenz bedeutet das, dass Frauen sich nicht mehr trauen, selbstbewusst die Verantwortung für ihre Gesundheit zu übernehmen und stattdessen meinen, ihre Ängste durch die Teilnahme an einem Vorsorgeprogramm zu überwinden. Für eine wirklich individuelle Entscheidung ist in einem solchen Programm jedoch kaum Platz: Wie groß sind die Sorgen der Frau? Wie hoch sind die persönlichen Risikofaktoren - zum Beispiel bei Frauen, die nie schwanger waren oder erst spät ihr erstes Kind bekommen haben? Wie sieht die familiäre Belastung aus - gab oder gibt es Brustkrebs bei Mutter, Schwester oder Tante? Wie ist die Beschaffenheit der Brust - kann das Gewebe leicht oder nur schwer bei einer Tastuntersuchung und/oder beim Ultraschall beurteilt werden? Nehmen Sie sich die Zeit, sich mit diesen Fragen in Ruhe auseinanderzusetzen, um zu *Ihrer eigenen* Entscheidung zu finden.

Individuell entscheiden

Eine Früherkennung will und soll mögliche Krankheiten suchen und finden. Manchmal kann es jedoch auch sinnvoll sein, die Perspektive zu wechseln und selbstbewusst zu fragen: Was fördert meine Gesundheit? Wie geht es mir? Jede Frau ist und reagiert anders, auch in Bezug auf Ängste und Sorgen - und wird eine individuelle Behandlung bzw. Untersuchungsmethode wollen, die zu ihr passt. Das kann die sorgfältige ärztliche Untersuchung sein (auch kombiniert mit Ultraschall) und/oder die regelmäßigen Selbstuntersuchungen. Oder natürlich auch eine Mammographie, die aus gegebenem, selbstbestimmtem Anlass ergänzend durchgeführt wird und in enger Absprache zwischen Patientin und Arzt für sinnvoll befunden wurde. So gilt auch bei Programmen zur Vorsorge bzw. Früherkennung: Wer individuell entscheiden kann, wird leichter zu einem wirklich eigenverantwortlichen Gesundheitsbewusstsein finden.

Dieses Merkblatt wurde von der Gesellschaft Anthroposophischer Ärzte in Deutschland 2009 herausgegeben.

■ Anhang 8: Merkblatt HPV-Impfung

Seit Ende 2006 steht eine Impfung gegen Humane Papilloma-Viren (HPV) zur Verfügung, die in erster Linie vor einer Erkrankung an Gebärmutterhalskrebs schützen soll. Obwohl über die HPV-Infektion und die HPV-Impfung in vielen Medien berichtet wird, sollten Sie sich Zeit nehmen, um in Ruhe zu überlegen, ob die Impfung für Sie wirklich sinnvoll ist. Dieses Merkblatt soll Ihnen bei der Entscheidungsfindung helfen, ob Sie oder Ihre Tochter die Impfung in Anspruch nehmen wollen.

Was sind Humane Papilloma-Viren?

Die Humanen Papilloma-Viren (HPV) bilden eine große Gruppe von über 100 verschiedenen Virustypen, die mit einer HPV-Typ-Nummer beziffert werden. Man geht davon aus, dass diese Viren unterschiedliche Erkrankungen an Haut und Schleimhaut verursachen können. Beispielsweise werden Warzen an Händen oder Füßen, die oft im Schulkindalter vorkommen und auch ohne Therapie meist innerhalb von zwei Jahren wieder verschwinden, auf eine Infektion mit HPV zurückgeführt. Feigwarzen im Genitalbereich sind vor allem durch die HPV-Typen 6 und 11 verursacht, auch diese zeigen häufig eine Spontanheilung. Die meisten HPV-Typen sind harmlos. Die Übertragung der HP-Viren im Genitalbereich geschieht ausschließlich über sexuelle Kontakte. Der größte Teil der Bevölkerung hat im Laufe des Lebens Kontakt mit HP-Viren, so dass die HPV-Infektion die am weitesten verbreitete sexuell übertragbare Infektion ist. Zurzeit gibt es keine wirksame antivirale Therapie gegen HPV.

Es gibt eine Untergruppe von etwa 13 Virustypen, die als so genannte Risikoviren (High-Risk-Viren) bezeichnet werden. Man geht davon aus, dass diese Virustypen Zellveränderungen am Muttermund verursachen können. 60 Prozent dieser Veränderungen heilen ohne Therapie im Laufe von rund einem Jahr wieder ab. Bei einigen der betroffenen Frauen können aus diesen Zellveränderungen im Laufe der Jahre Krebsvorstufen entstehen. Bei ca. *einem Prozent der Betroffenen* kann sich schließlich ein *Gebärmutterhalskrebs* entwickeln. Es gibt Faktoren, die erschweren, dass der Körper mit seinem Abwehrsystem die Infektion überwindet. Diese sind zum Beispiel Rauchen, Einnahme der Pille, Abwehrschwäche oder vaginale Infekte.

Gebärmutterhalskrebs, Entstehung und Früherkennung.

Es gibt kaum eine Krebsart, die in der Früherkennung so gut diagnostiziert werden kann wie der Gebärmutterhalskrebs. Mit dem Abstrich von Gebärmutterhals und Muttermund lassen sich Vorstadien (genannt Pap IV) und auch Vorstadien der Vorstadien (genannt Pap IIID) erkennen. Bei einem Pap IIID-Befund (leichte bis mittelgradige Zellveränderung) ist eine regelmäßige Abstrichkontrolle alle drei bis sechs Monate notwendig, da sich bei diesem Befund im Laufe von mehreren Jahren eine Krebserkrankung entwickeln kann. Andererseits normalisiert sich in rund 50 bis 60 Prozent der Fälle ein Pap IIID-Befund wieder spontan. Man geht davon aus, dass von der Infektion mit dem HP Virus bis zur Krebserkrankung 10–20 Jahre vergehen.

Seit der Einführung der gynäkologischen Krebsfrüherkennung konnte die Häufigkeit des Gebärmutterhalskrebses um 70 Prozent gesenkt werden – obwohl nur rund die Hälfte der Frauen regelmäßig zur Untersuchung gehen. Zeigt der Abstrich wiederholt einen Pap IIID-Befund mit High-Risk-HP-Viren, so ist das Risiko, dass sich daraus im Laufe der Zeit ein Gebärmutterhalskrebs entwickelt, erhöht. Meist werden dann durch einen ambulanten operativen Eingriff am Muttermund (Konisation) die Zellveränderungen und auch der Virusinfekt entfernt, obwohl es auch bei solchen Zellveränderungen noch eine Selbstheilungschance gibt.

Was kann die HPV-Impfung? Was kann sie nicht?

Da bei über 90 Prozent der Frauen mit Gebärmutterhalskrebs eine High-Risk-HPV-Infektion feststellbar ist, wird auf einen ursächlichen Zusammenhang zwischen Infektion und Krankheitsbild geschlossen. Deshalb werden die zur Verfügung stehenden Impfstoffe Gardasil (gegen HPV 6, 11, 16 und 18) und Cervarix (gegen HPV 16 und 18) als Impfungen gegen Gebärmutterhalskrebs dargestellt. Ein Impfschutz gegen die genannten Viren wird nur dann erreicht, wenn zum Zeitpunkt der Impfung keine Infektion mit dem entsprechenden HPV vorliegt. Darum wird von den Impfbefürwortern empfohlen, Mädchen (in manchen Nachbarländer auch Jungen) vor Beginn ihres sexuell aktiven Lebens

– zwischen 12 und 17 Jahren – zu impfen. Wie lange der Schutz nach der vorgesehenen dreimaligen Impfung besteht, ist nicht bekannt. Nachgewiesen ist ein Impfschutz über sechseinhalb Jahre, Langzeitstudien liegen noch nicht vor. Man rechnet derzeit damit, dass eine Auffrischung nach zehn Jahren notwendig wird.

Was sollte noch berücksichtigt werden?

- Das Risiko, an einer HPV-Infektion oder anderen sexuell übertragbaren Infektionen (zum Beispiel Hepatitis B, AIDS) zu erkranken, wird durch wechselnde sexuelle Kontakte erhöht. Andererseits schützen Kondome vor den am Muttermund einwirkenden High-Risk-HPV-Typen. Das sexuelle Verhalten hat also direkten Einfluss auf das Risiko, sich zu infizieren. Damit bekommt die Entscheidung für oder gegen eine Impfung für Eltern auch eine pädagogische Komponente.
- Ob jemand nach einem Kontakt mit HP-Virus infiziert wird, ob die Infektion bleibt oder wieder ausheilt, hängt auch mit der Widerstandsfähigkeit des Menschen zusammen. Hierauf kann jeder selbst Einfluss nehmen, zum Beispiel durch den verantwortungsbewussten Umgang mit Ernährung, Rhythmus, Schlaf, Sport oder Suchtverhalten.
- Durch die übliche Krebsvorsorgeuntersuchung (Abstrich) sind die Vorstufen von Gebärmutterhalskrebs fast immer rechtzeitig erkennbar, sodass eine Behandlung möglich ist, bevor eine Krebserkrankung eintritt.
- Die Impfstoffe Gardasil und Cervarix schützen nur gegen zwei der insgesamt 13 high-risk HP-Viren, die mit Gebärmutterhalskrebs in Verbindung gebracht werden. Die Typen 16 und 18 sollen heute in 70 Prozent der Fälle von Gebärmutterhalskrebs weltweit beteiligt sein. Das Krebsrisiko wird durch die Impfung möglicherweise um circa die Hälfte verringert – eine Impfung vor dem ersten Sexualkontakt und eine komplette Durchimpfung vorausgesetzt. In den bisherigen Studien hat sich allerdings die Rate der Krebsvorstufen (CIN II und CIN III) durch die Impfung nur um ca 17 % reduziert.
- Befürchtet wird, dass andere HPV-Typen in den Vordergrund rücken, wenn die Typen 16 und 18 durch die Impfung zurückgedrängt werden (Replacement).
- In welchem Umfang die Impfung Frauen wirklich schützt und wie lange dieser Schutz anhält, ist damit heute noch unklar.
- Die Impfung ist nicht frei von Nebenwirkungen: Fieber und Juckreiz können auftreten, gelegentlich auch Gelenkentzündungen. Es werden vermehrt schwere Nebenwirkungen gemeldet wie allergischer Schock, schwere Nervenentzündungen, Kreislaufkollaps, Krampfanfälle. Diese können auch mit einer Verzögerung von bis zu zwei Monaten nach der Impfung auftreten. Deshalb muss man von einer hohen Dunkelziffer nicht gemeldeter Nebenwirkungen ausgehen, da der mögliche Zusammenhang mit der Impfung oft nicht in Betracht gezogen wird.

Verschiedene Dimensionen des Impfentscheides

Die genannten Aspekte sowie die noch offenen Fragen zeigen, dass eine fundierte Impfentscheidung nach sorgfältiger Abwägung gefällt werden sollte. In diesem Merkblatt wird aufgezeigt, dass es möglich ist, auf die Impfung zu verzichten, ohne ein Risiko einzugehen. Mit und ohne Impfung muss die Krebsvorsorgeuntersuchung regelmäßig wahrgenommen werden. Neben diesen medizinischen Aspekten sei an dieser Stelle noch einmal auf die wichtige pädagogische Komponente bei der Impfentscheidung hingewiesen. Denn es geht um eine Form der Prophylaxe, die das spätere Sexualverhalten der Jugendlichen beeinflussen kann. Viele Jugendliche meinen, nach der Impfung „geschützt" zu sein. Das ist eine Illusion: es ist eine Impfung gegen nur 2 von 13 HPV-Typen und gegen nur eine von vielen sexuell übertragbaren Infektionen.

Bei dem heutigen Angebot an Krebsvorsorgeuntersuchungen, an Aufklärung und an Kondomgebrauch, und bei der heutigen sinkenden Zahl der Frauen mit Gebärmutterhalskrebs (in den westeuropäischen Ländern) ist eine so kostspielige und ggf. ernsthafte Nebenwirkungen verursachende Impfung problematisch. Für das Problem sexuell übertragbarer Erkrankungen und ihrer möglichen Folgen stellt sie keine erprobte nachhaltige Lösung dar.

Welche positiven Botschaften können Eltern (und Ärzte) den Jugendlichen vermitteln? „Wir versuchen dir einen Lebensstil zu vermitteln, der gesundheitsfördernd ist. Wir trauen dir zu, zunehmend selber die Verantwortung für deine Gesundheit und dein Leben zu tragen. Damit möchten wir dich und deine Fähigkeiten stärken." Vor diesem Hintergrund wird deutlich, dass die Urteilsbildung über die HPV-Impfung eine pädagogische und medizinische Herausforderung ist. Suchen Sie dazu das Gespräch mit Ihrem Hausarzt, Kinderarzt oder Frauenarzt.

Siehe auch: GAÄD-Leitlinie zur HPV-Impfung. Merkurstab II 2007

Dieses Merkblatt wurde von der Gesellschaft Anthroposophischer Ärzte in Deutschland 2009 herausgegeben.

Akerman, G., Dussour, C. (2007): Epidemiology of vulvar intraepithelial neoplasias. Gynecol Obstet Fert 35(12), 1251–6.

Asbell, B. (1996): Die Pille und wie sie die Welt veränderte. München.

A.T.I. Arzneimittelinformation Berlin GmbH (2006): Strafaktion gegen „Vorsorgemuffel"? arznei-telegramm 37, 115–7.

Bauer, D., Hoffmeister, M., Görg, H. (1996): Gespräche mit Ungeborenen. Kinder kündigen sich an. Stuttgart.

Blettner, M., Jahn, A., Langner, I. et al. (2003): Machbarkeit von Studien zur schädigenden Wirkung von diagnostischem Ultraschall in der Schwangerschaft auf die Gesundheit der Nachkommen. Bundesministerium für Umwelt. Bonn.

Buddecke, E. (1984): Grundriss der Biochemie. Berlin.

Bundeszentrale für gesundheitliche Aufklärung (BZgA) (2006): Über Sexualität reden. Ein Ratgeber für Eltern. Berlin.

Czabaun, C. (2009): Auf der Suche nach Schutz für die Lebenden: Bestattungsrituale für die Nachgeburt in afrikanischen und weiteren Kulturkreisen. In: Schad, W. (Hrsg.): Die verlorene Hälfte des Menschen. Die Plazenta vor und nach der Geburt. Stuttgart. 93–100.

Dannecker, C. et al. (2007): Behandlung der Endometriumhyperplasien. In: Dannecker, C. et al. (Hrsg.): Manual Malignome des Corpus uteri. Tumorzentrum München. 23–25.

De Benoist, B. et al. (2004): Iodine status worldwide. WHO Global Database on Iodine Deficiency. Geneva.

De Jonge, A. et al. (2009): Perinatal mortality and morbidity in a nationwide cohort of 529 688 low-risk planned home and hospital births. BJOG 2009; DOI: 10.1111/j.1471-0528.2009.02175.x.

Debus, M. (2009a): Intraläsionale Misteltherapie. Der Merkurstab 62, 304–305.

Debus, M. (2009b): Medikamentöse Begleitbehandlung bei onkologischen Erkrankungen. Der Merkurstab 62, 320–325.

Demicheli, R. et al. (2007): Tumor dormancy and surgery-driven interruption of dormancy in breast cancer: learning from failures. Nat Clin Pract Oncol (4)12, 699–710.

Deutsche Gesellschaft für Gynäkologie und Geburtshilfe (DGGG) (2010a): Gestationsdiabetes mellitus (GDM). Evidenzbasierte Leitlinie zu Diagnostik, Therapie und Nachsorge. http://www.dggg.de/fileadmin/public_docs/Leitlinien/3-3-3-gestationsdiabetes-2010.pdf.

Deutsche Gesellschaft für Gynäkologie und Geburtshilfe (DGGG) (2010b): Vorgehen bei Terminüberschreitung und Übertragung. http://www.awmf.org/uploads/tx_szleitlinien/015-065_S1_Vorgehen_bei_Terminueberschreitung_und_UEbertragung_02-2010_12-2012.pdf.

Deutsche Krebsgesellschaft e.V. (DKG) und Deutsche Gesellschaft für Gynäkologie und Geburtshilfe (DGGG) (2008): Diagnostik und Therapie des Endometriumkarzinoms. http://www.awmf.org/uploads/tx_szleitlinien/032-034l_S2k_Endometriumkarzinom.pdf.

Dörner, K. (2002): Tödliches Mitleid. Zur sozialen Frage der Unerträglichkeit des Lebens. Neumünster.

Dörr, G., Grimm, R., Neuer-Miebach, T. (2000): Aneignung und Enteignung. Der Angriff der Bioethik auf Leben und Menschenwürde. Düsseldorf.

Drews, U. (1993): Taschenatlas der Embryologie. Stuttgart.

Dror, DK. et al. (2008): Effect of vitamin B12 deficiency on neurodevelopment in infants: current knowledge and possible mechanisms. Nutr Rev 66(5), 250–5.

Duden, B. (1994): Der Frauenleib als öffentlicher Ort. München.

Eastabrook, A. et al. (2011): The origin and end-organ consequences of pre-eclampsia. Best Pract Res Clin Obstet Gynaecol 25(4), 435–47.

Engel, W. (2011): Carbo und Cinis – die pharmazeutischen Prozesse der Verkohlung und Veraschung mit ihrem Bezug zur Lunge. Der Merkurstab 64, 461–479.

Euro-Peristat Project (2008): European Perinatal Health Report. www.europeristat.com.

Ferreor, S., Ragni, N., Remorgida, V. (2006): Antiangiogenetic therapies in endometriosis. Br J Pharmacol 149, 133–135.

Flindt, R. (1995): Biologie in Zahlen. Stuttgart.

Friese, K., Schäfer, A., Hof, H. (2003): Infektionskrankheiten in Gynäkologie und Geburtshilfe. Berlin.

Gesellschaft Anthroposophischer Ärzte in Deutschland (Hrsg.) (2010): Vademecum Anthroposophische Arzneimittel. Filderstadt.

Girke, M. (2010): Innere Medizin. Grundlagen und therapeutische Konzepte der Anthroposophischen Medizin. Berlin.

Goedings, P. (Hrsg.) (1996): Wege zur Erkenntnis der Heilpflanzen. Stuttgart.

Goethe, J.W. v. (1986): Faust. Der Tragödie zweiter Teil. Hamburger Ausgabe Band 3. München.

Goethe, J.W. v. (2008): Maximen und Reflexionen. Hamburger Ausgabe Band 12. München.

Goldstein, AT. et al. (2005): Prevalence of vulvar lichen sclerosus in a general gynaeclogical practice. J Reprod Med 50, 477–480.

Golombek, E. (Hrsg.) (2003): Anthroposophische Kunsttherapie. Wissenschaftliche Grundlagen – Arbeitsansätze – therapeutische Möglichkeiten. 4 Bände. Stuttgart.

Grossarth-Maticek, R. (1999): Systemische Epidemiologie und präventive Verhaltensmedizin chronischer Erkrankungen. Strategien zur Aufrechterhaltungen der Gesundheit. Berlin.

Grossarth-Maticek, R. (2002): Selbstregulation, Autonomie und Gesundheit. Berlin.

Halle, M., Schoenberg, MH. (2009): Körperliche Aktivität in der Prävention und Therapie des kolorektalen Karzinoms. Dtsch Arztebl Int 106(44), 722–7.

Hawfield, A. et al. (2009): Pre-eclampsia: the pivotal role of the placenta in its pathophysiology and markers for early detection. Ther Adv Cardiovasc Disc 3(1), 65–73.

Hemmerich, FH. (2000): In den Tod geboren. Ein Weg für Eltern und Helfer bei Fehlgeburt, Abbruch, Totgeburt. Westheim.

Heusser, P. (2011): Anthoposophische Medizin und Wissenschaft. Stuttgart.

Hildebrandt, G. (1998): Chronobiologie und Chronomedizin. Stuttgart.

Hillemanns, P., Mehlhorn, G., Rinnau, F. et al. (2007): HPV-Infektion: Impfung, Diagnostik und Therapie. Geb-Frauenheilk 67, R1–R28.

Husemann, A. (2003): Der musikalische Bau des Menschen. Entwurf einer plastisch-musikalischen Menschenkunde. Stuttgart.

IARC (2005): Handbooks of cancer prevention, vol. 10. Cervix cancer screening. Lyon.

Jahn, A. (2002): Ultraschall-Screening in der Schwangerschaft: Evidenz und Vorsorgewirklichkeit. Z ärztl Fortbild Qual sich 96, 649–654.

Jenaro, E. (1999): Rudolf Steiners eurythmische Lautlehre. Sämtliche Lautangaben. Stuttgart.

Junkermann, H., Becker, B. (2008): Nutzen und Risiko des Mammographiescreenings. Dtsch Ärztebl 105(8), 131–6.

Katzenmeier, C. (2006): Mammographie-Screening, Rechtsfragen weitgehend ungeklärt. Dtsch Ärztebl 103(16), A 1054–8.

Keck, C. et al. (2002): Endokrinologie, Reproduktionsmedizin, Andrologie. Stuttgart.

Kieler, H., Cnattingius, S., Haglund, B. et al. (2001): Sinistrality – a side-effect of prenatal sonography. Epidemiology 12, 618–23.

Kienle, GS. et al. (2009): Viscum album L. extracts in breast and gynaecological cancers: a systematic review of clinical und preclinical research. Journ of Exp Clin Canc Research: www.jeccr.com/content/28/1/79.

Kienle, GS., Kiene, H. (2003): Die Mistel in der Onkologie. Fakten und konzeptionelle Grundlagen. Stuttgart.

Kienle, GS., Kiene, H. (2009): Systematische Reviews zur Misteltherapie bei Krebs und die Implikationen für künftige Forschung. In: Scheer, R. et al.: Die Mistel in der Krebstherapie 2. Essen.

Kienle, GS., Kiene, H. (2010): Influence of Viscum album L (European Mistletoe) extracts on quality of life in cancer patients: a systematic review of controlled clinical studies. Integr Cancer Ther 9, 142–157.

Kind, E., Kuhlmann, M. (2004): Zervikale intraepitheliale Neoplasien. In: Beckermann, M., Perl, F.: Frauen-Heilkunde und Geburts-Hilfe. Basel, 1472–1488.

Kirchner-Bockholt, M. (1997): Grundelemente der Heil-Eurythmie. Dornach.

Klein, R. (2009): Effekt von Mistelextrakten auf immunkompetente Zellen in vitro und in vivo. In: Scheer, R. et al.: Die Mistel in der Krebstherapie 2. Essen.

Klink, J. (2004): Früher als ich groß war. Reinkarnationserinnerungen von Kindern. Grafing.

Kröz, M. et al. (2009): Das Cancer-Fatigue-Syndrom. Pathophysiologisches Verständnis und Therapie. Der Merkurstab 62, 326–329.

Kuck, A. et al. (2007): Leitlinie und Merkblatt zum Thema „HPV-Impfung". Der Merkurstab 60, 166–169.

Kühne, P., Mittelstraß, HK., Renzenbrink, U. (2006): Ernährung und Krebs. Bad Vilbel.

Kühne, U. (2011): Mutige Menschen. München.

Kurmann, RJ. et al. (1985): The behavior of endometrial hyperplasie. A long-term study of "untreated" hyperplasia in 170 patients. Cancer 56(2), 403–412.

Kuschel, B. et al. (2007): Hereditäres Ovarialkarzinom. In: Schmalfeldt, B. (Hrsg): Manual Maligne Ovarialtumoren, München.

Lam, KY., Dickens, P., Chan, AC. (1993): Tumors of the heart. A 20-year experience with a review of 12,485 consecutive autopsies. Arch Pathol Lab Med 117(10), 1027–31.

Lehnen, H. et al. (2010): Epigenetische Aspekte der fetalen und perinatalen Programmierung. Frauenarzt 51, 542–546.Leidenberger, F. et al. (2005): Klinische Endokrinologie für Frauenärzte. Heidelberg.
LeShan, L. (2008): Psychotherapie gegen den Krebs: über die Bedeutung emotionaler Faktoren bei der Entstehung und Heilung von Krebs. Stuttgart.
Lothrop, H. (1998): Gute Hoffnung, jähes Ende. München.
Maclean, AB., Jones, RW. (2009): Vulvar cancer and the need for awareness of precursor lesions. J Low Genit Tract Dis 13(2), 115–7.
Madaus, G. (1979): Lehrbuch der biologischen Heilmittel. Hildesheim.
Manipalviratn, S., DeCherney, A., Segars, J. (2009): Imprinting disorders and assisted reproductive technology. Fertil Steril 91(2), 305–15.
Maris, B. (1997): Klonen oder die Versuchung, zu vervielfältigen ohne Vielfalt. In: Maris, B. (Hrsg.): Die Schöpfung verbessern? Möglichkeiten und Abgründe der Gentechnik – ein Weg ohne Umkehr? Stuttgart.
Maris, B. (2005): Das Verborgene wird sichtbar gemacht. Deutsche Hebammen Zeitschrift 6, 53–56.
Maris, B. (2007): In Liebe empfangen – und dennoch gegangen. Bewältigung und Sinnfindung bei Fehlgeburten. Stuttgart.
Maris, B., Zech, M. (2006): Sexualkunde in der Waldorfpädagogik. Stuttgart.
Mayr, D. et al. (2009): Pathologie des Mammakarzinoms. In: Bauerfeind, I.: Manual Mammakarzinom des Tumorzentrums München, 58.
Meijs, J. (2009): Der richtige Moment? Kinderwunsch und Lebensplanung. Stuttgart.
Moldenhauer, A. (2011): Stellenwert der Nabelschnurblutspende. CME Prakt Fortbild Gynäkol Geburtsmed gynökol Endokrinol 7(1), 28–43.
Moon-Grady, A. et al. (2010): The fetus as a cardiac patient: Assessment and therapy of cardiovascular pathology before birth. Int J Pediatr Epub. 2010 Dec 29 974520.
Mühlhauser, I. (2008): Nutzen und Risiko des Mammographie-Screenings. Dtsch Ärtzebl 105(23), 419–22.
Newnham, JP. et al. (2004): Effects of repeated prenatal ultrasound examinations on childhood outcome up to 8 years of age: follow-up of a randomised controlled trial. Lancet 364, 2038–44.
Novalis (1968): Schriften. Die Werke Friedrich von Hardenbergs (hrsg. v. Paul Kluckheim) Band III. Stuttgart.
O'Connell, TX. et al. (2008): Non-neoplastic epithelial disorders of the vulva. Am Fam Phys 77, 321–326.
Oleson, AW., Westergaard, JG., Olsen, J. (2003): Perinatal and maternal complications related to postterm delivery: A national register-based study, 1978–1993. Am J Gynecol Obstet 189, 222–227.
Orange, M. et al. (2009): The importance of primary dosage in mistletoe therapy. In: Scheer, R. et al. (Hrsg.): Die Mistel in der Tumortherapie. Essen, 385–400.
Otto, B. (2009): Nachgeburtsbestattungen in Baden-Württemberg und die schriftliche Überlieferung. In: Schad, W. (Hrsg.): Die verlorene Hälfte des Menschen. Die Plazenta vor und nach der Geburt. Stuttgart. 79–92.
Padberg, AE. (2007): Persistierende Infektion mit Hochrisiko Humane Papillomaviren (HPV) nach der Konisation bei zervikaler intraepithelialer Neoplasie (CIN). SchweizMedForum 7, 105–107.
Pelikan, W. (1999): Heilpflanzenkunde. Der Mensch und die Heilpflanzen. 3 Bände. Dornach.
Penter, R. et al. (2002): Die Fieberwirkung unter hochdosierter Gabe von Viscum-Präparaten bei der Mistelerstbehandlung. Teil I und II. Der Merkurstab 55, 330–349 u. 430–440.
Piao, BK. et al. (2004): Impact of complementary mistletoe extract treatmant on quality of life in breast, ovarian und non-small cell lung cancer patients. A prospective randomised controlled clinical trial. Anticancer Res 24, 303–309.
Raffle, AE. et al. (2003): Outcomes of screening to prevent cancer: Analysis of cumulative incidence of cervical abnormality and modelling of cases and deaths prevented. BMJ 326, 901–6.
Rensen, I. v. (2010): Mönchspfeffer. Zeitschrift für Phytotherapie 31, 322–326.
Rieder, A., Lohff, B. (Hrsg.) (2004): Gender Medizin. Geschlechtsspezifische Aspekte für die medizinische Praxis. Wien/NewYork.
Rippe, O. (2010): Die Mistel. Eine Heilpflanze für die Krankheiten unserer Zeit. München.
Rist, L. et al. (2006): Zum Verständnis von Bryophyllum als Pflanze und Medikament. Der Merkurstab 59, 298–307.
Roder, F. (2007): Die Mondknoten im Lebenslauf: Fenster zum Kosmos – Tore der Selbsterkenntnis – Schlüssel zur Biographie. Stuttgart.
Rohen, J., Lütjen-Drecoll, E. (2004): Funktionelle Embryologie. Stuttgart.
Sadler, T. (2003): Medizinische Embryologie. Stuttgart.
Safran Foer, J. (2010): Tiere essen. Köln.
Schad, W. (2009): Die verlorene Hälfte des Menschen. Die Plazenta vor und nach der Geburt. Stuttgart.

Schlesinger-Raab, A. et al. (2010): Metastasiertes Mammakarzinom: Keine Lebensverlängerung seit 20 Jahren. Deutsch Ärztebl 102, 2706–2714.
Schlinzig, T. et al. (2010): Epigenetic modulation at birth – altered DNA-methylation in white blood cells after Caesarean section. Acta Paediatrica 98, 1096–1099.
Schmalfeldt, B. (Hrsg.) (2007): Manual Maligne Ovarialtumoren. München.
Schulz, D. (2009): Besondere Wege. Welche Bedeutung haben Kinder mit Behinderungen für die Biographie ihrer Eltern? Stuttgart.
Schweppe, KW. (2011): Endometriose. Neue therapeutische Ansätze? Gynäkol Prax 35, 75–86.
Selg, P. (2009): Ungeborenheit. Die Präexistenz des Menschen und der Weg zur Geburt. Arlesheim.
Selg, P. (Hrsg.) (2000): Anthroposophische Ärzte. Nachrufe und Kurzbiographien. Dornach, 302ff.
Sherman, V., McPherson, T. (2010): The high rate of familial lichen sclerosus suggests a genetic contribution: an observational cohort study. J Eur Acad Dermatol Venerol 24(9), 1031–4.
Silva, O., Zurrida, S. (2007): Brustkrebs. Diagnostik und Therapie. München.
Soesman, A. (2009): Die zwölf Sinne, Tore der Seele. Stuttgart.
Soldner, G. (2004): Zur Therapie mit potenzierten embryonalen Organpräparaten. Amnion, Funiculus umbilicalis, Placenta. Der Merkurstab 57, 373f.
Soldner, G. (2010): Helleborus niger. Der Merkurstab 63, 508–517.
Soldner, G. (2011): während eines noch nicht veröffentlichten Vortrags am 9. 10. 2011 über Sonnenlicht, Vitamin D und Onkologie.
Soldner, G., Sommer, M. (2007): Allantois und Astralleib – wie können wir Rudolf Steiners Forschungsergebnisse nachvollziehen? Der Merkurstab 60, 27f.
Soldner, G., Stellmann, HM. (2011): Individuelle Pädiatrie. Leibliche, seelische und geistige Aspekte in Diagnostik und Beratung. Anthroposophisch-homöopathische Therapie. Stuttgart
Steiner, R. (1985): Die Theosophie des Rosenkreuzers (1907). GA 99. Dornach.
Steiner, R. (1987): Einleitung zu Goethes Naturwissenschaftlichen Schriften (1884-1897). GA 1. Dornach.
Steiner, R. (1989): Die Geheimwissenschaft im Umriss (1910). GA 13. Dornach.
Steiner, R. (1990): Eurythmie als sichtbare Sprache (1922-1924). GA 279. Dornach.
Steiner, R. (1991): Eine okkulte Physiologie (1911). GA 128. Dornach.
Steiner, R. (1992): Geistige Zusammenhänge in der Gestaltung des Menschlichen Organismus (1922). GA 218. Dornach.
Steiner, R. (1993): Der Mensch als Zusammenklang des schaffenden, bildenden und gestaltenden Weltenwortes (1923). GA 230. Dornach.
Steiner, R. (1994): Anthroposophische Menschenerkenntnis und Medizin (1924). GA 319. Dornach.
Steiner, R. (1998a): Anthroposophische Leitsätze (1924-1925). GA 26. Dornach.
Steiner, R. (1998b): Idee und Praxis der Waldorfschule (1919-1920). GA 297. Dornach.
Steiner, R. (1999a): Die okkulten Wahrheiten alter Mythen und Sagen (1904-1907). GA 92. Dornach.
Steiner, R. (1999b): Eurythmie als sichtbarer Gesang (1924). GA 278. Dornach.
Steiner, R. (1999c): Geisteswissenschaft und Medizin (1920). GA 312. Dornach.
Steiner, R. (2001): Bewusstsein – Leben – Form. Grundprinzipien der geisteswissenschaftlichen Kosmologie (1903-1906). GA 89. Dornach.
Steiner, R. (2003a): Geisteswissenschaftliche Gesichtspunkte zur Therapie. Heileurythmie (1921). GA 313 und GA 315. Dornach.
Steiner, R. (2003b): Heileurythmie (1921). GA 315. Dornach.
Steiner, R. (2003d): Okkulte Untersuchungen über das Leben zwischen Tod und neuer Geburt (1912-1913). GA 140. Dornach.
Steiner, R. (2003e): Theosophie. Einführung in übersinnliche Welterkenntnis und Menschenbestimmung (1904). GA 9. Dornach.
Steiner, R. (2005): Wahrspruchworte. GA 40. Dornach.
Steiner, R. (2006): Menschheitsentwicklung und Christus-Erkenntnis (1907). GA 100. Dornach.
Steiner, R. (2009a): Aus der Akasha-Chronik (1904–1908). GA 11. Dornach.
Steiner, R. (2009b): Meditative Betrachtungen und Anleitungen zur Vertiefung der Heilkunst (1924). GA 316. Dornach.
Steiner, R. (2010a): Wie erlangt man Erkenntnisse der höheren Welten (1904-1905). GA 10. Dornach.
Steiner, R. (2010b): Von Seelenrätseln: Anthropologie und Anthroposophie (1917). GA 21. Dornach.
Steiner, R. (2011a): Die Erziehung des Kindes vom Gesichtspunkte der Geisteswissenschaft (1907). GA 34. Dornach.
Steiner, R. (2011b): Die Philosophie der Freiheit (1894). GA 4. Dornach.

Steiner, R. (2011c): Geisteswissenschaftliche Menschenkunde (1908-1909). GA 107. Dornach.
Steiner, R. (2011d): Physiologisch-Therapeutisches auf der Grundlage der Geisteswissenschaft (1920-1924). GA 314. Dornach.
Steiner, R., Wegman, I. (2000): Grundlegendes für eine Erweiterung der Heilkunst nach geisteswissenschaftlichen Erkenntnissen (1925). GA 27. Dornach.
Stout, MJ. et al. (2011): Electronic fetal monitoring: past, present und future. Clinics in Perinatology 38(1), 127–142.
Strauss, A. et al. (2009): Präeklampsie. Eine Bestandsaufnahme. Gynäkol prax 33, 427–441.
Trenor, CC., Chung, RJ., Michelson, AD. (2011): Hormonal contraception and thrombotic risk, a multidisciplinary approach. Pediatrics 127(2), 347–57.
Vogel, HH. (1994): Wege der Heilmittelfindung. Menschenkunde und Heilmittelerkenntnis. Band I. Bad Boll.
Wais, M. (2010): Über den roten Faden im Lebenslauf des Menschen. Esslingen.
Wallwiener, M., Seeger, H. et al. (2010): Effects of sex hormones in oral contraceptives on the female sexual function score: a study in German female medical students. Contraception 82(2), 155–9.
Warrington, SA., de San Larazo, C. (1996): Lichen sclerosus et atrophicus and sexual abuse. Arch Dis Child 75(6), 512–6.
Weleda (2004): Arzneimittelverzeichnis der Weleda. Schwäbisch Gmünd.
Weleda (2010): Doronen und andere spezifische Weleda Arzneimittel. Publikation für Ärzte. Schwäbisch Gmünd.
Wilkens, J. (2006): Misteltherapie. Differenzierte Anwendung der Mistel nach Wirtsbaum. Stuttgart.
Winer, RL. et al. (2006): Condom use and the risk of genital human papillomavirus infection in young women. N Engl J Med 354, 2645–2654.
Zylka-Menhorn, V., Siegmund-Schultze, N., Leinmüller, R. (2010): Nobelpreis für Medizin: „Vater“ von 4 Millionen Babys. Dtsch Arztebl 107(40), A-1896, B-1664, C-1636.

A

B

C

D

E

F

G

H

I

J

K

L

M

N

O

P

R

S

T

U

V

W

Z

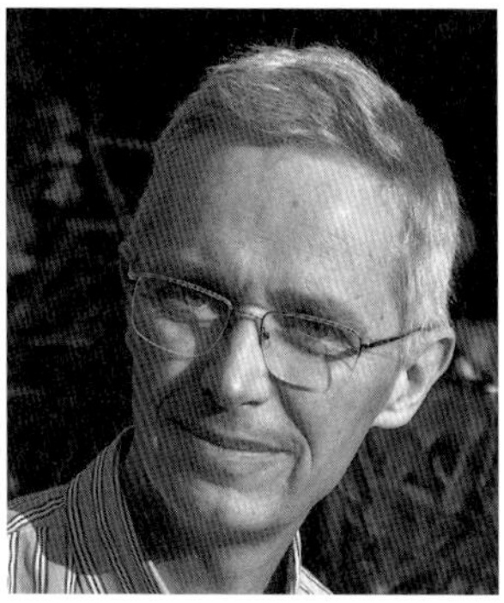

Bartholomeus Maris. Foto: Simon Fels

Ich wurde 1956 im niederländischen Wageningen (NL) geboren. Nach dem Abitur besuchte ich ein Studienjahr an der Vrije Hogeschool Driebergen bei Prof. Bernard Lievegoed. Dies war meine erste Begegnung mit der Anthroposophie, hier wuchs auch der Entschluss, Arzt zu werden. Nach einem einjährigen Pflegepraktikum im Gemeinschaftskrankenhaus Herdecke (1975-1976) folgte das Medizinstudium an der Universität Utrecht (NL).

In den letzten Jahren des Studiums entstand die Begeisterung für die Fachrichtung Gynäkologie, vor allem wegen der Geburtshilfe sowie der Verbindung eines operativen und internistisch-onkologischen Faches. 1986 konnte ich als Weiterbildungsassistent in der gynäkologischen Abteilung bei Dr. Werner Hassauer im Herdecker Gemeinschaftskrankenhaus anfangen.

Nach knapp 4 Jahren unterbrach ich diese Tätigkeit und arbeitete mit einem befreundeten Kollegen über das Notärztekomitee Cap Anamur in einem Krankenhaus im Norden Namibias. Dort erlebte ich eine ganz andere Medizin und auch andere Nöte. Es war eine bewegende Zeit, in der hier in Deutschland die Mauer fiel und dort in Südafrika Nelson Mandela freigelassen wurde.

Anschließend beendete ich im St.-Josefs-Krankenhaus in Hagen meine Facharztausbildung und arbeitete dort einige Zeit als Facharzt. In dieser Zeit führte ich auch die Arbeit für meine Promotion zum Thema „Analyse der fetalen Herzfrequenz mit Methoden der Chaostheorie“ durch. 1992 war ich noch zweimal mit dem Notärztekomitee im Norden Iraks in einem Kurden-Flüchtlingslager tätig.

Nachdem ich meine künftige Frau kennengelernt hatte, folgte 1993 ein Umzug nach Osnabrück, wo ich vier Jahre in einer Gemeinschaftspraxis arbeitete. Dann zogen wir nach Krefeld, wo meine Frau (Kinder- und Jugendärztin) und ich seit 1997 eine Gemeinschaftspraxis in einem anthroposophischen Therapeutikum mit vier Allgemeinärzten und verschiedenen Therapeuten haben.

Seit vielen Jahren bin ich in der Arbeitsgemeinschaft Anthroposophische Frauenheilkunde tätig, sowie seit 2008 im geschäftsführenden Vorstand der Gesellschaft Anthroposophischer Ärzte in Deutschland.

Wir haben vier Kinder und einen Enkelsohn.

Aus gesundheitlichen Gründen habe ich 2009 einiges in meinem Leben umgestellt und meine Praxisarbeit reduziert. So entstand aber auch der Freiraum, dieses vorliegende, lang gehegte Buchprojekt zu verwirklichen, das mir viel Freude beim Schreiben bereitet hat.

Meine weiteren Buchveröffentlichungen finden Sie auf der Website www.fels-maris.de.

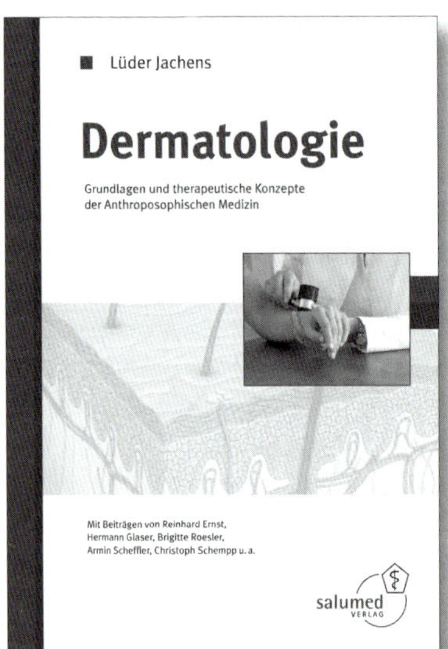

LÜDER JACHENS

Dermatologie

Grundlagen und therapeutische Konzepte der Anthroposophischen Medizin

Die Phänomene der gesunden und kranken Haut beleuchtet dieses Fachbuch der Dermatologie. Als Praxis- und Lehrbuch ermöglicht es einen schnellen Zugriff auf Therapieangebote sowie vertiefendes Grundlagenwissen. Sowohl für die Anamnese als auch für die Therapie bietet das Buch konkrete Informationen in Verbindung von konventionellen und komplementärmedizinischen Ansätzen. Zu wichtigen Krankheitsbildern wie Neurodermitis, Psoriasis oder dem malignen Melanom werden Erscheinungsbild, Persönlichkeitsmerkmale, menschenkundlich begründete Diagnose, Ursachen und Maßnahmen der Prophylaxe sowie der internen und externen Therapie dargestellt. Das Buch präsentiert zentrale Themen der dermatologischen Praxis aus anthroposophisch-menschenkundlicher Sicht. Daneben werden Charakter und Wirkung dermatologischer Heilmittel der Anthroposophischen Medizin erläutert. Einzelthemen wie das hautassoziierte Immunsystem, die Phytotherapie in der Dermatologie und die anthroposophische Wundbehandlung ergänzen das umfassende Fachbuch.

Bibliografische Angaben:
528 Seiten, gebunden
Ladenverkaufspreis EUR 78,– [D]
ISBN 978-3-928914-28-4

Autor:
Dr. med. Lüder Jachens, niedergelassener Arzt für Haut- und Geschlechtskrankheiten, Allergologie, Naturheilverfahren und Anthroposophische Medizin (GAÄD)

Mit Beiträgen von Dr. Ute Edlund, Dr. med. Reinhard Ernst, Hermann Glaser, Dr. med. Brigitte Roesler, Dr. Armin Scheffler, Prof. Dr. med. Christoph M. Schempp, Dr. Ute Wölfle

Weitere Informationen zum Gesamtprogramm mit Fokus auf Komplementärmedizin – insbesondere Anthroposophische Medizin – finden Sie unter:

www.salumed-verlag.de

Salumed Verlag
BERLIN
Rheinstraße 46 | 12161 Berlin
Tel.: + 49 (0)30 766 999 80
Fax: + 49 (0)30 766 999 40
info@salumed-verlag.de

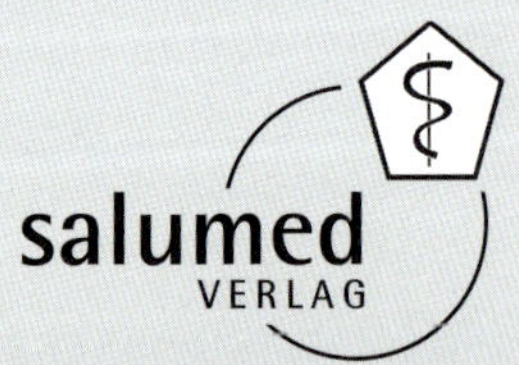